Medien + Gesundheit

Reihe **Medien +** Gesundheit

herausgegeben von Patrick Rössler

Band 6

Medien + Gesundheit

Constanze Rossmann | Matthias R. Hastall [Hrsg.]

Medien und Gesundheitskommunikation

Befunde, Entwicklungen, Herausforderungen

Nomos

Redaktion der Reihe **Medien +** Gesundheit:

Prof. Dr. Patrick Rössler
Universität Erfurt
Kommunikationswissenschaft/Empirische Kommunikationsforschung
Nordhäuser Str. 63
99089 Erfurt
Tel.: 0361/ 737-4181
E-mail: patrick.roessler@uni-erfurt.de

Die Deutsche Nationalbibliothek verzeichnet diese Publikation in der Deutschen Nationalbibliografie; detaillierte bibliografische Daten sind im Internet über http://dnb.d-nb.de abrufbar.

ISBN 978-3-8329-7967-6

1. Auflage 2013

Inhaltsverzeichnis

Gesundheitskommunikation als Forschungsfeld der deutschsprachigen Kommunikationswissenschaft: Bestandsaufnahme und Ausblick 9

Constanze Rossmann & Matthias R. Hastall

I. Darstellung und Wirkung von Gesundheit in den Medien

Patient Gesundheitsjournalismus: Eine inhaltsanalytische Untersuchung der Qualität in überregionalen Tageszeitungen 19

Dennis Reineck & Sascha Hölig

Die Rolle der Medienberichterstattung für das Vertrauen in das Gesundheitssystem 33

Patricia Grünberg

Die Transformation von Rezipienten-Frames: Eine Wirkungsstudie zu Medienberichten über Diagnose- und Therapieverfahren zum Thema Krebs 49

Lars Guenther, Jutta Milde, Georg Ruhrmann & Gitte Heidecke

Fallbeispiele und Furchtappelle in der Gesundheitskommunikation: Eine Inhaltsanalyse von Zeitschriften, Flyern und Internetportalen 65

Lena Ziegler, Tanja Pfister & Constanze Rossmann

„Bitte ein …“: Der Einfluss von Alkoholwerbung auf Einstellungen und Verhalten 81

Dagmar Unz, Sabine Glock & Carrie Kovacs

II. Gesundheitskommunikation in der Gesundheitsvorsorge

Ein Sektor im Umbruch: Change Communication im Krankenhaus 99

Linda Rauen

Gesundheitskompetenz, Urteilsvermögen und Patientenentscheidungen: Die Entwicklung eines neuen Messinstrumentes für Health Literacy 113

Arthur Dubowicz

III. Strategien der Gesundheitsförderung

Gesunde Ernährung im Unterhaltungsformat: Potenziale der Entertainment-Education-Strategie für die Gesundheitsförderung bei Kindern 131

Kathleen Arendt

Riskant oder gefährlich? Dimensionen und Herausforderungen einer rezipientenzentrierten gesundheitsbezogenen Risikokommunikation 147

Hannah Früh & Eva Baumann

Gute Absicht, kein Erfolg? Intendierte und nichtintendierte Wirkungen von Warnhinweisen auf Zigarettenschachteln 167

Sabine Glock, Simone M. Ritter & Barbara C. N. Müller

Gesundheit ist das Wichtigste – oder nicht? Die Bedeutung sozialer Motive für die Kampagnenplanung 183

Doreen Reifegerste

Multiples Framing in der Gesundheitskommunikation: Annahmen und Befunde 201

Matthias R. Hastall & Freya Sukalla

Gesundheitsbotschaften im Spannungsfeld zwischen Selektion und Wirkung 219

Ines Schulz & Constanze Rossmann

IV. Potenziale und Grenzen der Onlinekommunikation

E-Health: Gesundheit im Internet 237

Silje Kristiansen & Heinz Bonfadelli

Der Einsatz von Interaktivität in Webauftritten von Gesundheitskampagnen 257

Nicola Krömer & Thomas N. Friemel

Impfinformationen im Internet: Segen oder Fluch für die Impfentscheidung? 275

Katharina Sachse & Cornelia Betsch

Die Bedeutung multimedialer und nach partizipatorischem Ansatz entwickelter Webinhalte für die Verarbeitung und den Umgang mit gesundheitsrelevanten Informationen im Internet: Ergebnisse zweier web-basierter Studien 287

Anne-Linda Camerini, Luca Camerini & Peter J. Schulz

Die Autoren 303

Constanze Rossmann & Matthias R. Hastall

Gesundheitskommunikation als Forschungsfeld der deutschsprachigen Kommunikationswissenschaft: Bestandsaufnahme und Ausblick

1 Einleitung

Mit dem Begriff *Gesundheitskommunikation* werden häufig strategische Versuche bezeichnet, Individuen oder soziale Systeme auf kommunikativem Wege zur Förderung der Gesundheit zu motivieren (z. B. Schiavo 2007). Andere definieren die Gesundheitskommunikation breiter als „any type of human communication whose content is concerned with health" (Rogers 1996: 15). Hurrelmann und Leppin (2001: 11) verstehen unter Gesundheitskommunikation „die Vermittlung und den Austausch von Wissen, Meinungen und Gefühlen zwischen Menschen, die als professionelle Dienstleister oder Patienten/Klienten in den gesundheitlichen Versorgungsprozess einbezogen sind und/oder als Bürgerinnen und Bürger an Fragen von Gesundheit, Krankheit und öffentlicher Gesundheitspolitik interessiert sind." Dabei umfasst die Gesundheitskommunikation „jegliche Kommunikation über Gesundheit und Krankheit, die entweder bewusst zur Aufklärung, Gesundheitsförderung oder Prävention initiiert wird, oder nebenbei, z. B. in medialen Unterhaltungsangeboten, stattfindet" (Rossmann & Ziegler 2013: 385).

Egal, wie breit oder eng man den Begriff fasst – hiervon zu unterscheiden ist die *Gesundheitskommunikation als Forschungsfeld*, bei der es um die systematische Untersuchung der Kommunikation über Gesundheit und Krankheit und ihre intendierten wie nicht-intendierten Einflüsse auf gesundheitsspezifische Emotionen und Kognitionen, das Gesundheitsverhalten und den Gesundheitszustand geht. Krebs und Thornton (1992: 2) definieren das Forschungsfeld ganz allgemein als „an area of study involved in the health care process". Diese Definition bringt die enge Verflechtung zwischen der Gesundheitskommunikation als praktischem Tätigkeitsfeld und der Gesundheitskommunikation als wissenschaftlicher Disziplin in wenigen Worten zum Ausdruck: Einerseits inspirieren bestimmte Beobachtungen aus der Kommunikationspraxis (z. B. die zunehmende Nutzung des Internet als Quelle für Gesundheitsinformationen durch die Bevölkerung oder der Einsatz von Furchtappellen im Gesundheitsmarketing) wissenschaftliche Forschungsarbeiten, andererseits finden Forschungsbefunde oft auch relativ schnell wieder Eingang in die entsprechende Kommunikationspraxis.

Im angloamerikanischen Sprachraum blickt das Forschungsfeld Health Communication auf eine jahrzehntelange Tradition zurück und ist als Wissenschaftsdisziplin institutionell gut verankert. Im deutschsprachigen Raum war das Forschungsfeld hingegen als solches bis vor wenigen Jahren kaum wahrnehmbar (z. B. Hartmann 2010). Das ändert sich gerade eindrucksvoll – und soll hier Anlass für einige subjektive Reflektionen sein, mit denen eine Standortbestimmung und eine vorsichtige Prognose bezüglich der künftigen Stellung innerhalb und außerhalb wissenschaftlicher Disziplinen erfolgen sollen.

2 Der derzeitige Stand

Bis vor etwa zehn Jahren gab es im deutschsprachigen Raum eine recht überschaubare Anzahl kommunikationswissenschaftlicher Forschungsarbeiten, die dem Bereich der Gesundheitskommunikation zuzuordnen sind. Zu dieser Zeit gründete sich das *Netzwerk Medien und Gesundheitskommunikation*, welches mit Tagungen, Webangebot und Newsletter den Austausch zwischen Wissenschaft und Praxis anregt. Gleichzeitig erschien in der Zeitschrift *Medien und Kommunikationswissenschaft* ein Themenheft zur Gesundheitskommunikation (Bleicher & Lampert 2003). Seither kommt der Gesundheitskommunikation als Forschungsfeld im deutschsprachigen Raum eine zunehmende Bedeutung zu. Ein Blick in diesen Band, in Fachzeitschriften und Tagungsbände macht schnell deutlich, dass das Interesse am Thema Gesundheit bei Forschenden der Kommunikationswissenschaft – und insbesondere beim wissenschaftlichen Nachwuchs – in starkem Maße zugenommen hat. Sowohl die steigende Anzahl von Beitragseinreichungen als auch die Teilnehmerzahl auf Fachtagungen zeugen von einem erheblichen Interesse am Thema. Seit 2006 gibt es nun eine eigene Buchreihe *Medien + Gesundheit*, in der auch dieser Band erscheint. Im selben Jahr veröffentlichten Bonfadelli und Friemel die erste Auflage ihres Buches zu Kommunikationskampagnen im Gesundheitsbereich (Bonfadelli & Friemel 2006). Seit 2011 gibt es ein deutschsprachiges Lehrbuch zur Gesundheitskommunikation (Fromm, Baumann & Lampert 2011). Ein für die Institutionalisierung besonders wichtiger Schritt war die Gründung der *Ad-hoc-Gruppe Gesundheitskommunikation* in der Deutschen Gesellschaft für Publizistik- und Kommunikationswissenschaft (DGPuK) im November 2012 – und es besteht Hoffnung, dass sie gemäß der Satzung der DGPuK nach drei Jahren den Status einer regulären Fachgruppe erhalten wird.

In inhaltlicher Hinsicht ist die deutschsprachige Gesundheitskommunikation durch eine starke *Heterogenität der theoretischen und methodischen Zugänge* gekennzeichnet, wie es für kommunikationswissenschaftliche Subdisziplinen nicht untypisch ist. Ihr Praxisbezug und insbesondere ihre Interdisziplinarität können als vergleichsweise stark gelten. Thematische Schnittmengen gibt es insbesondere mit der Gesundheitspsychologie und den Gesundheitswissenschaften, aber auch vielen weiteren Disziplinen bzw. Teildisziplinen (z. B. Medizin, Soziologie, Marketing, Public Relations, Wissenschafts- und Risikokommunikation). Vor allem die Abgrenzung zur Gesundheitspsychologie und Risikokommunikation wurde gelegentlich kontrovers diskutiert, weswegen die entscheidenden Unterschiede hier noch einmal dargestellt werden sollen.

Im Unterschied zur *Gesundheitspsychologie* erforscht die Gesundheitskommunikation schwerpunktmäßig die Bedeutung von medienvermittelter (meist) öffentlicher Kommunikation für gesundheitsspezifische Emotionen und Kognitionen, Gesundheitsverhalten sowie Gesundheit und Krankheit, und hat dabei auch strukturelle bzw. situative Determinanten im Blick. Zudem ist die Gesundheitskommunikation als Teildisziplin der Kommunikationswissenschaft stark von kommunikationswissenschaftlichen theoretischen Ansätzen und empirischen Zugängen geprägt und kann damit einen Mehrwert zu den Perspektiven der Nachbardisziplinen liefern.

Im Unterschied zur *Risikokommunikation* beschäftigt sich die Gesundheitskommunikation einerseits nicht primär mit der Kommunikation von Risiken, sondern setzt sich auch und vor allem mit ihren Chancen (z. B. Präventionsangeboten) auseinander. Andererseits konzentriert sich die Gesundheitskommunikation primär auf gesundheitliche Risiken und schließt reine wirtschaftliche Risiken, Umweltrisiken oder Risiken infolge technologischer Entwicklungen aus, zumindest solange sie keine tatsächliche gesundheitliche Relevanz besitzen.

Wie stark die Abgrenzung jeweils ausfällt, hängt insbesondere von den jeweils gewählten Zugängen ab: Wer – wie viele Mediziner – eine biophysiologisch geprägte Sichtweise auf Gesundheit bzw. Krankheit hat und primär über Risiken aufklären möchte, wird stärkere thematische Überschneidungen zu prototypischen Arbeiten anderer Disziplinen aufweisen als Forscher, die beispielsweise den Einfluss bestimmter Kommunikationsstrategien auf das subjektive Wohlbefinden untersuchen. Ausschlaggebend ist daher der spezifische Blick auf Gesundheit und Krankheit (vgl. z. B. Ziegelmann 2002), der dementsprechend kritisch bezüglich seiner Implikationen für die Studienanlage und Ergebnisinterpretation diskutiert werden sollte. Festgehalten werden kann allerdings, dass die Gesundheitskommunikation eine von mehreren akademischen Teildisziplinen ist, in denen das gesundheitliche Wohlergehen der Bevölkerung das primäre oder zumindest sekundäre Ziel aller Forschungsarbeiten ist, wodurch sich vielversprechende Schnittmengen für transdisziplinäre Forschungsarbeiten ergeben.

Mehrere wichtige Schritte zur erfolgreichen *Institutionalisierung* bzw. akademischen Etablierung stehen allerdings noch aus. Eine einschlägige deutschsprachige Fachzeitschrift existiert momentan beispielsweise noch nicht, könnte aber durchaus sinnvoll sein. Auch gibt es bislang keine explizite Professur für Gesundheitskommunikation im deutschsprachigen Raum, was allerdings lediglich eine Frage der Zeit sein sollte. Für die Erstellung eines Curriculums zur Unterstützung einer stärker standardisierten Grundlagenausbildung ist es ebenso noch zu früh. Da zudem – analog zu medizinischen Studien – bei vielen Forschungsarbeiten oder daraus abgeleiteten Empfehlungen die Gefahr besteht, dass Menschen gesundheitlich geschädigt werden, ist eine Diskussion ethisch-moralischer Grundsätze und Verantwortlichkeiten sowie Standards für die Durchführung und Interpretation von Forschungsarbeiten ein bedeutender wie vermutlich kontroverser Schritt auf dem Weg der erfolgreichen Etablierung der Gesundheitskommunikation. Dies bezieht sich auch auf Aspekte wie die Offenlegung kommerzieller Auftraggeber von Forschungsarbeiten oder den Umgang mit negativen oder fehlenden Effekten von Gesundheitsbotschaften.

3 Forschungsfragen und -zugänge: Die Beiträge in diesem Band

Wie vielfältig die Forschungsfragen der Gesundheitskommunikation in thematischer und methodischer Hinsicht ausfallen können, zeigt sich hervorragend an den 17 nachfolgenden Beiträgen dieses Sammelbandes. Zunächst geht es in fünf Beiträgen um die *Darstellung und Wirkung von Gesundheit in den Medien*. Diskutiert und analysiert werden hier die Qualität des deutschen Gesundheitsjournalismus (Dennis Reineck & Sascha Hölig) und die Rolle der Medienberichterstattung für das Vertrauen der Bevölkerung in das Gesundheitssystem (Patricia Grünberg). Inwieweit solche Informationen die Wahrnehmung der Rezipienten beeinflussen, untersucht der Beitrag von Lars Guenther, Jutta Milde, Georg Ruhrmann und Gitte Heidecke in einer experimentellen Framing-Studie. Anschließend gehen Lena Ziegler, Tanja Pfister und Constanze Rossmann der Frage nach, ob und wie zwei bewährte und vieldiskutierte Stilmittel der Gesundheitskommunikation – Fallbeispiele und Furchtappelle – in Zeitschriften, Gesundheitsflyern und Gesundheitsportalen verwendet werden. Schließlich untersucht der Beitrag von Dagmar Unz, Sabine Glock und Carrie Kovacs den Einfluss von Alkoholwerbung auf Einstellungen und Verhalten der Rezipienten.

In der zweiten Rubrik steht die *Gesundheitskommunikation in der Gesundheitsvorsorge* im Mittelpunkt. Nach einer Auseinandersetzung mit Change Communication im Krankenhaus, die auf elf Leitfadeninterviews mit Führungskräften und Kommunikationsverantwortlichen in Krankenhäusern basiert (Linda Rauen), wird über die Entwicklung eines Instruments zur Messung der Health Literacy berichtet, die in der Gesundheitsvorsorge eine zunehmende Bedeutung einnimmt, jedoch bislang ein einheitliches Messinstrument vermissen lässt (Arthur Dubowicz).

Der im Hinblick auf die Anzahl der Beiträge umfangreichste Abschnitt setzt sich mit unterschiedlichen *Strategien der Gesundheitsförderung* auseinander. Auf eine Darstellung des Potenzials des Entertainment-Education-Ansatzes für die Gesundheitsförderung bei Kindern (Kathleen Arendt) folgt eine Differenzierung von Risiko- und Gefahrenkommunikationsstrategien (Hannah Früh & Eva Baumann), bevor ein Überblick über die Wirkung unterschiedlicher Warnhinweise auf Zigarettenschachteln gegeben wird (Sabine Glock, Simone M. Ritter & Barbara C. N. Müller). Im Anschluss werden in einem theoretischen Beitrag soziale Motive als effektives Mittel in Gesundheitskampagnen diskutiert (Doreen Reifegerste) und der parallele Einsatz mehrfacher Framingstrategien (Matthias R. Hastall & Freya Sukalla) sowie das Zusammenspiel von Botschaftsselektion und -wirkung (Ines Schulz & Constanze Rossmann) untersucht.

Der Band schließt mit vier Beiträgen zu den *Potenzialen und Grenzen der Onlinekommunikation* im Kontext der Gesundheitskommunikation. Zunächst wird in einem Überblicksbeitrag zum Thema das allgemeine Potenzial von E-Health-Portalen beschrieben (Silje Kristiansen & Heinz Bonfadelli), um anschließend den konkreten Einsatz interaktiver Elemente zu untersuchen (Nicola Krömer & Thomas N. Friemel). Katharina Sachse und Cornelia Betsch diskutieren das Thema am konkreten Beispiel der

Impfinformationen im Internet, bevor sich Anne-Linda Camerini, Luca Camerini und Peter J. Schulz schließlich mit der Effektivität multimedialer und nach partizipatorischem Ansatz entwickelter Webinhalte für Verarbeitung und Umgang mit gesundheitsrelevanten Informationen im Internet auseinandersetzen.

4 Ausblick

Die Vielfalt und Qualität der Beiträge macht hoffentlich deutlich: Die Gesundheitskommunikation als Forschungsfeld erfreut sich – bildlich gesprochen – gerade allerbester Gesundheit und ist im deutschsprachigen Raum stark im Wachstum begriffen. Die soziale Relevanz wird kaum noch bestritten und sowohl der mediale als auch soziale und demografische Wandel lassen kaum Zweifel aufkommen, dass die Bedeutung in naher Zukunft weiter zunehmen wird. Diese Phase bietet hervorragende Chancen, das Forschungsfeld aktiv mitzugestalten und seine Relevanz und Sichtbarkeit zu erhöhen. Es bleibt abzuwarten, inwieweit eine zunehmende Professionalisierung zu einer stärkeren Standardisierung oder einer größeren Heterogenität der Zugänge führt und welche Rolle – analog zur medizinischen und gesundheitswissenschaftlichen Forschung – eine konsequente *Evidenzbasierung* der Befunde spielen wird. Unbestritten ist, dass es unzählige Fragestellungen im Bereich der Gesundheitskommunikation gibt, die auf eine fundierte Antwort warten, und dass der Weg dahin noch einige theoretische, methodische und forschungsethische Reflektionen erforderlich machen wird.

5 Dank

Nicht zuletzt wollen wir uns hiermit herzlich bei allen bedanken, die an diesem Band mitgewirkt haben. Zunächst gilt unser Dank den Autorinnen und Autoren der Beiträge. Wir danken Sandra Frey, Lucia Pflieger, Martin Reichinger und Sonja Schmitt, die das Projekt seitens des Nomos-Verlags hilfreich und tatkräftig unterstützt haben, und Vanessa Solleder, die uns als studentische Hilfskraft bei Formatierungsarbeiten und beim Korrekturlesen geholfen hat. Schließlich gilt unser Dank dem Münchner Zentrum für Gesundheitswissenschaft der Ludwig-Maximilians-Universität München

(MC Health), das das Projekt finanziell überhaupt erst möglich gemacht hat.

Constanze Rossmann & Matthias R. Hastall
München und Dortmund, im August 2013

Literatur

Bleicher, J. K. & Lampert, C. (Hrsg.) (2003). Themenheft „Gesundheit in den Medien". Medien & Kommunikationswissenschaft, 51, Heft 3-4.

Bonfadelli, H. & Friemel, T. N. (2006). Kommunikationskampagnen im Gesundheitsbereich. Grundlagen und Anwendungen. Konstanz: UVK.

Fromm, B., Baumann, E. & Lampert, C. (2011). Gesundheitskommunikation und Medien: Ein Lehrbuch. Stuttgart: Kohlhammer.

Hartmann, F. (2010). Gesundheitskommunikation in Deutschland: Ein Forschungskomplex in Entwicklung. Bachelorarbeit, Institut für Kommunikations- und Medienwissenschaft, Universität Leipzig. Online: http://www.netzwerk-gesundheitskommunikation.de/art medic_newsletter/texte/n14/fulltext_hartmann.pdf (30.06.2013).

Hurrelmann, K. & Leppin, A. (2001). Moderne Gesundheitskommunikation – eine Einführung. In K. Hurrelmann & A. Leppin (Hrsg.), Moderne Gesundheitskommunikation. Vom Aufklärungsgespräch zur E-Health (S. 9-21). Bern: Hans Huber.

Kreps, G. & Thornton, B. C. (1992). Health communication. Theory & Practice. Prospect Heights, IL: Waveland Press.

Rogers, E. M. (1996). The field of health communication today: An up-to-date report. Journal of Health Communication, 1, 15-23.

Rossmann, C. & Ziegler, L. (2013). Gesundheitskommunikation: Medienwirkungen im Gesundheitsbereich. In W. Schweiger & A. Fahr (Hrsg.), Handbuch Medienwirkungen (S. 385-400). Wiesbaden: VS Verlag.

Schiavo, R. (2007). Health communication: From theory to practice. San Francisco, CA: Jossey-Bass.

Ziegelmann, J. P. (2002). Gesundheits- und Krankheitsbegriffe. In R. Schwarzer, M. Jerusalem & H. Weber (Hrsg.), Gesundheitspsychologie von A bis Z: Ein Handwörterbuch (S. 149-152). Göttingen: Hogrefe.

I. Darstellung und Wirkung von Gesundheit in den Medien

Dennis Reineck & Sascha Hölig

Patient Gesundheitsjournalismus: Eine inhaltsanalytische Untersuchung der Qualität in überregionalen Tageszeitungen

Abstract

Gesundheitsjournalismus hat sich als Wissenschafts- und Ratgeberjournalismus zugleich medizinischen und journalistischen Qualitätskriterien zu stellen – keine leichte Aufgabe in Zeiten sinkender redaktioneller und steigender PR-Budgets. Der vorliegende Beitrag setzt sich mit der Qualität im Gesundheitsjournalismus am Beispiel überregionaler deutscher Tageszeitungen systematisch empirisch auseinander. Es wird ein inhaltsanalytisches Instrument vorgeschlagen, mit dem relevante Qualitätskriterien auf breiter Datenbasis erhoben werden können. Dies ermöglicht nicht nur den Vergleich zwischen Presseerzeugnissen, sondern auch von redaktionellen Einflussfaktoren auf die Qualität von Artikeln. Inwiefern die redaktionelle Ausstattung mit der gesundheitsjournalistischen Qualität zusammenhängt, wird anhand zweier Beispiele erläutert. Während Autorenartikel in einzelnen Punkten eine höhere Qualität aufweisen als Agenturartikel, scheint die Auflage der untersuchten Blätter kaum eine Rolle für die Artikelqualität zu spielen.

Schlagwörter

Gesundheitsjournalismus, Medizinjournalismus, journalistische Qualität, Qualitätsforschung, Inhaltsanalyse

1 Einleitung

Gesundheitsjournalismus vermittelt zwischen zwei sehr unterschiedlichen Anspruchsgruppen: Medizinische Experten verlangen Beiträge, die der Komplexität medizinischer Forschung und Praxis gerecht werden; zugleich erwarten Mediennutzer verständliche Gesundheitstipps für den Alltag. Zwischen Komplexität und Verständlichkeit abzuwägen ist also das Grunddilemma des gesundheitsjournalistischen Alltags. Inwiefern kann dieser Spagat heute noch gelingen, da redaktionelle Budgets für guten Journalismus immer weiter sinken, der PR-Druck auf die Redaktionen seit Jahren merklich gestiegen ist (vgl. Weischenberg et al. 2006: 127 f.) und die Pharmafirmen als wichtige Werbekunden der Rundfunk- und Verlagshäuser agieren (vgl. Schilling & Reichart 2007: 335 f.)? Es darf vermutet werden, dass diese Entwicklungen eine Gefahr für die Unabhängigkeit und Qualität des Gesundheitsjournalismus darstellen.

Um nicht bei Pauschalurteilen stehenzubleiben, ist jedoch ein systematischer Zugang zur Frage notwendig: Was ist Qualität im gesundheitsjournalistischen Kontext? Wovon ist sie abhängig? Und wie lässt sie sich empirisch untersuchen? Dazu soll der vorliegende Artikel einen Beitrag leisten.

2 Begriffsklärung und Forschungsstand

Wegen der beiden oben genannten Anspruchsgruppen vermittelt Gesundheitsjournalismus sowohl „Information über den neuesten Stand der medizinischen Forschung" als auch „Informationen über Präventionsmöglichkeiten (…) für den ganz alltäglichen Umgang mit Krankheit und Befindlichkeitsstörungen" (Göpfert 1996a: 206 f.). Er ist Wissenschafts- und Ratgeberjournalismus in einem. Als Spezialgebiet des Wissenschaftsjournalismus übernimmt er eine Kontrollfunktion, „Wissenschaftsaussagen zu prüfen und die Gültigkeit bzw. Reichweite von Aussagen zu klären" (Haller 1996: 17). Als Variante des Ratgeberjournalismus zielen die Bemühungen auf eine verständliche Vermittlung von Gesundheitsthemen (Göpfert 1996b: 107 ff.).

Was aber ist „Gesundheit"? Zum einen stützen wir uns hier auf die „Internationale statistische Klassifikation der Krankheiten und verwandter Gesundheitsprobleme" der WHO in der Fassung ICD-10, die zwischen Prophylaxe/Vorbeugung, Diagnose/Erkennung und Therapie/Behandlung von Krankheiten unterscheidet (vgl. WHO 2011), zum anderen auf das um geistig-psychosomatische Krankheitsbilder erweiterte Gesundheitsverständnis nach Appel (2000: 97 f.). Hinzu kommen Aspekte wie die medizinische Forschung und das Gesundheitswesen, die auch in den Zuständigkeitsbereich des Gesundheitsjournalismus fallen.

Entsprechend schlagen wir als Arbeitsdefinition von Gesundheitsjournalismus folgende vor: Gesundheitsjournalismus kommuniziert im Schnittfeld von Wissenschafts- und Ratgeberjournalismus. Er hat die gesellschaftliche Funktion, gesundheitsrelevante Forschung einem breiten Publikum zugänglich zu machen und sollte die legitime Lesererwartung berücksichtigen, das vermittelte Gesundheits- und Krankheitswissen im täglichen Leben nutzen zu können. Gesundheitsjournalismus handelt von der Vorbeugung, Erkennung, Behandlung und Erforschung physisch-psychischer Krankheiten und verwandter Gesundheitsprobleme sowie von der Verwaltung und Koordination dieser Prozesse im Rahmen des Gesundheitswesens.

Es gibt einige ältere inhaltsanalytische Befunde zum Stand des Gesundheitsjournalismus, die auf Qualitätsaspekte schließen lassen. So ergab eine Inhaltsanalyse von Zeitungsartikeln aus dem Jahre 1976, dass fast ein Viertel der gesundheitsjournalistischen Artikel von Nachrichtenagenturen stammte und dass die Darstellungsform selten variiert (Hellmann 1976). Eine weitere Inhaltsanalyse von 1984 attestierte dem Gesundheitsjournalismus einen ungenauen Umgang mit Quellenangaben und eine hohe Selbstbezüglichkeit der Berichterstattung. Bei mehr als einem Drittel der in den Artikeln genannten Quellen handelte es sich um Journalisten (Wagner & Starkulla 1984).

Schließlich widmete sich Mark Oette in seiner Dissertation der expliziten inhaltsanalytischen Erfassung der Qualität medizinischer Berichterstattung (Oette 2000). Exemplarisch gehen wir an dieser Stelle auf seine Befunde für die *Süddeutsche Zeitung* ein. Fast zwei Drittel der Artikel waren Meldungen oder Berichte, was den Befund von Hellmann, dass die Vielfalt der Darstellungsformen zu wünschen übrig lässt, auch Jahrzehnte später bestätigte. Nur ein Viertel der Artikel wies einen aktuellen Bezug auf, ein Drittel ungenaue Quellenangaben und fast ein Fünftel der Beiträge wurde als „sensationalistisch" eingestuft. Nur zehn Prozent der Artikel enthielten Serviceaspekte. Problematisch war allerdings der Anspruch, auch die Richtigkeit der Artikel messen zu wollen. Hier überschritt Oette die Grenzen dessen, was aus unserer Sicht beurteilbar ist, weil kein Kommunikationswissenschaftler, geschweige denn Codierer, das dazu notwendige medizinische Know-How auf allen gesundheitsrelevanten Gebieten vorweisen kann.

3 Das Konstrukt: Qualität im Gesundheitsjournalismus

Obwohl Qualität im Gesundheitsjournalismus bislang eher sporadisch erforscht worden ist, bietet das hinreichend spezifizierte Konstrukt der journalistischen Qualität (vgl. Schatz & Schulz 1992, Ruß-Mohl 1992, Rager 1994, Hagen 1995, Pöttker 2000, Wyss 2003) genügend Anhaltspunkte, um einen neuen Anlauf zu starten, sich dem Thema systematisch anzunähern. Seit der Pionierarbeit von Schatz und Schulz (1992) wird journalistische Qualität als mehrdimensionales Konstrukt aufgefasst, das sich aus verschiedenen Faktoren zusammensetzt. Es folgen jene fünf Dimensionen und die ihnen zugeordneten Kriterien, die wir zur Einordnung der Güte des Gesundheitsjournalismus verwenden:

1. **Vielfalt:** Journalistische Vielfalt spielt in fast allen Qualitätsansätzen eine Rolle (vgl. z. B. Schatz & Schulz 1992, Hagen 1995, Wyss 2003). Bezogen auf den Gesundheitsjournalismus ist besonders interessant, wie umfangreich die Artikel sind und welche Aspekte angesprochen werden. Mit der Quellenvielfalt wird gemessen, wie viele unterschiedliche Akteure zu Wort kommen und mit der Meinungsvielfalt, ob jeweils immer nur eine dominante Meinung vertreten wird oder ob im Sinne der Ausgewogenheit auch widerstreitende Meinungen zu Wort kommen.
2. **Vollständigkeit:** Im Gegensatz zu den anderen Dimensionen ist die Vollständigkeit nur selten in die Evaluation journalistischer Qualität einbezogen worden (Pöttker 2000, Bucher 2003). Sie spielt aber im Kontext wissenschaftsjournalistischer Standards eine wichtige Rolle. Der Gesundheitsjournalismus ist gefordert, wichtige Eckdaten wissenschaftlicher Studien wiederzugeben, sich in Berichten über Krankheiten nicht nur auf einen Aspekt (Vorbeugung, Erkennung, Therapie) zu beschränken, sondern möglichst vollständig über diese Krankheiten und über die Risiken und Nebenwirkungen von Therapien zu berichten.
3. **Relevanz:** Das Qualitätskriterium Relevanz begleitet die Qualitätsforschung seit der Stunde null (vgl. Schatz & Schulz 1992, Rager 1994, Hagen 1995). Neben der sozialen Relevanz in der Form des Nachrichtenfaktors zeitliche Nähe (vgl. Schatz & Schulz 1992) wurde auch die individuelle Relevanz anhand des Nutzwerts (Haller 2003: 190) und die Relevanz der Experten anhand ihres Reputationsstatus erfasst.
4. **Verständlichkeit:** Es ist kein Zufall, dass der Qualitätsfaktor Verständlichkeit zuerst im Kontext einer empirischen Studie entwickelt wurde (Hagen 1995). Je konkreter man nämlich Qualität inhaltsanalytisch auf Beitragsebene untersucht, desto wichtiger ist es, nutzerbezogene Kriterien einzubeziehen. In der sprachwissenschaftlichen Forschung hat sich das Hamburger Verständlichkeitsmodell etabliert, das Verständlichkeit als mehrdimensionales Konstrukt aus Einfachheit, Gliederung/Ordnung, Kürze/Prägnanz und anregenden Zusätzen definiert (vgl. Langer et al. 2002).
5. **Sachlichkeit:** Interessanterweise ist Hagen (1995) bislang der einzige Qualitätsforscher geblieben, für den die Sachlichkeit unter Bezug auf die News-Bias-Forschung eine der wesentlichen Qualitätsdimensionen darstellt, obwohl Boulevardisierung und Sensationalismus in den letz-

ten Jahren nicht nur im Gesundheitsjournalismus immer wieder zum Thema gemacht wurden (vgl. u. a. Landmeier & Daschmann 2011). Die wesentlichen Hemmnisse für eine sachliche Gesundheitsberichterstattung stellen hier Emotionalisierung und Dramatisierung dar. Die inhaltsanalytische Untersuchung der gesundheitsjournalistischen Artikel erforderte die Überführung der genannten Kriterien in entsprechende Indikatoren. Die Ausprägungen der Kriterien wurden möglichst vollständig und trennscharf formuliert (vgl. Rössler 2010, Brosius et al. 2009).

Tabelle 1: Das Konstrukt „Qualität im Gesundheitsjournalismus"

Qualitäts-dimension	Variable	Indikator(en)
Vielfalt	Quantitative Vielfalt	Länge des Artikels
	Quellenvielfalt	Anzahl der genannten Quellen
	Meinungsvielfalt	Erwähnung von Gegenmeinungen
Vollständigkeit	Gesundheitsjourn. Vollständigkeit	Bei Krankheiten: Angaben zu Vorbeugung, Erkennung und Behandlung
	Wissenschafts-journ. Vollständigkeit	Bei Studien: Angaben zu Methode, Stichprobe und Ergebnissen
	Risiken	Bei Therapieformen: Erwähnung von Risiken und Nebenwirkungen
Relevanz	Quellenreputation	Quelle mit der höchsten Reputation
	Nutzwert	Anleitung: Konkrete Take-Home-Message Service: Hinweise auf weiterführende Infos
	Nachrichtenwert	Zeitliche Nähe: Zeitpunkt der Ereignisse
Verständlich-keit	Einfachheit	Einfachheit vs. Komplexität der Sprache
	Gliederung/ Ordnung	Gliederung vs. mangelhafte Gliederung der Struktur des Artikels
	Kürze/Prägnanz	Prägnanz vs. Weitschweifigkeit des Textes
	Anregende Zusätze	Anregende Zusätze vs. nüchterne Erzählweise
Sachlichkeit	Emotionalisierung	Emotionalisierende Darstellung von Ereignissen
	Dramatisierung	Dramatisierende Darstellung von Ereignissen

Quelle: Eigene Darstellung.

Aufgrund der Zielsetzung der Untersuchung enthält die Studie zahlreiche wertende Kategorien. Um eine hohe Zuverlässigkeit des Codierprozesses sicherzustellen, wurde das Codierbuch im Vorfeld daher eingehend getestet und die eingesetzten Codierer intensiv geschult, um einen systematisch identischen Entscheidungsrahmen zu gewährleisten (vgl. Rössler 2010, Brosius et al. 2009). Die auf der Basis von vier Codierern ermittelte Zuverlässigkeit des Erhebungsintruments erreichte in den Dimensionen Reliabilitätskoeffizienten zwischen 0,78 und 0,95 (Vielfalt 0,78; Vollständigkeit 0,86; Relevanz 0,85; Verständlichkeit 0,86; Sachlichkeit: 0,95 nach Holsti). Diese Werte lassen sich angesichts der differenzierten, wertenden Kategorien als gut einstufen, womit das hier zur Anwendung kommende Messinstrument eine zuverlässige Messung gewährleistet (Rössler 2010: 204 f.).

Die anschließende Datenerhebung basierte auf einer Stichprobe sämtlicher gesundheitsjournalistischer Artikel der überregionalen Qualitätszeitungen *Süddeutsche Zeitung* (n=167), *Die Welt* (n=426), *Frankfurter Rundschau* (n=219) und die *tageszeitung* (n=84) aus dem Zeitraum 1. März 2010 bis 28. Februar 2011. Ausgewertet wurden die so gewonnenen Daten auf Basis einer Punktevergabe, welche sich an den normativen Qualitätsanforderungen gesundheitsjournalistischer Berichterstattung orientierte. Für jedes Kriterium wurde den Artikeln je nach identifizierter Ausprägung ein Wert zwischen 0 und 100 Punkten zugeschrieben. Auf diese Weise ließ sich ein Qualitätsindex ermitteln, der es erlaubt, Presseerzeugnisse auf einer breiten Basis systematisch zu vergleichen und Zusammenhänge zu identifizieren. Da die Werte für Pearson's r fast immer zwischen Spearman's Rho und Kendalls Tau lagen, erschien dabei die Überführung von ordinalen in metrische Skalen als unproblematisch.

Da es kaum nennenswerte Interkorrelationen zwischen den Einzeldimensionen gibt, kann das Konstrukt als bewährt gelten. Drei Interkorrelationen erwiesen sich als nicht-signifikant, fünf blieben unter 0,2. Lediglich drei waren hoch signifikant und lagen knapp über 0,2, was aber ebenfalls vertretbar ist (Relevanz – Vollständigkeit: r=0,243; Vielfalt – Vollständigkeit: r=0,231; Vielfalt – Sachlichkeit: r=-0,227).

Über die Erfassung gesundheitsjournalistischer Qualität anhand der geschilderten fünf Dimensionen und insgesamt 15 Indikatoren hinaus wurden im Vorfeld der Erhebung zwei Hypothesen formuliert, die sich auf die Sparpolitik der Verlage beziehen. Beide Hypothesen nehmen an, dass sich die Qualität mindern sollte, wenn weniger redaktionelle Ressourcen zur Verfügung stehen:

H1: Wenn zugunsten von Agenturmaterial auf Autoren verzichtet wird, nimmt die gesundheitsjournalistische Qualität ab.

Die erste Hypothese nimmt an, dass weniger Ressourcen zu mehr Agenturmaterial führen, was wiederum die Qualität mindert. Es wird also angenommen, dass es keineswegs im Interesse von Redaktionen sein kann, auf eigenrecherchiertes Material zu verzichten, da dies die Qualität der Gesundheitsberichterstattung insgesamt mindern würde.

H2: Je höher die Auflage eines Blattes, desto höher ist die Qualität seiner Gesundheitsberichterstattung.

Die zweite Hypothese geht davon aus, dass höhere Auflagen mehr Geld (Copy- und Werbeerlöse) in die Kassen der Verlage spülen und dass diese Gelder, gerade bei den untersuchten Qualitätsblättern, zumindest zum Teil in qualitätssteigernde redaktionelle Abläufe (Recherche, Faktencheck, Redigieren) investiert werden, um die Qualität der eigenen Produkte, auch im Vergleich zur Konkurrenz, zu erhöhen[1].

4 Ergebnisse und Interpretation

Unsere beiden Hypothesen hatten angenommen, dass es erstens einen Qualitätsunterschied zwischen Autoren- und Agenturbeiträgen geben sollte und zweitens, dass sich zumindest bei so genannten Qualitätszeitungen wie den hier untersuchten Blättern die Qualität im Gleichschritt mit der Auflage erhöhen sollte. Beide Hypothesen suggerieren, dass eine höhere Ressourcenausstattung zu einer besseren Gesundheitsberichterstattung führen sollte.

Der Zusammenhang zwischen der Provenienz eines Artikels (Autor, Autor/Agentur oder Agentur) und seiner Qualität stellt sich als hoch signifikanter, aber schwacher Zusammenhang heraus (H1). Das heißt, die Qualität von gesundheitsjournalistischen Autorenartikeln ist insgesamt nur in seinem sehr geringen Maße besser als die Qualität von Agenturmaterial (Pearson's $r=0{,}159$, $p<0{,}001$). Dieser allgemeine Befund relativiert sich allerdings zum Teil, wenn man die Auswirkung der Urheberschaft der Zeitungsartikel auf die einzelnen Dimensionen und Indikatoren[2] genauer untersucht.

1 Allerdings ist die Kausalrichtung dieses Zusammenhangs nicht zwangsläufig in der hier vermuteten Richtung, mit anderen Worten es ist ebenso plausibel, dass höhere Qualität (unabhängige Variable) zu einer höheren Auflage (abhängige Variable) führt. Vermuten könnte man auch einen transaktionalen Zusammenhang, bei dem Qualität und Auflage einander in Form einer Aufwärtsspirale gegenseitig steigern.

2 Die Werte für die Einzeldimensionen sind Tabelle 3 zu entnehmen, die Werte für ausgewählte signifikante Einzelindikatoren werden im Folgenden berichtet.

In punkto Vielfalt weisen die Autorenartikel tatsächlich eine erheblich höhere Qualität als Agenturbeiträge auf (siehe Tabelle 3). Stark ist der Zusammenhang vor allem bei der Artikellänge (r=0,658), aber auch die Quellenvielfalt (r=0,286) und in einem geringeren Maße die Meinungsvielfalt (r=0,117) sind bei Autorenartikeln höher. Bei der Vollständigkeit hat die Urheberschaft zwar einen hoch signifikanten, aber schwachen Einfluss darauf, wie ausführlich auf verschiedene Aspekte von Krankheiten (r=0,127), Studien (nicht signifikant) und Therapierisiken (nicht signifikant) eingegangen wird. Das heißt, hier spielt es kaum eine Rolle, wie groß der eigenredaktionelle Beitrag zu einem Artikel ist. Die Dimension Relevanz weist den geringsten Einfluss der Autorenschaft auf. Lediglich der Indikator Nutzwert erweist sich im Hinblick auf diese Dimension als hoch signifikant, auch wenn der Zusammenhang nicht besonders stark ist (r=0,151).

Tabelle 2: Zusammenhang zwischen Urheberschaft und gesundheitsjournalistischer Qualität

	Urheberschaft
Vielfalt	0,453***
Vollständigkeit	0,143***
Relevanz	0,054 (n.s.)
Verständlichkeit	0,028 (n.s.)
Sachlichkeit	-0,311***
Gesamtqualität	0,159***

Basis: n=896 Fälle, Chi-Quadrat-Unabhängigkeitstest zur Ermittlung der Signifikanz von Zusammenhängen (kritischer Wert: p<0,05), *** p<0,001; Zusammenhangsmaß: Pearson's r; n.s.=nicht signifikant; Urheberschaft hatte drei Ausprägungen: 3 = Autor als Urheber genannt (mindestens Autorenkürzel); 2 = Autor und Agentur als Urheber genannt; 1 = Agentur als Urheber genannt.

Da sich die Dimension Verständlichkeit im Anschluss an das Hamburger Verständlichkeitsmodell als heterogener Index zusammensetzte, lohnt sich trotz festgestellter Nichtsignifikanz der Dimension auch hier ein Blick auf die einzelnen Indikatoren. Es gibt einen leichten Zusammenhang zwischen eigenredaktioneller Autorenschaft und größerer Komplexität der Texte. Mit anderen Worten: Je stärker die eigenredaktionelle Leistung eines Beitrags, desto komplizierter ist er (r=-0,201). Ebenso wird die Gliederung der Artikel als leicht schlechter beurteilt, wenn ein Autor am Werk war und es sich nicht um Agenturmaterial handelte (r=-0,205). In Bezug auf Prägnanz wirkt sich die eigenredaktionelle Autorenschaft marginal besser aus (r=0,120) und insgesamt führt sie auch zu leicht anregenderen Artikeln (r=0,264). Schließlich schneiden die Autorenartikel in punkto Sachlichkeit schlechter ab (siehe Tabelle 3). Die Beteiligung eigener Zeitungsautoren führt allerdings auch häufiger zu emotionalisierenden (r=-0,318) und dramatisierenden (r=-0,272) Darstellungen.

Auch die in H2 berücksichtigte Auflage hat nur eine schwache Auswirkung auf die Gesamtqualität der Gesundheitsberichterstattung (r=0,099, p< 0,01). Im Gegensatz zur Urheberschaft, wo sich bei näherem Hinsehen ein differenzierteres Bild zeigt, bestätigt sich dieser globale Befund jedoch fast durch die Bank für alle gemessenen Qualitätsdimensionen.

Bei der Vielfalt zeigt sich ein signifikanter, aber sehr schwacher Zusammenhang, was sich auch an den Korrelationen mit den Einzeldimensionen ablesen lässt (Artikellänge: r=0,103; Quellenvielfalt: r=0,164; Meinungsvielfalt: r=-0,067). Bei höherer Auflage gibt es also nur marginal längere Artikel, die mehr Quellen enthalten. Die Meinungsvielfalt sinkt dagegen marginal ab, bei höherer Auflage. Insgesamt führen mehr Ressourcen also kaum zu einer höheren Vielfalt.

Tabelle 3: Zusammenhang zwischen Auflage und gesundheitsjournalistischer Qualität

	Auflage
Vielfalt	0,085*
Vollständigkeit	0,112**
Relevanz	0,044 (n.s.)
Verständlichkeit	-0,107**
Sachlichkeit	0,033 (n.s.)
Gesamtqualität	0,099**

Basis: n=896 Fälle, Chi-Quadrat-Unabhängigkeitstest zur Ermittlung der Signifikanz von Zusammenhängen (kritischer Wert: p<0,05): *** p<0,001, ** p<0,01, * p<0,05; Zusammenhangsmaß: Pearson's r; n.s.=nicht signifikant.

Auch im Hinblick auf die Vollständigkeit der Artikel bestätigt sich, dass die Auflage keinen nachhaltigen qualitätssteigernden Einfluss auf die Gesundheitsberichterstattung hat. Weder der Zusammenhang der Auflage mit der gesundheitsjournalistischen Vollständigkeit, noch jener mit der Erwähnung von Therapierisiken erweisen sich als signifikant. Die wissenschaftsjournalistische Vollständigkeit, also inwiefern Stichprobe, Methode und Ergebnisse von Studien vollständig wiedergegeben sind, erweist sich bei auflagenstärkeren Blättern als leicht höher (r=0,140). Selbiges gilt für die Dimension Relevanz. Auch hier steigen der Nutzwert und die Aktualität der Berichterstattung in Relation zur Auflage nicht signifikant an. Nur die Reputation der verwendeten Quellen ist bei auflagenstärkeren Blättern marginal höher (r=0,120).

Bei der Verständlichkeit zeigt sich abermals insgesamt ein signifikanter, schwach negativer Zusammenhang, was darauf hindeutet, dass die Verständlichkeit bei höherer Auflage marginal sinkt. Diese Tendenz ist vor allem darauf zurückzuführen, dass die Artikel von auflagenschwächeren Blättern als anregender empfunden werden als jene der auflagenstärkeren (r=-0,139). Alle anderen Indikatoren (Einfachheit, Gliederung, Prägnanz) weisen zwar auch negative Vorzeichen auf, sind aber nicht signifikant, so dass statistisch nicht davon ausgegangen werden kann, dass eine höhere Auflage Artikel nach sich zieht, die komplizierter, ungegliederter und weitschweifiger sind. Was die Sachlichkeit betrifft, ergibt sich sowohl für die Gesamtdimension als auch für die beiden Indikatoren Emotionalisierung und Dramatisierung kein signifikanter Zusammenhang. Für die Sachlichkeit spielt es also keine Rolle, ob ein Blatt über eine höhere Auflage verfügt oder nicht.

5 Fazit: Qualität im Gesundheitsjournalismus

Das hier vorgeschlagene Konstrukt zur Messung der Qualität von Gesundheitsberichterstattung als Kombination aus den Qualitätsmerkmalen Vielfalt, Vollständigkeit, Relevanz, Verständlichkeit und Sachlichkeit hat sich zunächst einmal bewährt. Wie gezeigt wurde, korrelieren die Dimensionen nur schwach miteinander, so dass ausgeschlossen werden kann, dass sie dasselbe messen. Lediglich die Dimensionen Vielfalt - Vollständigkeit, Vielfalt - Sachlichkeit sowie Vollständigkeit - Relevanz weisen nennenswerte, wenngleich immer noch schwache (r<0,3) Korrelationen auf. Diese können einerseits darauf zurückgeführt werden, dass längere Artikel mehr Aspekte ansprechen (Vielfalt und Vollständigkeit), andererseits ist es wahrscheinlich, dass längere Texte eher Personalisierungen und subjektive Perspektiven enthalten, die der Sachlichkeit abträglich sind (Vielfalt und Sachlichkeit). Dass Artikel mit höherem Nutzwert und statushöheren Experten (Relevanz) mehr gesundheits- und wissenschaftsjournalistische Aspekte (Vollständigkeit) berücksichtigen, leuchtet ebenfalls ein. Damit lassen sich die Korrelationen plausibel als Zusammenhänge interpretieren. Die Dimensionen messen also nicht dasselbe.

Bezogen auf die erste Hypothese konnten Anhaltspunkte dafür gefunden werden, dass es eine leicht qualitätssteigernde Wirkung hat, wenn Artikel eigenredaktionell verfasst werden und nicht von Agenturen stammen. Eigenredaktionelle Beiträge sind deutlich vielfältiger und etwas vollständiger und enthalten zumindest der Tendenz nach mehr Inhalt, Quellen, Meinungen und gesundheitsjournalistische Aspekte. Allerdings werden Autorenartikel auch als komplizierter, ungegliederter und unsachlicher empfunden. Die Tendenz geht aber insgesamt stärker in die positive Richtung. Vor diesem Hintergrund sind Medienhäuser gut beraten, weiterhin auf Redakteure zu setzen und ihre Arbeit nicht sukzessive an Agenturen auszulagern, denn die Ergebnisse in den Einzeldimensionen und -indikatoren legen doch insgesamt folgenden Zusammenhang nahe: Je mehr originäres gesundheitsjournalistisches Material eine Zeitung bietet, desto höher ihre Qualität.

Die zweite Hypothese (Je auflagenstärker ein Blatt, desto höher die Qualität) musste hingegen zurückgewiesen werden. Zwar gibt es teils signifikante Zusammenhänge zwischen der Auflage und den Dimensionen bzw. Indikatoren, aber sie bewegen sich allesamt im minimalen Bereich. Dieses Ergebnis müsste den größeren Blättern zu denken geben. Wenn Qualität keine Frage der redaktionellen Ressourcen ist, dann stellt sich die Frage, ob Blätter wie die *Süddeutsche Zeitung* ihren Ressourcenvorsprung schlecht verwalten oder ob kleinere Blätter wie die *tageszeitung* diesen einfach durch Engagement wettmachen können. Im ersten Fall sollten größere Blätter Sorge tragen, dass mehr Geld in Qualitätsroutinen (Recherche, Faktencheck, Redigieren) fließt, im zweiten Fall kann man kleineren Blättern nur wünschen, dass sich das Engagement irgendwann in nennenswerten Auflageeffekten auszahlt.

Einschränkend muss festgestellt werden, dass sich die referierte Inhaltsanalyse ausschließlich auf überregionale Qualitätszeitungen bezieht. Weder Regional- noch Boulevardblätter wurden in die Stichprobe miteinbezogen, so dass gerade die stärker auf Nutzwert ausgerichtete Gesundheitsberichterstattung zu kurz kommt. Qualitätszeitungen richten sich primär an ein akademisch vorgebildetes Publikum, bei dem ein zumindest rudimentäres Verständnis von Wissenschaft vorauszusetzen ist. Lässt sich aber die Berichterstattung in anderen Tageszeitungen, in Publikumszeitschriften oder im Privatfernsehen mit denselben Maßstäben messen? Um diese Frage zu beantworten, bedürfte es entsprechender Folgeuntersuchungen. Darüber hinaus ist die Inhaltsanalyse natürlich nur bedingt geeignet, um nutzerbezogene Qualitätsurteile zu erfassen. Als eine Art Schätzer für nutzerbezogene Werturteile wurden die Kriterien Relevanz und Verständlichkeit eingebaut. Es ist aber sehr wahrscheinlich, dass explorative Befragungen noch weitere Kriterien für guten Gesundheitsjournalismus aus der Sicht der Nutzer zutage fördern würden. Auch würde es sich lohnen, die Entstehungsbedingungen im Gesundheitsjournalismus in qualitativen oder Beobachtungsstudien näher unter die Lupe zu nehmen, auch im Hinblick auf die verfügbaren Ressourcen.

Literatur

Appel, A. J. (2000). Patentrezepte per TV. Die Gesundheits- und Krankheitsvorstellungen in einschlägigen Informations- und Ratgebersendungen. In D. Jazbinsek (Hrsg.), Gesundheitskommunikation (S. 96-114). Wiesbaden: Westdeutscher Verlag.

Brosius, H.-B.; Koschel, F.; Haas, A. (2009). Methoden der empirischen Kommunikationsforschung. Eine Einführung (5. Auflage). Wiesbaden: VS Verlag für Sozialwissenschaften.

Bucher, H.-J. (2003). Journalistische Qualität und Theorien des Journalismus. In H.-J. Bucher & K.-D. Altmeppen (Hrsg.), Qualität im Journalismus. Grundlagen, Dimensionen, Praxismodelle (S. 11-34). Wiesbaden: Westdeutscher Verlag.

Deutscher Presserat (2008). Pressekodex. Online: http://www.presserat.info/inhalt/der-pressekodex/pressekodex.html (12.12.2012).

Göpfert, W. (1996a). Gängige Themen: Medizin und Gesundheit. In W. Göpfert & S. Ruß-Mohl (Hrsg.), Wissenschaftsjournalismus. Ein Handbuch für Ausbildung und Praxis. 3. Auflage (S. 205-213). München: Paul List.

Göpfert, W. (1996b). Beispiele, Vergleiche, Metaphern. In W. Göpfert & S. Ruß-Mohl (Hrsg.), Wissenschaftsjournalismus. Ein Handbuch für Ausbildung und Praxis. 3. Auflage (S. 107-121). München: Paul List.

Hagen, L. M. (1995). Informationsqualität von Nachrichten. Messmethoden und ihre Anwendung auf Dienste von Nachrichtenagenturen. Opladen: Westdeutscher Verlag.

Haller, M. (1996). Defizite im Wissenschaftsjournalismus. In W. Göpfert & S. Ruß-Mohl (Hrsg.), Wissenschaftsjournalismus. Ein Handbuch für Ausbildung und Praxis. 3. Auflage (S. 13-21). München: Paul List.

Haller, M. (2003). Qualität und Benchmarking im Printjournalismus. In H.-J. Bucher & K.-D. Altmeppen (Hrsg.), Qualität im Journalismus. Grundlagen, Dimensionen, Praxismodelle (S. 181-202). Wiesbaden: Westdeutscher Verlag.

Hellmann, M. (1976). Ausprägungen medizinischer Berichterstattung in Tageszeitungen. In H.-D. Fischer (Hrsg.): Medizinpublizistik. Prämissen – Praktiken – Probleme (S. 127-147). Frankfurt am Main u. a.: Peter Lang.

Kohring, M. (2005). Wissenschaftsjournalismus. Forschungsüberblick und Theorieentwurf. Konstanz: Universitätsverlag.

Landmeier, C. & Daschmann, G. (2011). Im Seichten kann man nicht ertrinken? Boulevardisierung in der überregionalen deutschen Qualitätspresse. In R. Blum, H. Bonfadelli, K. Imhof & O. Jarren (Hrsg.), Krise der Leuchttürme öffentlicher Kommunikation (S. 177-191). Wiesbaden: VS Verlag für Sozialwissenschaften.

Langer, I., Schulz von Thun, F. & Tausch, R. (2002). Sich verständlich ausdrücken (7. Auflage). München: Ernst Reinhardt Verlag.

Oette, M. (2000). Die Qualität medizinischer Berichterstattung in den Printmedien am Beispiel der Prävention. Hagen: ISL-Verlag.

Pöttker, H. 2000. Reduktion von Komplexität. In M. Löffelholz (Hrsg.): Theorien des Journalismus. Ein diskursives Handbuch (S. 375-390). Wiesbaden: Westdeutscher Verlag.

Rager, G. (1994). Dimensionen der Qualität. Weg aus den allseitig offenen Richter-Skalen? In G. Bentele & K.R. Hesse (Hrsg.), Publizistik in der Gesellschaft. Festschrift für Manfred Rühl (S. 189-210). Konstanz: UVK.

Rössler, P. (2010). Inhaltsanalyse. Konstanz: UVK.

Ruß-Mohl, S. (1992). Am eigenen Schopfe... Qualitätssicherung im Journalismus - Grundfragen, Ansätze, Näherungsversuche. Publizistik, 37: 83–96.

Schatz, H. & Schulz, W. (1992). Qualität von Fernsehprogrammen. Kriterien und Methoden zur Beurteilung von Programmqualität im dualen Fernsehsystem. Media Perspektiven, 23 (11): 690–712.

Schilling, A. & Reichart, M. (2007). Vom Print-Titel zur Media Community – die Zukunft von Zeitschriften im digitalen Zeitalter. In M. Friedrichsen & M. F. Brunner (Hrsg.): Perspektiven für die Publikumszeitschrift (S. 331-342). Wiesbaden: VS Verlag für Sozialwissenschaften.

Thierbach, D. (1988). Medizinische Themen in Tages- und Wochenzeitungen. In H.-D. Fischer (Hrsg.), Handbuch der Medizinkommunikation. Informationstransfer und Publizistik im Gesundheitswesen (S. 169-172). Köln: Deutscher Ärzte-Verlag.

Wagner, H. & Starkulla, H. (1984). Hofberichterstattung oder Journalismus? München: Publicom Verlag.

Weischenberg, S.; Malik, M.; Scholl, A. (2006). Die Souffleure der Mediengesellschaft. Report über die Journalisten in Deutschland. Konstanz: UVK.

WHO (2011). Internationale statistische Klassifikation der Krankheiten und verwandter Gesundheitsprobleme (ICD-10). Online: http://www.who.int/entity/classifications/icd/ICD10Volume2_en_2010.pdf (21.06.2013)

Wyss, V. (2003). Journalistische Qualität und Qualitätsmanagement. In: H.-J. Bucher & K.-D. Altmeppen (Hrsg.), Qualität im Journalismus. Grundlagen, Dimensionen, Praxismodelle (S. 181-202). Wiesbaden: Westdeutscher Verlag.

Patricia Grünberg

Die Rolle der Medienberichterstattung für das Vertrauen in das Gesundheitssystem

Abstract

Der Beitrag diskutiert, welche vertrauensrelevanten Erwartungen an das Gesundheitssystem bestehen, welche Rolle der Medienberichterstattung bei der Vertrauensgenese zukommt und wie sich mediale Informationen aufgrund von Generalisierungseffekten auf das Vertrauen in Ärzte, Krankenhäuser und das gesamte Gesundheitssystem auswirken können. Die Ergebnisse einer Inhaltsanalyse zeigen, dass das medial thematisierte Personen-, Organisations- und Systemvertrauen im Zeitraum von 1998 bis 2010 deutlich negativ geprägt war. Unter Rückgriff auf die Theorie öffentlichen Vertrauens lässt das die Schlussfolgerung zu, dass die Medienberichterstattung nicht zu einem nachhaltigen Vertrauensaufbau in der deutschen Bevölkerung beitragen konnte. Damit offenbart sich ein Widerspruch zwischen der legitimen und relevanten Aufgabe der Medien, Missstände aufzudecken, und den möglichen Folgen dauerhaft kritischer Darstellungen: der für das Gesundheitssystem partiell dysfunktionalen Entstehung von Misstrauen.

Schlagwörter

Gesundheitssystem, Vertrauen, Medienberichterstattung, Erfahrungen, Generalisierung

1 Einführung

Zuletzt wurde Vertrauen im Kontext mit dem Gesundheitssystem wieder medial stark thematisiert, als 2012 und 2013 bekannt wurde, dass in den Transplantationszentren Göttingen, Münster, Leipzig und München Spenderorgane nicht nach den vorgeschriebenen Regeln vergeben wurden: „Seit (...) die Manipulationen (...) öffentlich wurden, ist das Vertrauen der Menschen in das System der Organvergabe erschüttert" (Ludwig & Windmann 2012: 37).

Vertrauen in das Gesundheitssystem und seine individuellen und korporativen Akteure kann als zentrale Notwendigkeit beschrieben werden. Gleichzeitig ist dieses Vertrauen, das zeigt beispielsweise der Organspendeskandal, fragil. Doch was bedeutet Vertrauen im Kontext des Gesundheitssystems? Das Vertrauen in das Gesundheitssystem[1] kann nach Straten et al. (2002: 227) definiert werden als „being confident that you will be adequately treated when you are in need of health care". Es handelt sich um eine erfahrungsbasierte, zukunftsgerichtete Erwartung, die auf *direkten Kontakten* mit Vertretern des Gesundheitssystems und auf vermittelten Informationen beruht. Die vermittelten Informationen können einerseits durch *sozialen Austausch* und andererseits über *mediale Vermittlung* zustande kommen. Die Vertrauenserwartungen an das Gesundheitssystem beziehen sich (1) erstens auf Kompetenzen wie technische Ressourcen, die finanzielle Ausstattung und die Qualität der Gesundheitsversorgung, (2) zweitens auf die grundsätzliche Orientierung des Systems an Patientenbedürfnissen und (3) drittens darauf, dass das System sozial gerecht ausgestaltet ist (vgl. Tabelle 1).

Tabelle 1: Erwartungen an das Gesundheitssystem

Erwartungsdimension	**Kriterium**
Kompetenz	– technische Ausstattung – Versorgung im Krankheitsfall – Strukturen – finanzielle Ausstattung
Wohlwollen	– Ausrichtung an Patientenbedürfnissen
Integrität	– Orientierung am Wert soziale Gerechtigkeit

Quelle: Eigene Darstellung.

Neben diesem Vertrauen auf der Makroebene kann weiterhin zwischen Vertrauen auf der Meso- und Mikroebene differenziert werden. Die Mesoebene umfasst dabei alle Organisationen des Gesundheitssystems. Die Mikroebene bezieht sich auf interpersonelle Kontakte zwischen Vertrauenssubjekt und Vertrauensobjekt, also beispielsweise zwischen Patient und Arzt. Es ist davon auszugehen, dass die verschiedenen Vertrauensebenen sich gegenseitig beeinflussen. Allerdings ist bislang noch weitgehend ungeklärt, welche Aspekte hierbei eine Rolle spielen.

1 Unter dem Gesundheitssystem wird nachfolgend das gesellschaftliche Teilsystem verstanden, welches alle individuellen und korporativen Akteure sowie deren Beziehungen und Funktionsmechanismen umfasst, die an der Förderung, Erhaltung und Wiederherstellung der Gesundheit der Bevölkerung mitwirken (in Anlehnung an Nagel 2007: 29).

2 Forschungsstand

Das Thema *Vertrauen* ist in den sozialwissenschaftlichen Disziplinen vor allem in den vergangenen 20 Jahren verstärkt in den Fokus der Forschung gerückt. Sowohl Soziologie, Politikwissenschaft, Wirtschaftswissenschaft als auch die Psychologie haben sich in einer Vielzahl theoretischer Zugänge und empirischer Studien mit dem Phänomen auseinandergesetzt (vgl. hierzu ausführlicher Grünberg 2014). Die Kommunikationswissenschaft hingegen konzentriert sich vornehmlich auf die Analyse von (Medien-) Glaubwürdigkeit in der Tradition von amerikanischen Forschungsansätzen der Medienwirkungsforschung (vgl. Kohring 2004: 12). Erst mit der Theorie öffentlichen Vertrauens (Bentele 1994) und der Theorie des Vertrauens in medial vermittelte journalistische Kommunikation (Kohring 2004) wurde Vertrauen in kommunikationswissenschaftlichen Kontexten relevant. *Misstrauen* kann als funktionales Äquivalent[2] zu Vertrauen betrachtet werden (vgl. hierzu auch Geramanis 2002: 53, Peters 2008: 77, Thies 2011: 308), wobei es deutlich seltener Gegenstand wissenschaftlicher Reflexionen ist.

Das Themenfeld *Vertrauen in das Gesundheitssystem* ist bislang noch nicht hinreichend untersucht, insbesondere auf Meso- und Makroebene ist der Forschungsstand überschaubar. Auf *Mikroebene* beschäftigen sich Medizin und Professionssoziologie mit der Rolle von Vertrauen in der Arzt-Patienten-Beziehung.[3] Dabei wird grundsätzlich angenommen, dass interpersonelles Vertrauen zwischen Arzt und Patient für die Behandlung von großer Bedeutung ist (vgl. Ommen et al. 2007: 52). Dem Vertrauen werden positive Wirkungen auf Interaktion, Diagnosestellung und Behandlungserfolg zugesprochen. Ob Patienten Vertrauen entwickeln, ist von mehreren Faktoren abhängig. Verschiedene Studien haben gezeigt, dass sich patientenzentriertes Verhalten, gute kommunikative Fähigkeiten des Arztes sowie die Länge der Untersuchungszeit positiv auf das Vertrauen auswirken (vgl. Thom et al. 2001, Fiscella et al. 2004). Ob Ärzte kompetent sind,

2 Vertrauen und Misstrauen können also losgelöst voneinander existieren. Eine andere Interpretation versteht Misstrauen als Gegenpol zu Vertrauen, d. h. dass enttäuschtes Vertrauen ab einem bestimmten Punkt in Misstrauen umschlägt (vgl. Erikson 1992: 75, Esser 2000: 73, Gambetta 2001: 211).

3 Patienten stehen auch mit einer Vielzahl anderer Leistungserbringer des Gesundheitssystems in Kontakt, beispielsweise mit Apothekern, Krankenschwestern oder Gesundheitshandwerkern. Allerdings werden diese Beziehungen nur äußerst selten empirisch untersucht. Die wissenschaftliche Fokussierung auf das Vertrauensobjekt Arzt ist sicherlich dadurch zu erklären, dass dieser die zentrale Bezugsperson für den Patienten und damit ein wichtiger Stellvertreter des Gesundheitssystems ist.

können Patienten aufgrund mangelnden Wissens nur schwer einschätzen. Daher beachten sie andere Anhaltspunkte, wie den Behandlungserfolg oder die Fürsorglichkeit und Zuwendung (Mechanic & Meyer 2000). Um das Informationsdefizit auszugleichen, ziehen Patienten immer häufiger das Internet zu Rate (vgl. Neverla et al. 2007). Vor allem nach einer Diagnosestellung kann das Internet eine sinnvolle Ergänzung bieten, wenn ausführlichere Darstellungen der Erkrankung und Therapieoptionen oder ein Erfahrungsaustausch gesucht werden. Gleichzeitig bergen die im Internet verbreiteten Gesundheitsinformationen gewisse Gefahren: Sie können aufgrund der fehlenden Qualitätskontrolle schlichtweg falsch sein und damit das individuelle Gesundheitsverhalten negativ beeinflussen (vgl. Rossmann 2010: 353 ff.). Zudem können sie das Arzt-Patienten-Verhältnis belasten, wenn Patienten den Informationen aus dem Internet mehr Vertrauen entgegenbringen als ihrem Arzt.

Während die Forschung eine Vielzahl Antworten hervorgebracht hat, was Vertrauen in den Arzt begünstigt, wurde bislang kaum untersucht, wie sich Vertrauen tatsächlich auf den Heilungsprozess auswirkt und wie solche Effekte gezielt eingesetzt werden können. Es ist lediglich belegt, dass Patienten mit hohem Vertrauen stärker an den Erfolg der Behandlung glauben, sich eher an ärztliche Anweisungen halten und dadurch bessere Heilungsergebnisse vorweisen als Patienten mit weniger Vertrauen (Lee & Lin 2009). Häufig sind es Behandlungsfehler und unerwünschte Behandlungsergebnisse, die zu einem Vertrauensrückgang bei den Patienten führen. Beitat et al. (2012) empfehlen betroffenen Ärzten, ein offenes Gespräch mit dem Patienten zu führen und dabei Verständnis für deren Leiden zu zeigen, im Weiteren im Interesse des Patienten zu handeln und sich ethisch und moralisch korrekt zu verhalten. Um das Vertrauen des Patienten wiederherzustellen, sollten sich Ärzte für den Vorfall entschuldigen, die Ursachen und mögliche Folgen erklären und darüber hinaus Maßnahmen benennen, um solche Vorkommnisse in der Zukunft zu vermeiden.

Wie es um das Vertrauen der Deutschen in die Ärzte steht, untersuchen verschiedene Forschungsinstitute. So kommt die Berufsprestige-Skala des Instituts für Demoskopie Allensbach zu dem Ergebnis, dass 82 Prozent der Deutschen den Arztberuf achten (IfD 2011). Die Gesellschaft für Konsumforschung fand heraus, dass fast 90 Prozent der Deutschen den Ärzten vertrauen (GfK 2011). Diese Werte waren in den zurückliegenden Jahren konstant – das Vertrauen in Ärzte scheint demnach relativ veränderungsresistent zu sein.

Auf der *Mesoebene* wird das Vertrauen der Patienten in verschiedene Organisationen des Gesundheitssystems relevant. Allerdings befassen sich nur sehr wenige Arbeiten mit solchen Aspekten, beispielweise mit dem Vertrauen in Krankenhäuser oder in Krankenversicherungen (vgl. Balkrishnan et al. 2003, Haselhoff 2010). Ob Patienten Krankenhäusern vertrauen, hängt sowohl von der Reputation, der Atmosphäre und der Organisation des Krankenhauses als auch von der Qualität der interpersonellen Interaktion und der wahrgenommenen Kompetenz der Ärzte ab (vgl. Haselhoff 2010: 176). Es finden sich zudem Generalisierungseffekte vom Arztvertrauen auf das Krankenhaus: Erfüllt ein Arzt eines Krankenhauses die Patientenerwartungen nicht, dann sinkt auch das organisationsspezifische Vertrauen (Grünberg 2014). Negative Erfahrungen mit einem Krankenhaus führen indes nicht zwangsläufig zu einem generellen Misstrauen in Krankenhäuser. Ob anderen Krankenhäusern Vertrauen entgegengebracht werden kann, ist vielmehr von eigenen Erfahrungen, Medienberichten und konkreten Bezugspersonen abhängig (vgl. Haselhoff 2010: 187).

Der Gesundheitsmonitor der Bertelsmann Stiftung untersucht das Vertrauen in verschiedene Organisationen des deutschen Gesundheitssystems. Zwischen den leistungserbringenden Organisationen zeigen sich dabei deutliche Unterschiede: Während fast zwei Drittel der Deutschen Vertrauen in Krankenhäuser haben, vertrauen nur 22 Prozent in Pflegeheime. Die geringen Vertrauenswerte für die Pflegeheime erklären Braun und Marstedt (2010: 273) damit, dass die Befragten mit diesen häufig nicht in persönlichem Kontakt stehen und sich daher an den Massenmedien und deren „meist skandalisierenden und negativen Berichten über das Geschehen in diesen Einrichtungen“ orientieren. Erstaunlich hoch ist mit 87 Prozent das Vertrauen in die Krankenkassen; Ärzteverbänden oder Ärztekammern wird nur von einem Drittel der Deutschen Vertrauen entgegengebracht. Bei einem Vergleich der Vertrauenswerte von Personen und Organisationen des Gesundheitssystems zeigt sich, dass Personen höheres Vertrauen entgegengebracht wird, während sich das Organisationsvertrauen auf einem mittleren Niveau befindet (vgl. Braun & Marstedt 2010: 272, 275, GfK 2011).

Auch die *Makroebene*, die das Vertrauen in das gesamte Gesundheitssystem erfasst, wird bislang vor allem im Rahmen von Bevölkerungsumfragen untersucht – eine systematische Aufarbeitung fehlt allerdings. Den Ergebnissen des ALLBUS zufolge hat sich das Vertrauen der Bevölkerung in das deutsche Gesundheitssystem in den zurückliegenden zwei Jahrzenten verringert: Hatten 1984 noch knapp 48 Prozent der Bürger viel oder sehr viel Vertrauen in das Gesundheitswesen, waren es 2008 gerade einmal 15,6 Prozent (vgl. GESIS 2009). Aktuellere Daten liefert der Gesundheitsmonitor 2010 der Bertelsmann Stiftung: Mehr als 60 Prozent der Befragten haben demnach zumindest ein mittleres Vertrauen in das heutige System (vgl. Braun & Marstedt 2010). Im Hinblick auf die zukünftige Entwicklung sind die Deutschen allerdings deutlich skeptischer: Im Jahr 2010 glauben lediglich 15 Prozent daran, dass die Politik längerfristig eine gute Gesundheitsversorgung sicherstellen kann; zwei Drittel der Bevölkerung haben keinen guten Eindruck von der deutschen Gesundheitspolitik (MLP 2010: 23, 26). Auch die Studie „Chancengerechtigkeit im Gesundheitssystem" kommt zu dem Ergebnis, dass zwar generell eine hohe Zufriedenheit mit der aktuellen Gesundheitsversorgung herrscht, um die Zukunft des Gesundheitssystems allerdings Sorgen bestehen. Das System wird als „reformbedürftig", als „ewige Baustelle" (Wippermann et al. 2011: 199) wahrgenommen; es herrscht Angst vor der Entwicklung zu einer Zwei-Klassen-Medizin. Wippermann et al. (2011: 32) stellen als Ergebnis ihrer qualitativen Befragungsstudie fest: „Heute dominiert bei den Menschen quer durch alle Milieus die medial vermittelte (...) Erfahrung, dass das Gesundheitssystem kompliziert und (zu) teuer geworden ist". Welchen Einfluss die Medienberichterstattung auf das Vertrauen in das Gesundheitssystem hat, blieb bislang offen.

3 Rolle der Medienberichterstattung für die Vertrauensgenese

3.1 Theorie öffentlichen Vertrauens

Welche Rolle die Medienberichterstattung für die Vertrauensgenese spielt, zeigt Bentele (1994) mit der *Theorie öffentlichen Vertrauens* auf. Die Theorie liefert einen Erklärungsansatz, wie Vertrauen in (ausschließlich) öffentlich wahrnehmbare Personen, Organisationen und Systeme konstituiert wird. Öffentliches Vertrauen bezeichnet dabei sowohl den Prozess als auch das Produkt des Prozesses. Die Bevölkerung (Vertrauenssubjekt) entwickelt auf der Basis medial vermittelter Informationen zukunftsgerichtete, erfahrungsbasierte vertrauensrelevante Erwartungen an öffentliche Vertrauensobjekte. Die Medien fungieren als Vertrauensvermittler, indem sie Informationen über Akteure und Systeme bereitstellen, diese einordnen und bewerten.[4] Da den Vertrauenssubjekten keine alternativen Informationsquellen über öffentliche Akteure und Systeme zur Verfügung stehen, bilden die medialen Berichte das Erfahrungsfundament für die Vertrauensentwicklung. Den Medien kommt im Prozess öffentlichen Vertrauens eine doppelte Rolle zu: Neben ihrer Funktion als Vertrauensvermittler sind sie selbst Vertrauensobjekt. Inwiefern die vermittelten Informationen sich auf das Vertrauensniveau der Vertrauenssubjekte auswirken, ist also abhängig von der wahrgenommenen Vertrauenswürdigkeit des Mediums. Bentele (1994: 145) macht verschiedene Faktoren wie Sach- und Problemlösungskompetenz, soziales und kommunikatives Verhalten sowie gesellschaftlich-normatives Verhalten aus, die – je nach Ausprägungsgrad – die Vertrauensgenese unterstützen oder unterbinden können. Auch konsistente Handlungen und Kommunikation sind förderlich für den Vertrauensaufbau. Diskrepanzen hingegen können zum Vertrauensabbau führen.

Die Theorie öffentlichen Vertrauens wurde in verschiedenen Studien empirisch angewendet, insbesondere im Kontext von kommunikativen Krisenfällen in Wirtschaft und Politik. Dabei beschränken sich die Untersuchungen häufig auf öffentliches Personenvertrauen[5] und Organisationsvertrauen[6]. Öffentliches Systemvertrauen blieb bislang weitgehend unberücksichtigt. Prinzipiell ist die Theorie öffentlichen Vertrauens auf Systeme und Teilsysteme, wie das Gesundheitssystem, übertragbar. Wenn die Theorie auf ein System übertragen werden soll, muss jedoch berücksichtigt werden, dass die Vertrauenssubjekte selbst Bestandteil des Systems sind und daher weiteren Erfahrungen eine relevante Rolle für die Vertrauensgenese zukommen kann. Neben der Medienberichterstattung prägen besonders die *direkten Kontakte* mit den Systemvertretern, den Ärzten, und die *sozial vermittelten Informationen* die vertrauensrelevanten Erwartungen an das Gesundheitssystem. Wie diese unterschiedlichen Erfahrungen die Vertrauensgenese beeinflussen, wurde mittels einer qualitativen Studie untersucht (Grünberg 2014). Nachfolgend wird schwerpunktmäßig der Einfluss der

4 Neben Vertrauenssubjekten, Vertrauensobjekten und Vertrauensvermittlern (Medien/PR), benennt Bentele (1994) weitere Elemente im Prozess des öffentlichen Vertrauens: Sachverhalte und Ereignisse, Texte und Botschaften.

5 Das medial thematisierte Personenvertrauen wurde z. B. im Rahmen der Visa-Affäre um den ehemaligen Außenminister Fischer (Fritzsche 2006), im Kontext der Mietaffäre um den ehemaligen sächsischen Ministerpräsidenten Biedenkopf (Smirek 2006) oder im Zuge der Causa Wulff (Muxfeldt 2012) untersucht.

6 Untersucht wurden u. a. die Krisen verschiedener Sparkassen (Raulf 2009, Barthauer 2009) oder die Störfälle bei Vattenfall (Ermes 2009, Diete 2011).

medialen Berichterstattung auf unterschiedliche Vertrauenstypen nachgezeichnet.

3.2 Medienberichte und ihre Auswirkungen auf Vertrauen

Im Folgenden wird zwischen spezifischem und generalisiertem Personenvertrauen und Organisationsvertrauen unterschieden. *Spezifisches Vertrauen* meint dabei das Vertrauen in ein Vertrauensobjekt, mit dem das Vertrauenssubjekt bereits in direktem Kontakt stand. *Generalisiertes Vertrauen* konstituiert sich basierend auf den verallgemeinerten Erwartungen an eine spezifische Personengruppe („die Ärzte“) oder eine Organisationsform („die Krankenhäuser“).

Wie sich medienvermittelte Informationen auswirken, ist unter anderem abhängig vom Gegenstand der Information.[7] In erster Linie enthalten Medien Informationen über Personen und Organisationen, mit denen der Durchschnittsbürger nicht in direktem Kontakt steht. Ausnahmen bilden lokale und regionale Medienprodukte, die über Ärzte oder Krankenhäuser der Umgebung berichten. Auf diesem Weg können Patienten vertrauensrelevante Informationen über ihren Arzt oder ein bereits aufgesuchtes Krankenhaus erhalten. Medienberichte können sich somit auf das *spezifische Personen- oder Organisationsvertrauen* auswirken – in Abhängigkeit von den bisherigen eigenen Erfahrungen. Derartige Berichte sind allerdings vergleichsweise selten. Häufiger informieren Medien über unbekannte Ärzte und Krankenhäuser, die eher stellvertretend für ihre Berufsgruppe oder ihren Organisationstyp stehen. Diese Informationen wirken sich primär auf das *generalisierte Personen- und Organisationsvertrauen* aus. Medien können also die generalisierten Erwartungen der Patienten an Ärzte und Krankenhäuser und damit auch den Vertrauensvorschuss an spezifische Ärzte und Krankenhäuser beeinflussen. Häufige Berichte über Behandlungsfehler, Hygienemängel oder Abrechnungsbetrug können sich destabilisierend auf das Vertrauen der Patienten in die Akteure des Gesundheitssystems auswirken.

Die medienvermittelten Informationen sind jedoch nicht nur für das spezifische und generalisierte Personen- und Organisationsvertrauen relevant. Sie beeinflussen auch die Einstellungen zu und das *Vertrauen in öffent-*

7 Daneben wird die Vertrauensvergabe durch individuelle Faktoren, wie die persönliche Vertrauenstendenz (Schweer 2008), das Involvement, die Sozialisation, den kulturellen Hintergrund, und situative Faktoren, wie das wahrgenommene Risiko etc., beeinflusst.

liche Personen und Organisationen (vgl. Bentele 1994), zu denen in aller Regel kein direkter Kontakt besteht. Das Vertrauen in öffentliche Personen, wie den Bundesgesundheitsminister oder Interessenvertreter der Ärzteschaft, und öffentliche Organisationen, wie das Bundesgesundheitsministerium, das Robert-Koch-Institut oder pharmazeutische Unternehmen[8], wird primär über die Medienberichterstattung vermittelt. Der Einfluss der vermittelten vertrauensrelevanten Informationen ist auch deshalb als besonders hoch einzuschätzen, weil kaum alternative Erfahrungsquellen existieren. Lediglich im Rahmen eines sozialen Austauschs werden zusätzliche Meinungen und Einschätzungen erlangt und mediale Informationen gegebenenfalls relativiert.[9] Auch in Zusammenhang mit dem Vertrauen in öffentliche Personen und Organisationen treten Generalisierungseffekte auf. Beispielsweise kann das Vertrauen in den Bundesgesundheitsminister das generalisierte Personenvertrauen in Politiker allgemein oder in Politiker derselben Partei beeinflussen. So ist zu erklären, warum Berichte über politische Skandale häufig nicht nur bei dem betroffenen Politiker zu Vertrauensverlusten führen, sondern auch zu einem Rückgang des Vertrauens in „die Politiker".

Das *Systemvertrauen* wird durch die Medienberichterstattung direkt beeinflusst, denn nur hierüber können Vertrauenssubjekte das System als Ganzes wahrnehmen. Direkte Kontakte und sozial vermittelte Informationen beeinflussen das Systemvertrauen lediglich indirekt. Ist das Gesundheitssystem in seiner Gesamtheit in der individuellen Erfahrung nicht fassbar, so wird dieses Defizit durch die Medien aufgehoben. Wenn Medien beispielsweise über Finanzierungprobleme, Funktionszusammenhänge oder andere Systemprobleme informieren, erhalten die Rezipienten Informationen, die ihr Systemvertrauen direkt beeinflussen können. Stimmt die Tendenz der Medienberichte mit eigenen Erfahrungen oder mit sozial vermittelten Informationen überein, so werden die bisherigen Erwartungen nochmals gestärkt.

Zusammenfassend halten wir fest: Medienberichte wirken sich primär auf generalisiertes Personen- und Organisationsvertrauen, auf Vertrauen in öffentliche Personen und Organisationen sowie auf das Systemvertrauen aus. Spezifisches Vertrauen wird hingegen nur selten beeinflusst. Wie stark

8 Zu pharmazeutischen Unternehmen kann indes ein indirekter Kontakt durch die Produkte (Medikamente, Hilfsmittel etc.) bestehen. Dennoch ist davon auszugehen, dass das Bild „der Pharmaindustrie" weitgehend durch mediale Berichte geprägt wird.

9 Gleichzeitig bildet die mediale Berichterstattung eine relevante Quelle für den sozialen Austausch.

sich die medienvermittelten Informationen auswirken, ist nicht nur von der Tendenz der Informationen, sondern auch vom Vertrauen in das vermittelnde Medium sowie von den eigenen Erfahrungen und der Tendenz der sozialen Berichte abhängig. Wird der Vertrauensvermittler akzeptiert und stimmen die Medieninformationen mit eigenen Erfahrungen und sozialen Berichten überein, so sind *Generalisierungseffekte* sehr wahrscheinlich. Besteht nur wenig oder kaum Vertrauen in das Medium, so werden die vermittelten Informationen relativiert und haben geringeren Einfluss auf das Vertrauensniveau.[10]

In der Untersuchung hat sich zudem gezeigt, dass *Diskrepanzen* wahrgenommen werden zwischen den eigenen Erfahrungen – die überwiegend positiver Art sind – und dem tendenziell negativen Bild, was in den Medien von Ärzten, Krankenhäusern und dem Gesundheitssystem gezeichnet wird. Diese Diskrepanz zwischen direkten Kontakten und medialer Vermittlung bietet eine Erklärung für die unterschiedlichen Vertrauensniveaus auf Personen- und Systemebene (vgl. Kapitel 2). Das Systemvertrauen könnte deshalb deutlich niedriger als das Personenvertrauen ausfallen, weil negative Berichte der Medien von den Vertrauenssubjekten generalisiert werden und deren vertrauensrelevanten Erwartungen nachhaltig prägen. Eine alternative Erklärungsmöglichkeit ist die, dass das Personenvertrauen in Ärzte ganz grundsätzlich von anderer Qualität ist als das Vertrauen in das Gesundheitssystem. Denn während zu Ärzten direkte Kontakte bestehen und diese einen entscheidenden Einfluss auf die Gesundheit der Patienten haben, ist das Gesundheitssystem nicht direkt erfahrbar und bleibt damit komplex und undurchsichtig.

3.3 Medial thematisiertes Vertrauen

Wie das Gesundheitssystem und seine Akteure in der Medienberichterstattung dargestellt werden, wurde systematisch im Rahmen einer quantitativen Inhaltsanalyse untersucht (vgl. Grünberg 2014). Das Material wurde durch eine ereignisorientierte Stichprobenziehung selektiert, die sich an den zentralen Reformen der Kranken- und Pflegeversicherung im Zeitraum von 1998 bis 2010 orientierte. In die Analyse gingen 1.916 Artikel

10 Wie stark der Einfluss des Medienvertrauens auf die Akzeptanz und den Einfluss der Informationen tatsächlich ist, bleibt allerdings offen. Hier besteht weiterer Forschungsbedarf.

der gesundheitspolitischen Berichterstattung aus Frankfurter Allgemeine Zeitung, Frankfurter Rundschau, Sächsische Zeitung, Bild und Spiegel ein.

Im Ergebnis zeigt sich, dass das medial verbreitete Bild des Gesundheitssystems und seiner Akteure überwiegend negativ geprägt ist. Nicht nur die Artikel- und Überschriftentendenzen, auch die in der Berichterstattung transportierten Bewertungen sind mehrheitlich negativ. Fast unabhängig vom Vertrauenssubjekt weist das medial thematisierte Personen-, Organisations- und Systemvertrauen eine negative Tendenz auf. Insbesondere verbreiten die untersuchten Medieninhalte durch journalistische oder kommunikatorfremde Bewertungen systematisch Zweifel an den Kernkompetenzen der Politiker und weiterer Akteure im Gesundheitssystem. So stehen vor allem die Fach- und Problemlösungskompetenz der Politiker und das normative Verhalten der Ärzte in der Kritik. Gesetze, die positive Änderungen für die Versicherten bringen, werden verhältnismäßig seltener von den Medien aufgegriffen. Insgesamt werden die Gesundheitsreformen zu 82 Prozent „negativ" eingeschätzt. Auch das Gesundheitssystem selbst wird zu 79 Prozent „negativ" bewertet. Im gesamten Untersuchungszeitraum finden sich dabei keine gravierenden Veränderungen – das negative Bild ist konstant. Die negativen Bewertungen von Gesundheitsreformen und die eher skeptischen Ansichten zur zukünftigen Entwicklung des deutschen Gesundheitssystems (vgl. Kapitel 2) können damit zwar nicht direkt auf die negative Berichterstattung zurückgeführt werden; es spricht jedoch im Sinne der Theorie öffentlichen Vertrauens einiges dafür, dass die negative Berichterstattung zumindest tendenziell zu dem geringen Vertrauen der Deutschen in ihr Gesundheitssystem beiträgt.

4 Fazit und Implikationen für die Praxis

Es hat sich gezeigt, dass das Vertrauen in Ärzte und Krankenhäuser förderlich für das Systemvertrauen ist. Ärzte sollten daher im Kontakt mit den Patienten auf einen Vertrauensaufbau hinwirken. Nicht jedem Arzt gelingen die aktive Patientenzuwendung und der Umgang mit schwierigen Fällen „von Natur aus". Gerade die sozialen Kompetenzen, wie aktives Zuhören und Empathie, werden Ärzten allerdings weder im Medizinstudium noch in der Weiterbildungszeit hinreichend vermittelt. Überlegenswert ist daher nicht nur eine stärkere Einbindung solcher Inhalte in das Studium, sondern auch eine verpflichtende Integration von Kursen zum Thema

„Gesprächsführung" in die ärztliche Weiterbildung sowie regelmäßige Auffrischungs- und Reflexionskurse im Rahmen der Fortbildung.

Die Generalisierungseffekte von direkten Erfahrungen auf das Systemvertrauen können zudem gezielt genutzt werden, wenn die Strukturen und Prozesse politisch so ausgestaltet werden, dass sie sich am Wohlergehen des Patienten orientieren und dadurch das Vertrauen in die Akteure unterstützt wird. Damit bei Patienten keine Ängste über die zukünftige Funktionsfähigkeit des Gesundheitssystems entstehen, sollten Politiker vermeiden, halbfertige Konzepte öffentlich zu präsentieren. Diese führen bei den Patienten zu (vermeidbaren) Unsicherheiten und sind nicht förderlich für die Vertrauensentwicklung. Letztlich muss es Aufgabe der Politik sein, eine angemessene und qualitative Gesundheitsversorgung sicherzustellen und nicht die Bürger zu verwirren.

Auch die äußerst kritische Darstellung des Gesundheitssystems und seiner Akteure in der Medienberichterstattung kann negative Generalisierungseffekte für das Akteurs- und Systemvertrauen nach sich ziehen. In diesem Zusammenhang ist es aus normativer Sicht wünschenswert, dass sich die Journalisten ihrer Rolle im Vertrauensvermittlungsprozess deutlicher bewusst werden und die möglichen Folgen von dauerhaft auf Negativität und Skandale ausgerichteter Berichterstattung antizipieren. Denn die mediale Berichterstattung beeinflusst die Risikowahrnehmung der Rezipienten ganz erheblich (vgl. Renner et al. 2007: 258). Wenn also vermehrt über Ärztefehler oder Abrechnungsbetrug berichtet wird, werden Patienten nicht nur auf bestimmte Risiken aufmerksam, sie könnten das individuell bestehende Risiko zudem überbewerten und damit womöglich Misstrauen in das Handeln der Ärzte entwickeln. Misstrauen soll dabei nicht per se als „schlecht" bewertet werden, da es in vielen Situationen auch schützend wirken kann. Ein generalisiertes Misstrauen in Ärzte und das Gesundheitssystem kann jedoch auf individueller und Systemebene kontraproduktiv wirken.

Dabei ist der Anspruch an die Medien ein denkbar schwieriger: Während sie einerseits über die Vorkommnisse in unserer Demokratie objektiv berichten und Missstände aufdecken sollen, kann es andererseits nicht ihr Ziel sein, das Vertrauen der Bevölkerung in Personen, Organisationen und Systeme dauerhaft zu schwächen. Denn fragiles Vertrauen ist kein guter Nährboden für eine Demokratie. An dieser Stelle entsteht ein Widerspruch zwischen journalistischen Aufgaben und möglichen Folgen einer kritischen Berichterstattung, der nur schwer zu lösen scheint. Der deutsche Presserat (2008) ist sich dieser Problematik bewusst und weist in seinem Pressekodex darauf hin: „Bei Berichten über medizinische Themen ist eine unangemessen sensationelle Darstellung zu vermeiden, die unbegründete Befürchtungen oder Hoffnungen beim Leser erwecken könnte." Letztlich liegt es allerdings immer in der individuellen Verantwortung von Journalisten und Redakteuren, dieser besonderen Verantwortung gerecht zu werden.

Literatur

Balkrishnan, R., Dugan, E., Camacho, F. & Hall, M. (2003). Trust and satisfaction with physicians, insurers and the medical profession. Medical Care, 41: 1058-1064.

Barthauer, K. (2009). Krisenkommunikation und -management in der Finanzbranche unter Bedingungen drohenden Vertrauens- und Glaubwürdigkeitsverlusts. Fallstudien zu den Kreditverkäufen der Sparkassen Wedel und Südholstein. Universität Leipzig: Magisterarbeit.

Beitat, K., Bentele, G. & Iedema, R. (2012). Trust after medical incidents. In C. N. Candlin & J. Crichton (Hrsg.), Discourses of trust. (S. 77-95). Sydney: Palgrave Macmillan.

Bentele, G. (1994). Öffentliches Vertrauen. Normative und soziale Grundlagen für Public Relations. In W. Armbrecht & U. Zabel (Hrsg.), Normative Aspekte der Public Relations. Grundlegende Fragen und Perspektiven. Eine Einführung (S. 131-158). Opladen: Westdeutscher Verlag.

Braun, B. & Marstedt, G. (2010). Gesundheitspolitik auf dem Prüfstand. In J. Böcken, B. Braun & J. Landmann (Hrsg.), Gesundheitsmonitor 2010 (S. 119-352). Gütersloh: Verlag Bertelsmann Stiftung.

Diete, E. (2011). Vattenfalls Vertrauensproblem. Eine systematische und empirische Studie zum Vorfall im Kernkraftwerk Krümmel 2009. Universität Leipzig: Magisterarbeit.

Erikson, E. H. (1992). Der vollständige Lebenszyklus. Frankfurt am Main: Suhrkamp.

Ermes, V. (2009). Der Verlust öffentlichen Vertrauens. Analyse der Berichterstattung über Vattenfall im Jahr 2007. Universität Leipzig: Magisterarbeit.

Esser, H. (2000). Soziologie. Spezielle Grundlagen. Band 5: Institutionen. Frankfurt am Main: Campus.

Fiscella, K., Medrum, S., Franks, P., Shields, C., Duberstein, P., McDaniel, S. & Epstein, R. (2004). Patient trust. Is it related to patient-centered behavior of primary care physicians? Medical Care, 42: 1049-1055.

Fritzsche, A. (2006). Vertrauen und Vertrauensverluste durch Medienberichterstattung? Eine Fallstudie am Beispiel von Außenminister Fischer während der Visa-Affäre 2005. Universität Leipzig: Magisterarbeit.

Gambetta, D. (2001). Können wir dem Vertrauen vertrauen? In M. Hartmann & C. Offe (Hrsg.), Vertrauen. Die Grundlage des sozialen Zusammenhalts (S. 204-237). Frankfurt am Main: Campus.

Geramanis, O. (2002). Vertrauen. Die Entdeckung einer sozialen Ressource. Stuttgart: Hirzel Verlag.

GESIS (Leibniz-Institut für Sozialwissenschaften) (2009). DATA-Handbook, ALLBUS/GGSS 1980-2008. Köln, Mannheim: GESIS Datenarchiv.

GfK (2011). Wohltätigkeitsorganisationen und Richter gewinnen international an Vertrauen. Pressemitteilung vom 17.06.2011. Online: http://www.gfk.com/imperia/md/content/presse/pressemeldungen_2011/20110617_trust_index_dfin.pdf (10.12.2012).

Grünberg, P. (2014). Vertrauen in das Gesundheitssystem. Wiesbaden: Springer VS.

Haselhoff, V. (2010). Patientenvertrauen in Krankenhäuser. Eine qualitative Analyse zur Bedeutung, Bildung und unterschiedlichen Vertrauensebenen. Wiesbaden: Gabler.

Hovland, C. I., Janis, I. L. & Kelley, H. H. (1959). Communication and persuasion. London: New Haven.

IfD (Institut für Demoskopie Allensbach) (2011). Ärzte weiterhin vorn – Pfarrer verlieren deutlich an Ansehen. Allensbacher Berufsprestige-Skala 2011. Online: www.ifd-allensbach.de/pdf/prd_1102.pdf (17.06.2012).

Kohring, M. (2004). Vertrauen in Journalismus. Konstanz: UVK.

Lee, Y.-Y. & Lin, J. (2009). The effects of trust in physician on self-efficacy, adherence and diabetes outcomes. Social Sciene & Medicine, 68: 1060-1068.

Ludwig, U. & Windmann, A. (2012). Blutarmer Eingriff. Spiegel, 36: 37-38.

Mechanic, D. & Meyer, S. (2000). Concepts of trust among patients with serious illness. Social Science & Medicine, 51: 657-668.

MLP (2010). MLP Gesundheitsreport 2010. Repräsentative Umfrage in Kooperation mit dem Institut für Demoskopie Allensbach und mit Unterstützung der Bundesärztekammer. Wiesloch: MLP.

Muxfeldt, C. (2012). Der Fall Christian Wulff. Eine inhaltsanalytische Untersuchung der Berichterstattung in der Vertrauenskrise um den Bundespräsidenten unter besonderer Berücksichtigung der Springer-Presse. Universität Leipzig: Masterarbeit.

Nagel, E. (2007) (Hrsg.). Das Gesundheitswesen in Deutschland. Struktur, Leistungen, Weiterentwicklung. Köln: Deutscher Ärzte-Verlag.

Neverla, I., Brichta, M., Kamp, H.-C. & Lüdecke, D. K. (2007). Wer krank ist, geht ins Netz. Eine empirische Untersuchung zur Medien- und Internetnutzung im Krankheitsverlauf. München: Reinhard Fischer.

Ommen, O., Janßen, C., Neugebauer, E. A. M. & Pfaff, H. (2007). Einflussfaktoren auf das Vertrauen schwerverletzter Patienten in den Krankenhausarzt. Chirurg, 78: 52-61.

Peters, M. L. (2008). Analyse von Vertrauen als Voraussetzung des Transfers retentiven Wissens. Wiesbaden: Gabler.

Presserat (2008). Publizistische Grundsätze (Pressekodex). Richtlinien für die publizistische Arbeit nach den Empfehlungen des Deutschen Presserats. Online: www.presserat.info/uploads/media/Pressekodex_01.pdf (10.12.2012).

Rauff, A. (2009). Die mediale Vertrauenskrise der Ostsächsischen Sparkasse Dresden. Eine Analyse der Berichterstattung auf Basis der Theorie öffentlichen Vertrauens. Universität Leipzig: Bachelorarbeit.

Renner, B., Panzer, M. & Oeberst, A. (2007). Gesundheitsbezogene Risikokommunikation. In U. Six, U. Gleich & R. Gimmler (Hrsg.), Kommunikationspsychologie – Medienpsychologie (S. 251-270). Weinheim, Basel: Beltz Verlag.

Rossmann, C. (2010). Gesundheitskommunikation im Internet. Erscheinungsformen, Potentiale, Grenzen. In W. Schweiger & K. Beck (Hrsg.), Handbuch Online-Kommunikation (S. 338-363). Wiesbaden: VS Verlag.

Schweer, M. K. W. (2008). Vertrauen und soziales Handeln – Eine differentialpsychologische Perspektive. In E. Jammal (Hrsg.), Vertrauen im interkulturellen Kontext (S. 13-26). Wiesbaden: VS Verlag.

Smirek, K. (2006). Politische Kommunikation und öffentliches Vertrauen. Der Fall Biedenkopf 2001 (Rekonstruktion und Inhaltsanalyse). Universität Leipzig: Magisterarbeit.

Straten, G., Friele, R. D. & Groenewegen, P. P. (2002). Public trust in Dutch health care. Social Science & Medicine, 55: 227-234.

Thies, B. (2011). Anmerkungen zum Stellenwert von Vertrauen als Kernkonstrukt für den Umgang mit gesellschaftlichen Risiken. Erwägen-Wissen-Ethik, 22: 307-309.

Thom, D. H. & Stanford Trust Study Physicians (2001). Physician behaviors that predict patient trust. The Journal of Family Practice, 50: 323-328.

Wippermann, C., Arnold, N., Möller-Slawinski, H., Borchard, M. & Marx, P. (2011). Chancengerechtigkeit im Gesundheitssystem. Wiesbaden: VS Verlag.

Lars Guenther, Jutta Milde, Georg Ruhrmann & Gitte Heidecke

Die Transformation von Rezipienten-Frames: Eine Wirkungsstudie zu Medienberichten über Diagnose- und Therapieverfahren zum Thema Krebs

Abstract

Über die Rezeption und Wirkung der Krebsberichterstattung ist bisher wenig bekannt. Das kommunikationswissenschaftliche Framing-Konzept eignet sich, um die Effekte gesundheitsbezogener Botschaften zu analysieren. Dieser Beitrag untersucht die Transformation bestehender Rezipienten-Frames zum Thema Krebsdiagnose und -therapie durch Medien-Frames. Da bisherige Ansätze einzelne Variablen und keinen ganzen Frame nach der Definition Entmans testeten, wird dies in der Studie durchgeführt. Zwei unterschiedliche Fernseh-Stimuli über drei Wochen dienen als Treatment. Im Ergebnis lässt sich keine von den Medien-Frames beeinflusste Transformation von ganzen Rezipienten-Frames aufweisen, aber die Transformation von Einzelvariablen (Bewertungen und Prognosen).

Schlagwörter

Framing, Transformationseffekt, Krebs, Experiment, Fernsehen

1 Einleitung

Im Bereich der Gesundheitskommunikation stellen die Medien oft die wichtigste und häufig auch einzige Informationsquelle für Laien dar, was einen relevanten Einfluss auf die Meinungsbildung haben kann (Moriarty & Stryker 2008, Brosius & Rossmann 2009). Bei der Frage, wie Themen von den Medien aufbereitet werden und wie sie auf Rezipienten wirken, ist das *Fernsehen* von großer Bedeutung, da es trotz Konkurrenz des Internets immer noch als Leitmedium angesehen werden kann (Mende et al. 2012). Innerhalb der Gesundheitsberichterstattung nimmt das Thema Krebs bei vielen Zuschauern einen großen Stellenwert ein, weil es häufig einen starken Bezug zum Leben der Rezipienten hat, indem sie entweder selbst betroffen sind oder die Krankheit Personen aus dem familiären Umfeld oder Bekanntenkreis betrifft (Clarke & Everest 2006).

Der Framing-Ansatz ist ein theoretisches Konzept mit integrativem Potenzial, da mit ihm Medieninhalte beschrieben werden können, die gleichzeitig sowohl für Journalisten und Kommunikatoren als auch für Rezipienten ausschlaggebend sind (Matthes 2007). Er bietet damit eine Verknüpfungsmöglichkeit zwischen Medieninhalt und -wirkung. Deshalb eignet er sich besonders gut dazu, die Wirkung verschiedener gesundheitsbezogener Botschaften zum Thema Krebs auf Rezipienten zu analysieren (Shen 2010). Scheufele und Scheufele (2010) unterscheiden vier unterschiedliche Wirkarten medialer Inhalte, von denen der *Transformationseffekt* (siehe Kapitel 2) zentral für diesen Beitrag ist.

Wie verschiedene Arbeiten herausstellten, gestaltet sich die Framing-Forschung hinsichtlich der Definition frame-bildender Elemente, der Operationalisierung und empirischen Erfassung von Frames häufig fragmentiert und unverbunden (Scheufele 2003, Matthes 2007). Nach wie vor werden Frames jedoch häufig anhand der Definition von Entman (1993) operationalisiert. Auf deren Grundlage werden einzelne Frame-Elemente ermittelt, dann mit Hilfe von Clusteranalysen Frame-Strukturen identifiziert (Matthes & Kohring 2004, 2008; Zillich 2011). Dieses Verfahren wird vor allem bei Medieninhaltsanalysen angewandt. Framing-Effekte werden hingegen zumeist über Einzelvariablen ermittelt, ohne auf übergeordnete Rezipienten-Frames zu verweisen (vgl. O'Keefe & Jensen 2008). Da der Framing-Ansatz jedoch auf der Annahme basiert, dass die Darstellung von Sachverhalten in den Medien auch beeinflusst, wie das Publikum diesen Sachverhalt versteht bzw. welche Schemata auf die Medienbotschaft angewandt werden (Scheufele & Tewksbury 2007), wählt dieser Beitrag einen anderen Ansatz. Ziel der Studie ist zu untersuchen, inwieweit unterschiedlich geframte Fernseh-Beiträge zum Thema Krebs Einfluss auf die Transformation von Rezipienten-Frames haben.

2 Rezipienten-Frames und Framing-Effekte in der Gesundheitsberichterstattung

Frames sind kognitive Strukturen, mit denen sich erklären lässt, wie „logisch gleichwertige Aussagen verschiedene Reaktionen hervorrufen" (Kahneman 2012: 447). Frames lassen sich sowohl bei Journalisten als auch in Medientexten sowie bei Rezipienten finden und analysieren (Scheufele & Scheufele 2010). In einem medialen Beitrag können Aspekte eines Themas hervorgehoben, andere dafür weggelassen werden (Entman 1993). Aus einer Vielzahl an Information werden bestimmte Sachverhalte von Journalisten selektiert und salient gemacht.

Auf der Seite der Rezeption nutzen Individuen ihre eigenen kognitiven Strukturen, um neue Informationen sinnvoll verstehen und einordnen zu können (Scheufele & Tewksbury 2007). Rezipienten-Frames treten dabei auf als „mentally stored clusters of ideas that guide individuals' processing of information“ (Entman 1993: 53). Sie werden als ein Set aktivierter kognitiver Schemata begriffen (Scheufele 2004a, Scheufele & Scheufele 2010). Wie einleitend bereits erwähnt, lassen sich vier Framing-Effekte unterscheiden: Transformationseffekt, Etablierungseffekt, Aktivierungseffekt und Einstellungseffekt. Da in der vorliegenden Studie der Transformationseffekt untersucht werden soll, konzentriert sich folgende Darstellung insbesondere darauf.

Der *Transformationseffekt* tritt bei wiederholtem konsonanten und kumulativen Framing der Medien auf. Schemata der Rezipienten passen sich hierbei dem Medien-Frame schrittweise an, da die dargestellten Sachverhalte für die Rezipienten kognitiv leichter zugänglich sind und schließlich angewandt werden (Scheufele & Tewksbury 2007, Scheufele & Scheufele 2010). Bisher mangelt es jedoch an Längsschnittstudien, um den Effekt zu untersuchen (Scheufele 2004a). Inhaltsanalysen zeigen, dass das Thema Krebs gemessen an tatsächlichen Todesraten in den Medien deutlich überrepräsentiert ist (Williamson et al. 2011). Zudem wird Brustkrebs im Vergleich zu anderen Krebsarten häufiger thematisiert (Fromm et al. 2011). Der Fokus bei medialer Krebsdarstellung liegt nicht auf Präventionsthemen (Moriarty & Stryker 2008), sondern auf der Darstellung von Diagnose- und Therapieverfahren, verbunden mit Unsicherheiten und Ängsten, die medizinisch gelöst werden sollen (Clarke & Everest 2006). Vor dem Hintergrund des Transformationseffekts könnte hier also ein Zusammenhang zwischen der kumulativen und konsonanten Berichterstattung über Unsicherheiten der Forschung, Ängste von Krebspatienten und der Wahrnehmung der Bevölkerung von Krebserkrankungen vorliegen.

Der Transformation von Schemata geht nach Scheufele und Scheufele (2010) eine Schema-Aktivierung voraus (*Aktivierungseffekt*). Sollten keine Schemata vorhanden sein, die aktiviert oder transformiert werden können, verweisen die Autoren auf den *Etablierungseffekt*. Bei diesem werden Schemata durch die Medien neu gebildet. Allerdings fehlen hierzu noch Studien. Der Aktivierungseffekt postuliert, dass wiederholt aktivierte Schemata dem Rezipienten leichter zugänglich sind. Dabei ist die Abgrenzung zum *Priming* zu beachten. Der Priming-Effekt gibt an, über *was* nachgedacht wird; der Framing-Effekt beschreibt hingegen, *wie* darüber nachgedacht wird (Scheufele & Tewksbury 2007). Eine weitere Abgrenzung besteht zum

Agenda-Setting (vgl. ebd.). Shen (2010) konnte nachweisen, dass sich Medien-Frames zum Thema „Rauchen" auf Probanden auswirkten: Die Zuschauer gaben in einer Befragung nach Konfrontation mit dem Stimulus Antworten in Richtung des präsentierten Frames, was sich als Nachweis für die aktivierende Wirkung auf kognitive Schemata interpretieren lässt. Stryker et al. (2008) zeigen, dass Krebsthemen, die häufig in der Berichterstattung vorkommen, dem Rezipienten präsenter sind als weniger berichtete Themen. Hierfür wurden Ergebnisse einer Inhaltsanalyse mit einer Rezipienten-Befragung verglichen.

Die Transformation bereits bestehender Schemata durch Medien-Frames kann schließlich zu einer Einstellungsänderung bei Rezipienten führen (*Einstellungseffekt*) (Scheufele & Scheufele 2010), die dann auch das Verhalten determinieren kann. Grundlage der Framing-Studien zu den Einstellungsänderungen ist zumeist die *Prospect Theory* (Tversky & Kahneman 1981). Besonders im Bereich der Gesundheitskommunikation und auch bezogen auf das Thema Krebs liegen hier Ergebnisse vor, die sich mit den Effekten von *Gain-* und *Loss-Frames* beschäftigen (vgl. Meta-Analyse von O'Keefe & Jensen 2008). Dabei wurde herausgefunden, dass Gain-Frames (es ist ein Vorteil, eine bestimmte Handlung auszuführen) besser bei Informationen wirken, die sich mit Prävention beschäftigen, während Loss-Frames (es ist ein Nachteil, diese Handlung nicht auszuführen) wirksamer bei Informationen der Krankheitserkennung sind. Aktuelle Studien zweifeln dieses Ergebnis jedoch an und zeigen, dass sowohl Gain- als auch Loss-Frames starke Wirkungen hervorrufen, unabhängig ob es sich um Prävention oder Früherkennung handelt (vgl. Hoffner & Ye 2009). Zusätzlich wird in Studien, die sich mit Einstellungsänderungen beschäftigen, auch untersucht, ob Wirkungen auf Einstellungen von Probanden durch negatives oder positives Framing verstärkt werden. Die Forschung nahm hierbei an, dass durch den hohen Angstbezug stärkere Effekte bei negativem Framing auftreten, was allerdings in einer Meta-Analyse widerlegt wurde (vgl. O'Keefe & Jensen 2008).

3 Die empirische Messung von (Rezipienten-)Frames

Da der Transformationseffekt die Annahme vertritt, dass die Struktur des Medien-Frames durch konsonante und kumulative Darstellung eines Sachverhaltes in die kognitive Struktur des Rezipienten übergeht, liegt die Schlussfolgerung nahe, den Medien-Frame und Rezipienten-Frame methodisch identisch zu erfassen, um sie miteinander in Bezug setzen zu können.

Die empirische Erfassung der Frame-Elemente nach Entman (1993), wie sie häufig bei Inhaltsanalysen vorgenommen wird, kann dabei ein Lösungsansatz sein, da sie eine spezifische und reliable Art ist, Frames zu bestimmen (Matthes & Kohring 2004). Entman unterschiedet vier Elemente, aus denen sich ein Medien-Frame konstituiert: Problemdefinition, kausale Attribution, moralische Bewertung und Handlungsempfehlung. Dabei handelt es sich um manifeste Merkmale eines Textes, die operationalisiert und deren Variablen schließlich inhaltsanalytisch erhoben werden. Eine Klassifizierung dieser Variablen zu den vier Frame-Elementen (in der Regel mit dem Verfahren der Clusteranalyse) bestimmt dann auf Grundlage der oben genannten Definition die Medien-Frames (Kohring & Matthes 2002, Matthes & Kohring 2008, Zillich 2011).[1]

Um den Transformationseffekt bei Medienrezipienten von Medienbeiträgen über Krebs analysieren zu können, sollen die Rezipienten-Frames analog zu den Medien-Frames auf der Grundlage der Frame-Elemente nach Entman (1993) erhoben werden. So wird ein Vergleich der kognitiven Schemastruktur des Rezipienten mit der Struktur des Medien-Frames möglich.

4 Forschungsfragen und Methode

4.1 Forschungsfragen

Medien-Frames können Rezipienten-Frames in Form von komplexen Schemata aktivieren und transformieren. Dieser Wirkungseffekt wurde bislang in Studien noch nicht gänzlich berücksichtigt. Es fehlen Ergebnisse über die Transformation von Rezipienten-Schemata im Zeitverlauf. Für das Thema Krebs fragt diese Studie daher:

Forschungsfrage 1: Inwieweit beeinflussen wiederholte konsonante Medien-Frames über Krebsdiagnose und -therapie die Transformation bestehender Rezipienten-Frames?

Ein zweites Desiderat betrifft die Operationalisierung und Messung von Frame-Strukturen. Während auf der Grundlage der Frame-Definition von Entman (1993) bereits Studien vorliegen, die einzelne Frame-Elemente er-

1 Für eine ausführliche methodische Kritik dieses Vorgehens, die aber weitere Fragen zur Typenbildung auslöst, siehe instruktiv: Scheufele und Scheufele (2010), Kelle und Kluge (2010).

heben, die dann mit Hilfe des statistischen Verfahrens der Clusteranalyse zu Medien-Frames klassifiziert werden können, wird dieses Verfahren bei Rezipienten noch nicht angewandt. Fasst man Rezipienten-Frames jedoch als komplexe, kognitive Strukturen auf, sollte das Verfahren auch bei Rezipienten anwendbar sein, indem einzelne frame-bildende Elemente zu einem Gesamt-Frame klassifiziert werden. Beim konsonanten und kumulativen Medien-Framing sollte dann der Vergleich der an verschiedenen Zeitpunkten ermittelten Rezipienten-Frames Veränderungen aufzeigen. Die zweite Forschungsfrage lautet daher:

Forschungsfrage 2: Ist die Clusteranalyse ein geeignetes Verfahren, um die Transformation von Rezipienten-Frames im Zeitverlauf identifizieren zu können?

Um dies zu ermitteln, werden Befunde der Clusteranalyse mit einer Analyse der einzelnen Frame-Variablen verglichen.

4.2 Methode

Um die Transformation von Rezipienten-Frames im Zeitverlauf zu analysieren, wurde ein Online-Feldexperiment als Pretest-Posttest-Messung durchgeführt.[2] Dazu wurden 298 Probanden in zwei randomisierte Experimentalgruppen eingeteilt (EG1: n=146, EG2: n=152). Die Frame-Elemente wurden an zwei Messzeitpunkten erhoben (t0, t1): Eine Woche nach dem ersten Messzeitpunkt sahen die Experimentalgruppen drei Fernsehbeiträge, die innerhalb der Gruppen jeweils gleiche Frame-Strukturen aufwiesen, sich jedoch zwischen den Gruppen unterschieden. Hierbei sahen die Probanden die drei realen Fernseh-Beiträge jeweils in wöchentlichem Abstand. Dass Framing-Studien zu oft mit nicht-realen Medienbeiträgen durchgeführt werden und damit die externe Validität sinkt, ist ein Kritikpunkt, der in dieser Untersuchung berücksichtigt wird (Scheufele 2003). Die Konfrontation einmal pro Woche simuliert dabei die Ausstrahlungsfrequenz von Wissenschaftssendungen im Fernsehen. Weiter wird kritisiert, dass die Datenerhebung oft direkt im Anschluss an die Rezeptionssituation erfolgt. Auf diese Weise lassen sich jedoch, anders als in dieser Studie, nur kurzfristige Effekte messen (Matthes 2007). In der vorliegenden

2 Die Studie ist ein Teilprojekt, das im Rahmen des DFG-Schwerpunktprogramms 1409 „Wissenschaft und Öffentlichkeit" durchgeführt wurde. Die Datenerhebung erfolgte im September und Oktober 2010 durch die Gesellschaft für Konsumforschung Nürnberg.

Untersuchung fand der zweite Messzeitpunkt eine Woche nach der dritten Konfrontation mit den Beiträgen statt.

Als Medienstimuli wurden Real-World-Stimuli verwendet. Dabei handelt es sich um ausgewählte Fernseh-Beiträge aus elf verschiedenen Wissenschaftsmagazinen, die mit Hilfe einer Inhaltsanalyse aus einer Vollerhebung von 207 Beiträgen aus den Jahren 2008 und 2009 zum Thema Molekulare Medizin bestimmt wurden. Die Auswahl der Beiträge wurden durch das Thema (Diagnoseverfahren und Therapien bei Krebserkrankungen) sowie durch die ermittelten Frame-Strukturen bestimmt.

Bezugnehmend auf Entmans (1993) Definition und deren themenspezifische Operationalisierung in vorangegangenen Studien (Matthes & Kohring 2004, Zillich 2011) wurde die Problemdefinition inhaltsanalytisch über auftretende Akteure, genannte Probleme und generelle Themen der Beiträge bestimmt. Die kausale Attribution beschäftigt sich mit den Ursachen der kodierten Probleme. Hierfür werden situative und personengebundene Faktoren (verantwortliche Akteure) kodiert. Für die moralische Bewertung wurden Bewertungen aktueller Verfahren erhoben. Als Handlungsempfehlung galten u. a. von verschiedenen Akteuren formulierte Prognosen.

Probanden in Experimentalgruppe 1 (EG1) sahen drei Fernseh-Beiträge des Frames „Neue Verfahren der Krebstherapie“.[3] In diesen Beiträgen steht die Wissenschaft vor der Herausforderung, neue Therapieverfahren für die Heilung aggressiver Krebsarten zu finden. Dabei zeigen sich Anwendungen aus der Nanotechnologie oder Protonenstrahlen als vielversprechend, da sie bislang noch keine Nebenwirkungen verursacht haben. Insgesamt heben die Beiträge den Nutzen der Anwendungen hervor, zudem werden sie überaus positiv bewertet.

Probanden in Experimentalgruppe 2 (EG2) sahen Beträge des Frames „Defizite der Krebsdiagnose und -therapie“.[4] Hier werden insbesondere die umstrittene HPV-Impfung gegen Gebärmutterhalskrebs, die hohe Fehlerquote bei Selbsttests gegen Prostata- und Darmkrebs und die Mammografie zur Früherkennung von Brustkrebs thematisiert. Einerseits wird kritisiert, dass es der Forschung noch nicht gelungen ist, bessere Tests zu entwickeln, und andererseits, dass die Pharmaindustrie diese umstrittenen

3 Im Original (vgl. Kessler & Guenther 2013) heißt dieser Frame „Neue wissenschaftliche Verfahren“. Der Name wurde für die vorliegende Publikation an das Thema Krebs und den Inhalt der Beiträge angepasst.

4 Dieser Frame trägt im Original den Namen „Kritische Reflexion aktueller Defizite“ (vgl. Fußnote 3).

Impfungen und Tests überhaupt auf den Markt bringt. Deshalb ist insgesamt die Bewertungstendenz dieser Beiträge deutlich negativ. Lösungen verspricht man sich insbesondere durch bessere Früherkennungsmethoden und Studien, die die Wirkweisen stärker überprüfen. Zudem sollte die Verwendung solcher Tests stärker gesetzlich geregelt und wirtschaftlich geprüft werden, welche Verfahren sinnvoll zum Einsatz kommen.

Die medialen Stimuli werden in dem Experiment als unabhängige Variable definiert und die Rezipienten-Frames als abhängige Variablen. Für die Messung der vier Frame-Elemente auf Rezipienten-Seite wurden vier offen zu beantwortende Fragen formuliert (vgl. auch Scheufele 2004b), die die Probanden vor und nach der Rezeption der Stimuli beantworten sollten: (1) Welche Probleme sehen Sie in der Krebsdiagnose und Krebstherapie?, (2) Was glauben Sie, wer oder was ist für die Probleme bei der Diagnose und Therapie von Krebs verantwortlich?, (3) Wie würden Sie persönlich die Probleme bewerten, die Sie in den Filmen zum Thema Krebsdiagnose und Krebstherapie gesehen haben?, und (4) Wie können die bestehenden Probleme in der Krebsdiagnose und Krebstherapie gelöst werden? Diese Fragen entsprechen der inhaltsanalytischen Erfassung von Medien-Frames (Matthes & Kohring 2004, 2008, Zillich 2011). Die Antworten der Probanden wurden fragespezifisch mit denjenigen Kodierkategorien inhaltsanalytisch erfasst, mit denen im Vorfeld auch die Medienstimuli analysiert worden waren.

Zwei geschulte Kodierer übernahmen die Kodierarbeit. Ermittelt wurde die Intercoder-Reliabilität (nach Holsti) vor Beginn der eigentlichen Kodierung an 20 Prozent des Materials. Es zeigten sich sehr gute Ergebnisse: Formale Kategorien CR=1,00; Problemdefinition CR=0,89; Kausalattribution CR=0,85; Bewertungen CR=0,89; Prognosen CR=0,88 und Handlungsempfehlungen CR=0,89.

Die Probanden sind zwischen 18 und 81 Jahren alt (M=46 Jahre). Die Randomisierung war erfolgreich, wie ein Gruppenvergleich für Alter, Geschlecht, Bildungsstand, aber auch für die Frame-Variablen bestätigt.

5 Ergebnisse

Im Folgenden wird geprüft, inwieweit kumulative und konsonante Medien-Frames die Transformation bestehender Rezipienten-Frames beeinflussen (Forschungsfrage 1). Dazu gingen die Variablen der Frame-Fragen von 228

Probanden[5] zur Nullmesssung in eine hierarchische Clusteranalyse ein, um bestehende Rezipienten-Frames zu bestimmen. Es wurde die Ward-Methode für binäre Variablen angewandt, weil dieses Verfahren als guter Fusionierungsalgorithmus gilt; als Distanzmaß wurde die Quadrierte Euklidische Distanz gewählt (vgl. Morey et al. 1983, Backhaus et al. 2008). Sowohl die Ward-Methode als auch die Quadrierte Euklidische Distanz zählen zu den am weitesten verbreiteten Maßen bei einer Clusteranalyse. Morey et al. (1983: 324) testeten verschiedene Cluster-Verfahren und kamen zu dem Ergebnis, dass „the solution with the most consistent discriminatory power is that given by Ward's method with Euclidian distance." Um die Clusterhomogenität in dieser Studie beurteilen zu können, wurden die F- und t-Werte ausgewiesen. Die einzelnen Cluster sind intern homogen.

Insgesamt wurden für die Nullmessung vier Cluster gebildet, die als Rezipienten-Frames klassifiziert werden. Darüber entschied das Ellbogen-Kriterium (vgl. Backhaus et al. 2008). Andere Clusterlösungen wurden berücksichtigt (auch bei den Clusteranalysen zu t1). Diese haben jedoch keine inhaltlich sinnvolle Verbesserung ergeben, weshalb sich für die Vier-Cluster-Lösung entschieden wurde. Für die Interpretation der Frame-Struktur wurden die Mittelwerte jeder Einzelvariablen berechnet.[6] Die Mittelwerte der Variablen ließen sich sowohl inhaltlich als auch statistisch gut interpretieren (vgl. Tabelle 4). Um die Güte der Cluster zu bestimmen, wurde im Anschluss eine Diskriminanzanalyse durchgeführt (vgl. Bortz 1993). Die Frame-Variablen tragen insgesamt bei der Bildung der Cluster zu einer signifikanten Trennung der Rezipienten-Frames bei (vgl. auch Backhaus et al. 2008). Die Trefferquote liegt bei 90 Prozent. Soziodemographie und intervenierende Variablen wurden nach der Clusterbestimmung kontrolliert, hatten jedoch keinen signifikanten Einfluss auf die Clusterinterpretation.

Die vier Frames werden in Tabelle 1 vorgestellt. Die Ergebnisse zeigen zum einen, wie deutlich sich die Frames der Rezipienten von den vorher inhaltsanalytisch ausgewählten Prototypen unterscheiden. Zum anderen wird ersichtlich, dass die Probanden in ihren Frames zum Thema Krebs verschiedene Interpretationsrahmen ausgebildet haben: Der Fokus ihrer Frames liegt auf verschiedenen Bereichen wie Medizin, Ökonomie, Wis-

5 Ursprünglich bestand das Sample aus 298 Probanden. Nach Matthes (2007) muss ein Frame jedoch aus mindestens zwei Frame-Elementen bestehen. Deshalb gingen in die Clusteranalyse nur die 228 Probanden ein, die mindestens zwei Frame-Elemente aufwiesen.

6 Die Mittelwerte liegen zwischen 0 und 1, weil die Variablen binär erhoben wurden. Je höher demnach der Mittelwert der Einzelvariable, desto häufiger sein Auftreten im Frame.

senschaft/Forschung oder dem Individuum an sich. Dem übergeordnet fallen Bewertungen generell mehr negativ als positiv aus, mit den Prognosen verhält es sich entgegengesetzt. Die Rezipienten-Frames sind in beiden Experimentalgruppen gleich verteilt. Der Frame „Medizinische Behandlung“ stellt dabei den größten Rezipienten-Frame dar.

Tabelle 1: Rezipienten-Frames zur Nullmessung

Individuelle Prävention **EG1: n= 14 (13,1%)** **EG2: n=13 (10,7%)**	**Medizinische Behandlung** **EG1: n=46 (43,0%)** **EG2: n= 50 (41,3%)**	**Forschungs-Defizite**[7] **EG1: n=28 (26,2%)** **EG2: n=33 (27,3%)**	**Ökonomische Probleme** **EG1: n= 19 (17,8%)** **EG2: n= 25 (20,7%)**
Individuelle Probleme (96%); Personen seien selbst verantwortlich (44%) und die Situation, d.h. Krebs als Krankheit (30%); Bewertung eher negativ (67%) als positiv (22%); Prognosen sind positiv (85%); Lösungen im medizinischen Bereich: Bessere Versorgung und wirksamere Tests (41%).	Probleme der Krebsdiagnose und -therapie im medizinischen Bereich (93%); Verantwortlich sind Ärzte (69%) sowie Krankenkassen (13%); negative Bewertung (94%); Prognosen mehr positiv (80%) als negativ (31%); Lösungen in der Medizin (51%) und Wirtschaft (23%) – bezogen auf Krankenkassen.	Medizinische (64%) und wissenschaftliche Probleme (25%); Verantwortlich ist die Krankheit an sich (43%), aber auch die Forschungssituation (13%); Bewertung mehr negativ (54%) als positiv (25%); Starke positive Prognose (93%); Lösung im wissenschaftlichen Bereich (74%).	Medizinische (68%) und ökonomische Probleme (27%): z. B. zu geringe finanzielle Unterstützung für Vorsorge; Verantwortlich sind Politik (30%), die Krankenkassen (11%) und die Wirtschaft (9%); Bewertungen sehr negativ (93%); Prognosen mehr negativ (53%) als positiv (23%); Lösungen in Politik (32%) und Wirtschaft (18%).

Um mögliche Transformationseffekte der medialen Stimuli nachzuweisen, wird für die Frame-Variablen der Zweitmessung die Clusteranalyse wiederholt. Dabei wird eine Clusteranalyse je Experimentalgruppe durchgeführt. In beiden Gruppen bestehen zum zweiten Messzeitpunkt nur noch drei Cluster, die in sich konstant mit denen der Nullmessung geblieben sind.[8] Über die Anzahl der Cluster entschied auch hier das Ellbogen-Kriterium. Für die Clusterhomogenität wurden die F- und t-Werte ausgewiesen (Cluster zeigen sich intern homogen), Mittelwerte halfen bei der Interpretation (vgl. Tabelle 4). Für die Frame-Zuordnung bei EG1 ergab die Diskriminanzanalyse eine Trefferquote von 94 Prozent, für EG2 von 98 Prozent.

Tabelle 2 verdeutlicht, dass (1) sich die Zahl der Rezipienten-Frames zwar verändert (Wegfall „Individuelle Prävention“) und dass sich (2) Grup-

7 Korrekterweise müsste dieser Frame „Medizin und Wissenschaft“ heißen, weil medizinische Probleme den größten Prozentsatz bilden. Für die inhaltliche Abgrenzung wird der Name aller aufgeführten Frames jedoch anhand von Alleinstellungsmerkmalen gebildet.

8 Unterschiede bestehen bezüglich einzelner Variablen. Diese können Tabelle 4 entnommen werden.

penunterschiede herausbilden (Verteilung der Frames in den Gruppen), doch dass die Rezipienten-Frames als solche recht stabil sind. Dies würde gegen eine Transformation ganzer Frames nach der Definition Entmans sprechen. Bezüglich des Frames „Individuelle Prävention" lässt sich vermuten, dass Probanden neues Wissen über bestehende Verfahren der Krebsdiagnose und -therapie durch die Medien-Frames erfahren haben und sich deren Wissensstruktur verändert hat. In beiden Experimentalgruppen ist ein Anstieg der Frames „Forschungs-Defizite" und „Ökonomische Probleme" zu bemerken. In EG2 ist der Anstieg des Frames „Forschungs-Defizite" besonders deutlich zu sehen. In EG1 ist hingegen der Anstieg des Frames „Ökonomische Probleme" signifikanter. Der Frame „Medizinische Behandlung" nahm in EG2 stärker ab als in der ersten Experimentalgruppe. Um jedoch zu identifizieren, wie sich die Rezipienten in ihren Frames im Zeitverlauf entwickeln, muss genauer betrachtet werden, welche Frames vor und welche nach dem Zeigen der Treatment-Beiträge auftreten.

Tabelle 2: Rezipienten-Frames im Vergleich

	Rezipienten-Frames								
Experimentalgruppen	**Individuelle Prävention**		**Forschungs-Defizite**		**Medizinische Behandlung**		**Ökonomische Probleme**		**Basis n**
	t0 (%)	**t1 (%)**	**t0 (%)**	**t1 (%)**	**t0 (%)**	**t1 (%)**	**t0 (%)**	**t1 (%)**	
EG1	13,1	-	26,2	33,6	43,0	30,8	17,8	35,5	n=107
EG2	10,7	-	27,3	53,7	41,3	16,5	20,7	29,8	n=121

Tabelle 3 zeigt, dass Probanden in EG2 mehrheitlich die Defizite (der Wissenschaft) erkennen und ihren Frame in diese Richtung anpassen. Da sich der Medien-Frame genau damit beschäftigte, wird die Tendenz einer Anpassung zwischen Medien- und Rezipienten-Frame erkennbar, auch wenn Medien- und Rezipienten-Frames nicht eins zu eins übereinstimmen und dieser Trend nicht bei allen Probanden einsetzt. Kein einheitliches Bild ergibt sich jedoch bei EG1: Probanden wechseln die Frames ohne erkennbare Tendenz. Generell spricht das gegen einen einheitlichen Nachweis eines Transformationseffektes für den gesamten Rezipienten-Frame. Es scheint jedoch, dass eine Angleichung bei negativen Stimuli stärker auftritt als bei positiven. Bezogen auf Forschungsfrage 2 zeigt sich, dass sich die Clusteranalyse zwar eignet, um ganzheitliche Rezipienten-Frames zu bilden, ein Vergleich von Stimuli und zwei Experimentalgruppen jedoch schwer fällt.

Tabelle 3: Wanderungsbewegungen in den Rezipienten-Frames

Rezipienten-Frames t0 (n EG1, EG2)		**Rezipienten-Frames t1 (in %)**			
		Individuelle Prävention	Medizinische Behandlung	Ökonomische Probleme	Forschungs-Defizite
Individuelle Prävention	EG1: 14	-	**+42,9**	+35,7	+21,4
	EG2: 13	-	+7,7	+15,4	**+76,9**
Medizinische Behandlung	EG1: 46	-		**+41,3**	+28,3
	EG2: 50	-		+26,1	**+60,9**
Forschungs-Defizite	EG1: 28	-	**+28,6**	+17,9	
	EG2: 33	-	+6,1	**+36,4**	
Ökonomische Probleme	EG1: 19	-	+26,3		+26,3
	EG2: 25	-	+28,0		**+32,0**

Werden zusätzlich Unterschiede von Einzelvariablen zum zweiten Testzeitpunkt überprüft, treten von allen getesteten Variablen (vgl. Tabelle 4) signifikante Unterschiede bei den Bewertungen und Prognosen auf. Probanden in EG1 äußern mehr positive Bewertungen (M_{EG1}=0,21; M_{EG2}= 0,08; T=2,698; df=226; p<0,01) und weniger negative Bewertungen (M_{EG1}=0,68; M_{EG2}=0,80; T=-2.077; df=226; p<0,05) als Probanden in EG2. Zusätzlich zeichnen sich Probanden in EG1 durch mehr positive Prognosen (M_{EG1}=0,91; M_{EG2}=0,78; T=2,680; df=226; p<0,01) und weniger negative Prognosen aus (M_{EG1}=0,24; M_{EG2}=0,44; T=-3,143; df=226; p<0,01) als jene in EG2. Bezogen auf die Bewertungen und Prognosen des Treatments ist dies ein Nachweis für die Transformation der Variablen.[9]

9 Ein solcher Vergleich wurde auch für die Nullmessung durchgeführt. Keine der Variablen unterschied sich signifikant vor Präsentation der Stimuli zwischen EG1 und EG2: positive Bewertung (M_{EG1}=0,16; M_{EG2}=0,10), negative Bewertung (M_{EG1}=0,78; M_{EG2}=0,82), positive Prognose (M_{EG1}=0,71; M_{EG2}=0,75), negative Prognose (M_{EG1}=0,24; M_{EG2}=0,31).

Tabelle 4: Vergleich der Mittelwerte der Rezipienten-Frames zu beiden Messzeitpunkten

	Rezipienten-Frames									
	Indiv. Präv.*	**Medizinische Behandlung**			**Forschungs-defizite**			**Ökonomische Probleme**		
	t0	t0	t1E1	t1E2	t0	t1E1	t1E2	t0	t1E1	t1E2
Medizinisches Problem	0,26	**0,93**	**0,79**	**0,90**	**0,64**	**0,78**	**0,86**	**0,68**	**0,47**	**0,53**
Wissenschaftl. Problem	0,07	0,05	0,06	0,00	**0,25**	**0,19**	**0,15**	0,20	0,08	0,25
Ökon. Problem	0,00	0,07	0,03	0,15	0,10	0,08	0,02	**0,27**	**0,47**	**0,42**
Indiv. Problem	**0,96**	0,14	**0,42**	**0,35**	0,02	0,11	0,34	0,14	0,29	0,17
Anderes Problem	0,00	0,07	0,03	0,00	0,16	0,00	0,02	0,02	**0,13**	**0,14**
Ärzte verantw.	0,33	**0,69**	**0,70**	**0,95**	0,16	0,11	0,37	0,07	0,26	0,11
Patienten verantw.	**0,44**	0,27	**0,61**	**0,55**	0,16	0,06	0,18	0,09	0,18	0,00
Situation verantw.	**0,30**	0,02	0,03	0,00	**0,43**	**0,31**	**0,18**	0,41	0,08	0,06
Krank. verantw.	0,00	**0,13**	0,09	**0,20**	0,00	0,03	0,08	0,11	**0,37**	**0,19**
Wirtsch. verantw.	0,00	0,06	0,03	0,00	0,13	0,03	0,15	**0,09**	**0,16**	**0,33**
Politik verantw.	0,11	0,03	0,03	0,00	0,05	0,03	0,03	**0,30**	**0,34**	**0,50**
Forsch. verantw.	0,04	0,13	0,00	0,00	**0,13**	**0,31**	**0,12**	0,02	0,24	0,08
Bewertung positiv	**0,22**	0,05	0,24	0,05	**0,25**	**0,25**	**0,11**	0,07	0,13	0,06
Bewertung negativ	**0,67**	**0,94**	**0,61**	**0,80**	**0,54**	**0,61**	**0,78**	**0,93**	**0,82**	**0,83**
Prognose positiv	**0,85**	**0,80**	**1,00**	0,40	**0,93**	**0,92**	**0,94**	**0,23**	**0,82**	**0,69**
Prognose negativ	0,11	**0,31**	0,09	**0,95**	0,08	0,08	0,18	**0,59**	**0,53**	**0,61**
Probleme löst Wissenschaft	0,37	0,26	**0,33**	0,05	**0,74**	**0,86**	**0,44**	0,20	0,21	0,40
Zusammenarbeit löst Probleme	0,04	**0,14**	0,06	0,05	0,05	**0,03**	**0,17**	0,11	0,16	0,03
Medizin kann Probleme lösen	**0,41**	**0,51**	**0,55**	**0,60**	0,03	0,08	0,32	0,36	0,39	0,33
Recht/Politik löst Probleme	0,00	0,08	0,00	0,10	0,08	0,06	0,03	**0,32**	**0,29**	**0,28**
Wirtschaft kann Probleme lösen	0,15	0,23	0,12	**0,30**	0,16	0,28	0,14	**0,18**	**0,47**	**0,58**
N=228	27	96	33	20	61	36	65	44	38	36
%	12	42	30	16	27	34	54	19	36	30

*Der Frame „Individuelle Prävention" taucht nur zum ersten Messzeitpunkt auf. t0= Messzeitpunkt 1; t1E1: Messzeitpunkt 2, 1. Experimentalgruppe; t1E2: Messzeitpunkt 2, 2. Experimentalgruppe

Die Medien-Frames haben demnach für eine Transformation von Bewertungen und Prognosen gesorgt. Nach Entmans Definition (1993) ist das eine Veränderung der Frame-Elemente „moralische Bewertung" und „Handlungsempfehlung" (vgl. Matthes & Kohring 2004, 2008; Zillich 2011). Schon Scheufele (2004a) nahm an, dass bei bestimmten Themen einige Frame-Bestandteile wirksamer seien als andere. Unter den Bedingungen unseres Rezeptionsexperiments scheinen zum Thema Krebsdiagnose und -therapie die Medien-Frames besonders die Bewertungen und

Prognosen zu beeinflussen. Ein solch konkretes Ergebnis erhält man nur über die Analyse von Einzelvariablen.

6 Fazit

Dieser Beitrag untersuchte Transformationseffekte für bestehende Rezipienten-Frames zum Thema Krebsdiagnose und -therapie mittels Clusteranalyse. Im Vergleich zu vielen anderen Studien zu dieser Thematik wurde in der vorliegenden Studie ein längsschnittliches Experiment durchgeführt, das mit realen Fernsehbeiträgen arbeitete und Frame-Elemente zeitversetzt eine Woche vor erstmaliger und eine Woche nach letztmaliger Konfrontation mit den Stimuli erhob. Im Ergebnis hat sich gezeigt, dass die Stimuli die Frames der Probanden veränderten. Während die Clusteranalyse jedoch keine Transformation des gesamten Rezipienten-Frames hinsichtlich des Medien-Frames bestätigte, zeigte eine vergleichende Analyse der Einzelvariablen wie sich Bewertungen und Prognosen dem medialen Frame anpassten: In EG1 wurden sie anhand des Treatments positiver und in EG2 äquivalent dazu negativer.[10] Es fand demnach eine Angleichung von Medien- und Rezipienten-Frame statt.

Die Clusteranalyse von Medieninhalten kann entsprechend auch bei Rezipienten-Frames angewandt werden, um diese zu bestimmen. Betrachtet man jedoch Veränderungen im Zeitverlauf, können Transformationen einzelner Variablen verloren gehen, wenn nur der gesamte Frame, der sich in vorliegender Untersuchung als sehr stabil erwiesen hat, analysiert wird.

Die Clusteranalyse zeigte zusätzlich die Diskrepanz zwischen vorhandenen und methodisch synchron ermittelten Medien- und Rezipienten-Frames. Generell nutzen Rezipienten vielseitige Quellen bei ihrer Informationssuche über Krebsthemen: Fernsehen ist zwar Leitmedium, wird aber nicht exklusiv genutzt. Für das Thema Krebs scheinen Bewertungen und Prognosen der Rezipienten leichter medial beeinflussbar als andere Elemente. Dies könnte generelle Bestätigung finden oder auf das Treatment dieser Studie zurückgeführt werden. Künftige Untersuchungen sollten sich noch stärker diesem Effekt, eventuell auch im Vergleich zu anderen Gesundheitsthemen, widmen.

10 Einschränkend muss jedoch gesagt werden, dass über die drei Wochen in denen das Treatment präsentiert wurde, keine Informationen bezüglich anderweitig durch die Probanden genutzten Informationsquellen oder Anschlusskommunikation vorliegen.

Der Beitrag arbeitete mit natürlichen Stimuli, das Thema (Krebs) wurde dabei sehr weit gefasst. Einschränkend muss gesagt werden, dass verschiedene Arten von Krebs auch unterschiedliche Relevanz für Rezipienten haben. Durch die Arbeit mit echten Fernsehbeiträgen und die Breite der Krebsthemen war es in der vorliegenden Untersuchung auch nicht möglich nach Verhalten oder Verhaltensintensionen zu fragen. Zudem wurde nur konsonantes Medien-Framing in den Experimentalgruppen getestet. Zukünftige Studien sollten noch stärker Effekte multipler Frames berücksichtigen.

Neben diesen Einschränkungen kann die Studie dennoch neue Anreize für zukünftige Forschung zum Framing (im Bereich der Gesundheitskommunikation) schaffen und so neue Einblicke in dieses „fractured paradigm" (Entman 1993: 51) gewähren.

Literatur

Backhaus, K., Erichson, B., Plinke, W. & Weiber, R. (2008). Multivariate Analysemethoden. Eine Anwendungsorientierte Einführung. Zwölfte, vollständig überarbeitete Auflage. Berlin, Heidelberg: Springer.

Bortz, J. (1993). Statistik für Sozialwissenschaftler. Vierte, vollständig überarbeitete Auflage. Mit 72 Abbildungen und 247 Tabellen. Berlin [u.a.]: Springer.

Brosius, H.-B. & Rossmann, C. (2009). Aufklärer und Risikofaktor. Die Rolle der Massenmedien in der Gesundheitskommunikation. Praevention, Zeitschrift für Gesundheitsförderung, 32: 99-102.

Clarke, J. & Everest, M. (2006). Cancer in the mass print media: Fear, uncertainty and the medical model. Social Science & Medicine, 62: 2591-2600.

Entman, R. (1993). Framing: Toward clarification of a fractured paradigm. Journal of Communication, 34: 51-58.

Fromm, B., Baumann, E. & Lampert, C. (2011). Gesundheitskommunikation und Medien. Ein Lehrbuch. Stuttgart: Kohlhammer.

Hoffner, C. & Ye, J. (2009). Young adults' response to news about sunscreen and skin cancer: The role of framing and social comparison. Health Communication, 24: 189-198.

Kahneman, D. (2012). Schnelles Denken, langsames Denken. München: Siedler.

Kelle, U. & Kluge, S. (2010). Vom Einzelfall zum Typus. Fallvergleich und Fallkontrastierung in der qualitativen Sozialforschung. Wiesbaden: VS.

Kessler, H. S. & Guenther, L. (2013). Depicted epistemological dimensions in science coverage: How science television programs represent knowledge of molecular medicine. Media and Mass Communication, 2: 272-290. *Kohring*, M. & Matthes, J. (2002). The face(t)s of biotech in the nineties: How German press framed modern biotechnology. Public Understanding of Science, 11: 143-154.

Matthes, J. (2007). Framing-Effekte. Zum Einfluss der Politikberichterstattung auf die Einstellungen des Rezipienten. München: R. Fischer.

Matthes, J. & Kohring, M. (2004). Die empirische Erfassung von Medien-Frames. Medien- und Kommunikationswissenschaft, 52: 56-75.

Matthes, J. & Kohring, M. (2008). The content analysis of media frames: Toward improving reliability and validity. Journal of Communication, 58: 258-279.

Mende, A., Oehmichen, E. & Schröter, C. (2012). Medienübergreifende Informationsnutzung und Informationsrepertoires. Fernsehen, Radio, Zeitung und Internet im Vergleich. Media Perspektiven, Heft 1: 2-17.

Morey, L., Blashfield, R. &Skinner, H. A. (1983). A comparison of cluster analysis techniques within a sequential validation framework. Multivariate Behavioral Research, 18: 309-329.

Moriarty, C. & Stryker, J. (2008). Prevention and screening efficacy messages in newspaper accounts of cancer. Health Education Research, 23: 487-498.

O'Keefe, D. J. & Jensen, J. (2008). Do loss-framed persuasive messages engender greater message processing than do gain-frames messages? A meta-analytic review. Communication Studies, 59: 51-67.

Scheufele, B. (2003). Frames – Framing – Framing-Effekte. Theoretische und methodische Grundlegung des Framing-Ansatzes sowie empirische Befunde zur Nachrichtenproduktion. Wiesbaden: Westdeutscher Verlag.

Scheufele, B. (2004a). Framing-effects approach: A theoretical and methodological critique. Communications – European Journal of Communication Research, 29: 401-428.

Scheufele, B. (2004b). Kurzfristige Effekte inhaltlicher Medien-Frames. Eine experimentelle Untersuchung. Zeitschrift für Medienpsychologie, 16: 135-141.

Scheufele, B. & Scheufele, D. (2010). Of spreading activation, applicability, and schemas: Conceptual distinctions and their operational implications for measuring frames and framing effects. In P. D'Angelo & J. A. Kuypers (Hrsg.), Doing news framing analysis: Empirical and theoretical perspectives (S. 110-134). New York: Routledge.

Scheufele, D. & Tewksbury, D. (2007). Framing, agenda-setting, and priming: The evolution of three media effects models. Journal of Communication, 57: 9-20.

Shen, L. (2010). The effect of message frame in anti-smoke public service announcements on cognitive response and attitude toward smoking. Health Communication, 25: 11-21.

Stryker, J. E., Moriatry, C. M. & Jensen, J. D. (2008). Effects of newspaper coverage on public knowledge about modifiable cancer risks. Health Communication, 23: 380-390.

Tversky, A. & Kahneman, D. (1981). The framing of decisions and the psychology of choice. Science, 211: 453–548.

Williamson, J., Skinner, C. & Hocken, D. (2011). Death and illness as depicted in the media. The International Journal of Clinical Practice, 65: 547-551.

Zillich, A. F. (2011): Frames in der Berichterstattung über Molekulare Medizin. Eine Inhaltsanalyse von Wissenschaftsmagazinen im Fernsehen. In G. Ruhrmann, J. Milde & A. F. Zillich (Hrsg.), Molekulare Medizin und Medien. Zur Darstellung und Wirkung eines kontroversen Wissenschaftsthemas (S. 147-174). Wiesbaden: VS.

Lena Ziegler, Tanja Pfister & Constanze Rossmann

Fallbeispiele und Furchtappelle in der Gesundheitskommunikation: Eine Inhaltsanalyse von Zeitschriften, Flyern und Internetportalen

Abstract

Wesentliches Ziel der Gesundheitskommunikation ist eine effektive Vermittlung von Gesundheitsinformationen. Häufig werden für eine optimale Gestaltung von entsprechenden Botschaften Stilmittel wie Fallbeispiele und Furchtappelle eingesetzt. Während die Anzahl an experimentellen Studien zur Wirkung dieser Stilmittel gerade im Gesundheitsbereich stetig wächst, gibt es kaum Erkenntnisse zu ihrer tatsächlichen Verwendung in der Praxis. Eine quantitative Inhaltsanalyse gibt Auskunft über Häufigkeit und Art der Verwendung von Fallbeispielen und Furchtappellen in Zeitschriften, Broschüren und auf Gesundheitsportalen. Die Ergebnisse zeigen, dass beide Stilmittel insgesamt eher selten und in den verschiedenen Informationskanälen unterschiedlich eingesetzt werden. Die Befunde werden abschließend im Hinblick auf ihre Bedeutung für den Einsatz von Fallbeispielen und Furchtappellen in der Gesundheitskommunikation diskutiert.

Schlagwörter

Gesundheitsinformation, Fallbeispiele, Furchtappelle, Inhaltsanalyse

1 Einführung

Gesundheitliche Probleme, Krankheiten und gesundheitsfördernde Verhaltensweisen gelten mittlerweile als fester Bestandteil verschiedenster medialer Kommunikationskanäle wie Zeitschriften, Broschüren oder Internetportale. Wie solche Informationen optimal aufbereitet werden müssen, um die Bevölkerung zu erreichen, ist eine zentrale Frage der Gesundheitskommunikationsforschung. Wesentliches Ziel einer erfolgreichen Gesundheitskommunikation ist es, über Gesundheitsrisiken aufzuklären und ein gesundheitsförderndes Verhalten zu initiieren (Wright et al. 2008). Das Augenmerk liegt dabei in erster Linie auf einer möglichst effektiven und überzeugenden Gestaltung entsprechender gesundheitsbezogener Informationen. Häufig werden deshalb Stilmittel eingesetzt, die dazu beitragen sollen, die Effektivität zu steigern. Zu den prominentesten Ansätzen zählen Furchtappelle (vgl. z. B. Janis & Feshbach 1953, Rogers 1975, Witte 1992) und Fallbeispiele (vgl. z. B. Daschman 2001, Zillmann 2006). Die Wirkung von Fallbeispielen (Überblick bei Zillmann 2006, Peter & Brosius 2010) und Furchtappellen (Überblick bei Witte & Allen 2000, Perloff 2003) ist zwar nicht unumstritten, aber doch in zahlreichen, meist experimentellen, Studien belegt worden (u. a. Hastall 2011). Anders sieht es hingegen bei der Frage aus, in welchem Umfang diese Stilmittel tatsächlich eingesetzt werden. Es liegen nur wenige Inhaltsanalysen vor, die jedoch keine Aussagen über die Verwendung dieser Stilmittel in verschiedenen deutschsprachigen, für die gesundheitliche Information und Aufklärung relevanten Medien zulassen.

Der vorliegende Beitrag will diese Forschungslücke schließen. Eine quantitative Inhaltsanalyse soll Aufschluss darüber geben, wie und wie häufig diese Stilmittel in Zeitschriften, Gesundheitsportalen und Flyern bzw. Broschüren eingesetzt werden. Daraus lassen sich Handlungsempfehlungen ableiten, um den Einsatz dieser Stilmittel im Sinne einer effektiven Gesundheitskommunikation zu verbessern. Vor der Beschreibung der methodischen Vorgehensweise und der Ergebnisse werden zunächst die bisherigen Erkenntnisse zu Fallbeispielen und Furchtappellen dargestellt.

2 Strategien einer effektiven Gesundheitskommunikation

2.1 Fallbeispiele in der Gesundheitskommunikation

Ein häufig verwendetes Stilmittel in der Gesundheitskommunikation sind Fallbeispiele. Daschmann (2001: 85) bezeichnet Fallbeispiele als „Zitate oder Schilderungen von Einzelfällen, deren Präsentation dazu dient, eine über die Einzelfälle hinausgehende quantitative oder probabilistische Aussage über einen realen Sachverhalt zu formen oder zu veranschaulichen". Da solche Fallbeispiele in der Lage sind, bestimmte Probleme und Sachverhalte anschaulicher darzustellen und zu vermitteln als (eigentliche validere) abstrakte Informationen beispielsweise in Form von statistischen oder amtlichen Daten, beeinflussen sie die Meinungs- und Urteilsbildung stärker als solche summarischen Realitätsbeschreibungen (Brosius 1996: 51). Dieser sogenannte Fallbeispieleffekt wurde in zahlreichen experimentellen Untersuchungen belegt (u. a. Zillmann & Brosius 2000, Daschmann 2001). Verschiedene Untersuchungen können den Fallbeispieleffekt auch im Kontext von Gesundheitsthemen bestätigen (u. a. Zillmann et al. 1992,

Aust & Zillmann 1996, de Wit et al. 2008, Betsch et al. 2011). Durch die Darstellung von Fallbeispielen, z. B. in Form erkrankter Personen und deren Krankheitsverlauf, können folglich auch Gesundheitsthemen besser veranschaulicht und Gesundheitsinformationen erfolgreicher vermittelt werden als mittels abstrakter Informationen. Somit sind Fallbeispiele ein effektiver Weg, um Aufmerksamkeit für Gesundheitsthemen zu erhöhen, Einstellungen zu beeinflussen und gesunde Verhaltensweisen zu initiieren (Zillmann 2006: S232). Allerdings stellt sich die Frage, inwieweit diese Befunde überhaupt Relevanz für die alltägliche Medienberichterstattung besitzen und wie häufig diese Stilmittel tatsächlich eingesetzt werden.

Inhaltsanalytische Untersuchungen zur tatsächlichen Verwendung von Fallbeispielen sind selten. Daschmann und Brosius (1997) untersuchten deutsche Fernsehmagazine und konnten zeigen, dass Fallbeispiele in fast allen Beiträgen aufzufinden waren. Die Mehrheit der Fallbeispiele unterstützte außerdem die Aussage des Beitrags und stand nicht im Widerspruch dazu. Verschiedene Untersuchungen im Bereich der Gesundheitskommunikation beschäftigen sich zwar nicht explizit mit der Darstellung von Fallbeispielen. Allerdings werden häufig Testimonials oder narrative Beispiele untersucht, bei denen ebenfalls die Darstellung von Personen und Schicksalen im Zentrum steht und es sich somit um Stilmittel handelt, die Fallbeispielen sehr ähnlich sind. Eine Untersuchung von Public Service Announcements (PSAs) in den USA zum Thema AIDS zeigt, dass in etwa einem Viertel der Spots Testimonials eingesetzt wurden (Freimuth et al. 1990). Atkin et al. (2008) untersuchten 231 Beiträge aus Zeitung, Zeitschriften und Fernsehen zum Thema Brustkrebs. Sie stellten fest, dass in etwa 40 Prozent der Beiträge persönliche Geschichten vorgestellt wurden, während lediglich in 20 Prozent statistische Angaben gemacht wurden. Etwa die Hälfte der Beiträge mit statistischen Angaben enthielt außerdem zusätzlich ein Fallbeispiel (Atkin et al. 2008: 15). Baek und Yu (2009) untersuchten insgesamt 200 amerikanische und südkoreanische Websites zum Thema Gewichtsabnahme. Auch hier wurden Testimonials auf etwa 28 Prozent der Seiten verwendet.

2.2 Furchtappelle in der Gesundheitskommunikation

Furchtappelle werden häufig als Standardstrategie der Gesundheitskommunikation bezeichnet. Entsprechend einer häufig zitierten Definition sind sie „persuasive messages designed to scare people by describing the terrible things that will happen to them if they do not do what the message recommends“ (Witte 1992: 329). Witte hat mit ihrem Extended Parallel Process Model (EPPM) einen theoretischen Ansatz entwickelt, der sich mit der Wirkung von Furchtappellen auseinandersetzt. Demnach spielt für die Wirkung von Furchtappellen grundsätzlich nicht nur die Bedrohungskomponente („threat“) eine Rolle, sondern vor allem auch die Wirksamkeitskomponente („efficacy“). Erstere setzt sich aus den beiden Aspekten Ausmaß der Schädlichkeit („severity“) und Auftretenswahrscheinlichkeit („susceptibility“) zusammen, letztere aus Reaktionswirksamkeit („response efficacy“) und Selbstwirksamkeit („self-efficacy“). Ist eine Person einem Furchtappell ausgesetzt, schätzt sie in einem ersten Schritt die Bedrohung durch das dargestellte Problem ab. Wird nur eine geringe Bedrohung wahrgenommen, wird der Inhalt der Botschaft nicht weiter verarbeitet und es erfolgt keine Reaktion auf den Furchtappell. Wird die Bedrohung hingegen als moderat bis hoch eingestuft, wird Furcht ausgelöst, die wiederum dazu führt, dass sich die Rezipienten mit den Wirksamkeitskomponenten der Botschaft auseinandersetzen. Werden sowohl die Bedrohung als auch die Wirksamkeit als hoch eingestuft, initiiert das bei den Rezipienten Verhaltensweisen, die das Risiko reduzieren können (danger control process). Wird hingegen die Bedrohung als hoch und die Wirksamkeit als niedrig eingestuft, wird lediglich versucht, die erzeugte Furcht zu reduzieren – beispielsweise durch Verdrängung (fear control process) (Witte 1992: 337 f.).

Zahlreiche empirische Studien belegen, dass Furchtappelle durchaus einen positiven Einfluss auf die Effektivität von Gesundheitsbotschaften haben können (u. a. Witte & Allen 2000, de Hoog et al. 2007). Die Meta-Analyse von Witte und Allen (2000) bestätigt dabei die Annahmen des EPPM und zeigt, dass Furchtappelle mit starker Bedrohungs- und Wirksamkeitskomponente am ehesten zu Verhaltensänderungen führen, während Furchtappelle mit starker Bedrohungs- und schwacher Wirksamkeitskomponente eher negative Reaktionen wie Reaktanz zur Folge haben (ebd.: 591).

Zur Darstellung von Furchtappellen liegen mehrere inhaltsanalytische Untersuchungen vor. Nicht alle dieser Studien analysieren dabei explizit die vier Furchtappellkomponenten nach dem EPPM, häufig jedoch einzelne vergleichbare Aspekte, die als Furchtappellkomponenten verstanden werden können. So untersuchten Baek und Yu (2009) die Verwendung von 20 verschiedenen Strategien der Gesundheitskommunikation auf Websites in den USA und Südkorea zu Gewichtsabnahme. Sowohl wahrgenommene

Risiken (24 bzw. 21 Prozent) als auch Selbstwirksamkeit (29 bzw. 22 Prozent) wurden auf amerikanischen wie südkoreanischen Websites etwa gleichhäufig dargestellt (ebd.: 29). Threat appeals als eines von acht Werbestilmitteln wurden auf amerikanischen Websites (17 Prozent) häufiger eingesetzt als auf südkoreanischen (fünf Prozent). Atkin et al. (2008) kommen zu dem Ergebnis, dass 30 Prozent der Beiträgen über Brustkrebs in Zeitungen, Zeitschriften und Fernsehen auf eine Erkrankungswahrscheinlichkeit, ebenso viele auf Präventionsmaßnahmen (35 Prozent), aber etwas weniger auf Früherkennungsmethoden (23 Prozent) eingehen. Cho et al. (2010) untersuchten 250 Artikel aus Mädchen- und Frauenzeitschriften zum Thema Hautkrebs und konnten Risiken von Sonnenbaden und Solariumbesuchen (gleichzusetzen mit Schädlichkeit) sowie Maßnahmen zur Prävention von Hautkrebs (entspricht der Reaktionswirksamkeit) deutlich häufiger auffinden als Früherkennungsmethoden. Fotos mit abschreckenden Inhalten enthielten 13 Prozent der Artikel, fünf Prozent der Artikel beinhalteten Fotos, die abschreckende Inhalte und gleichzeitig Aufforderungen zum Sonnenschutz zeigten.

Häufig werden auch Furchtappelle ohne eine nähere Differenzierung als Stilmittel untersucht. Freimuth et al. (1990) analysierten insgesamt 127 Public Service Announcements (PSAs) im amerikanischen Fernsehen zum Thema HIV/AIDS. Sie stellten fest, dass Furchtappelle in 26 Prozent der Spots und somit als zweithäufigste von fünf Kommunikationsstrategien (wie Humor) eingesetzt wurden. Gleichzeitig sind Furchtappelle häufiger in Spots zu finden, die an Zielgruppen mit HIV/AIDS-Risikoverhalten gerichtet sind als in Spots für ein allgemeines Publikum (39 bzw. 24 Prozent). Auch Dejong et al. (2001) untersuchten PSAs im amerikanischen Fernsehen zum Thema HIV/AIDS und erfassten unter anderem furchtbasierte Botschaften und Informationen zu Präventionsmaßnahmen. Insgesamt 46 Prozent der 56 analysierten PSAs enthielten furchtbasierte Botschaften, lediglich elf Prozent davon wiesen zusätzliche Informationen zu Präventionsmöglichkeiten oder andere Ratschläge zum Umgang mit der Thematik auf (ebd.: 8). Die Autoren kommen zum Urteil, dass diese PSAs ungeeignet seien, um eine Verhaltensänderung zu initiieren oder zu unterstützen (ebd.: 256). Beaudoin (2002) untersuchte 197 amerikanische Fernsehspots gegen das Rauchen und erfasste ebenfalls die Verwendung von Furchtappellen. Furcht wurde in 31 Prozent der Spots eingesetzt und stellte somit noch vor Humor und Geselligkeit das häufigste von fünf Werbemitteln dar. Dabei wurde Furcht in erster Linie in Spots für Erwachsenen und nicht für Jugendliche (45 bzw. acht Prozent) eingesetzt. Bei allen drei

Studien bleibt allerdings unklar, was genau unter einem Furchtappell verstanden wurde.

Schließlich gibt es Untersuchungen, die sich konkret auf theoretische Grundlagen zu Furchtappellen beziehen und die vier Furchtappellkomponenten Schädlichkeit, Auftretenswahrscheinlichkeit, Selbst- und Reaktionswirksamkeit des EPPM analysieren. Smith (1997) beschäftigte sich mit Informationen zu Kinderschutzimpfungen in verschiedenen Informationskanälen. Es zeigte sich, dass Bedrohungs- und Wirksamkeitskomponenten etwa gleich häufig aufzufinden waren (ebd.: 280). Informationen zu Reaktionswirksamkeit und Auftretenswahrscheinlichkeit waren dabei fast doppelt so häufig zu finden wie Angaben zu Ausmaß der Schädlichkeit und Selbstwirksamkeit. Kline und Mattson (2000) stellten bei der Untersuchung von insgesamt 28 Broschüren zum Thema Brust-Selbstuntersuchung fest, dass diese Broschüren deutlich mehr und stärkere Bedrohungskomponenten als Wirksamkeitskomponenten enthalten. Gleichzeitig wird Reaktionswirksamkeit häufiger thematisiert als Selbstwirksamkeit. Auch Peinado (2009) kommt auf Basis der Untersuchung von amerikanischen Zeitungsartikeln zu Herz- und Diabeteserkrankungen zu dem Ergebnis, dass die Beiträge ungeeignet sind, um risikoreduzierende Verhaltensweisen zu motivieren. Lediglich zehn Prozent der Beiträge weisen alle vier Furchtappellkomponenten des EPPM auf. Etwa 55 Prozent der Beiträge enthalten keine oder nur eine der beiden Bedrohungskomponenten, 73 Prozent keine oder nur eine der beiden Wirksamkeitskomponenten. Beide Untersuchungen ziehen das Fazit, dass die untersuchten Botschaften nicht dazu geeignet sind, gesundheitsfördernde Verhaltensweisen zu initiieren oder Verhaltensänderungen hervorzurufen (Kline & Mattson 2000, Peinado 2009). Die Autoren gehen davon aus, dass in Gesundheitsbotschaften die Wirksamkeitskomponenten und dabei vor allem die Selbstwirksamkeit stärker betont werden müssen, um tatsächlich effektiv sein zu können.

2.3 Forschungsfragen und Relevanz der vorliegenden Untersuchung

Die Relevanz einer inhaltsanalytischen Untersuchung zur Verwendung von Fallbeispielen und Furchtappellen ergibt sich aus verschiedenen Aspekten. Zunächst sind insgesamt kaum inhaltsanalytische Untersuchungen zur Verwendung dieser Stilmittel im Gesundheitskontext bekannt. Die Mehrheit dieser Studien bezieht sich außerdem auf den US-amerikanischen Raum, während inhaltsanalytische Untersuchungen zur Verwendung von

Fallbeispielen und Furchtappellen im Gesundheitskontext im deutschsprachigen Raum kaum bzw. gar nicht vorliegen. Allerdings sind solche Studien von Bedeutung, um zu überprüfen, ob und wie die häufig experimentell untersuchten Stilmittel in der Gesundheitskommunikation überhaupt eingesetzt werden. Schließlich lassen sich aus einer solchen Analyse gegebenenfalls Handlungsempfehlungen ableiten, um den Einsatz dieser Stilmittel im Sinne einer effektiven Gesundheitskommunikation zu verbessern.

Vorliegende Inhaltsanalysen beschäftigen sich grundsätzlich mit unterschiedlichen Themen wie Haut- und Brustkrebs, HIV/AIDS, Gewichtsabnahme oder Kinderschutzimpfung. Auch Themenvergleiche sind hier von Relevanz, denn wie eine Untersuchung von Zeitungsartikeln zu Herz- und Diabeteserkrankungen zeigt, werden Furchtappelle je nach Thema auch unterschiedlich (häufig) eingesetzt (Peinado 2009). Allerdings konzentrieren sich die Studien vor allem auf Krankheitsthemen, während die Stilmittel nicht hinsichtlich ihres Einsatzes in unterschiedlichen Themenkomplexen (z. B. Wellness oder Krankheit) verglichen werden.

Forschungsfrage 1: Wie und wie häufig werden Fallbeispiele und Furchtappelle in verschiedenen gesundheitsbezogenen Themenbereichen verwendet?

Weiterhin beziehen sich vorliegende Inhaltsanalysen zwar auf verschiedene Kommunikationskanäle wie Broschüren (z. B. Kline & Mattson 2000), Fernsehen (z. B. Dejong et al. 2001), Zeitungen (z. B. Peinado 2009) und Frauenmagazine (z. B. Cho et al. 2010). Häufig wird dabei aber nur ein Medienkanal untersucht, obwohl Studien zeigen, dass Furchtappelle in verschiedenen Medien unterschiedlich eingesetzt werden (z. B. Smith 1997).

Forschungsfrage 2: Wie und wie häufig werden Fallbeispiele und Furchtappelle in verschiedenen gesundheitsrelevanten Medien eingesetzt?

3 Methode

Um die Darstellung von Fallbeispielen und Furchtappellen in gesundheitsbezogenen Medien in Deutschland zu untersuchen, führten wir eine quantitative Inhaltsanalyse von drei verschiedenen Medienkanälen durch, welche jeweils für unterschiedliche Zielgruppe von Relevanz sind:

1. Zeitschriften: Es wurden redaktionelle Beiträge aus den Zeitschriften Apotheken Umschau, Stern Special Gesund leben, Bild der Frau,

Brigitte und Funk Uhr im Stichprobenzeitraum vom 1. Juli 2009 bis 30. Juni 2010 analysiert. Damit wurden Angebote ausgewählt, welche in Bezug auf Zielgruppen, Erscheinungshäufigkeit, Auflage und Reichweite ein möglichst umfassendes Bild der deutschen Zeitschriftenlandschaft ergeben. Diese fünf überregionalen Zeitschriften wurden in Bezug auf ihre Medizin- und Gesundheitsberichterstattung analysiert. Insgesamt ergaben sich so 1.659 codierte redaktionelle Beiträge mit einem eindeutigen gesundheitlichen Bezug.

2. Flyer und Broschüren: Bei der Codierung der Flyer und Broschüren erfolgte aufgrund der Vielzahl an Materialien eine inhaltliche Einschränkung auf die zwei Themenbereiche Herz-Kreislauf- bzw. Krebserkrankungen als sogenannte „Volkskrankheiten“. Die Flyer wurden systematisch zwischen Januar und März 2010 (in Anlehnung an den Stichprobenzeitraum der Zeitschriftencodierung) von Krankenkassen, Pharmafirmen und sonstigen Quellen (beispielsweise Organisation wie die Deutsche Krebshilfe) ausgewählt. Hierfür wurden zunächst alle für die zwei Erkrankungen relevanten Institutionen identifiziert und anschließend deren Flyer gesammelt. Insgesamt ergab sich so eine Anzahl von 200 Flyern und Broschüren, welche jeweils vollständig in die Codierung eingingen.
3. Gesundheitsportale: Bei den Portalen waren nur redaktionelle Beiträge, die an Patienten beziehungsweise Laien gerichtet sind, für die Codierung von Interesse. Aus einer Liste von insgesamt 17 Portalen wurden auf Basis von Daten der Arbeitsgemeinschaft Onlineforschung (AGOF), der Informationsgemeinschaft zur Feststellung und Verbreitung von Werbeträgern (IVW) sowie der Platzierung bei einer Google-Suche die Portale netdoktor.de, apotheken-umschau.de, onmeda.de, gesundheit.de und imedo.de als reichweitenstärkste identifiziert und ausgewählt. Eine erste Erhebung relevanter Beiträge erfolgte im Juni 2010, eine zweite im September 2010. Aufgrund der Vielzahl an Beiträgen auf Gesundheitsportalen erfolgte wie bei den Flyern und Broschüren eine thematische Einschränkung auf Herz-Kreislauf- sowie Krebserkrankungen. Insgesamt umfasst die Codierung 1.108 Seiten von Gesundheitsportalen.

Die Codebücher sind für alle drei Medien identisch aufgebaut und ermöglichen somit direkte Vergleiche zwischen den Kommunikationskanälen. Erfasst wurde zum einen, ob Furchtappelle in Grafiken, Bildern etc. eingesetzt werden. Zum anderen wurde die Verwendung von verbalen Furchtappellen anhand der vier Furchtappelldimensionen (Ausmaß der Schädlichkeit[1], Auftretenswahrscheinlichkeit[2], Reaktions-[3] und Selbstwirksamkeit[4]) des EPPM erhoben. Des Weiteren wurden Fallbeispiele untersucht, die im Codebuch als „die nicht-repräsentative inhaltliche oder bildliche Darstellung von direkt oder indirekt von einer Krankheit betroffenen Personen sowie Äußerungen nicht betroffener Personen zu einem Gesundheitsthema" definiert sind.

Als weitere Variable wurde das dargestellte Gesundheitsthema erfasst. Bei Flyern und Gesundheitsportalen musste aufgrund der großen Menge an Material eine thematische Einschränkung auf zwei spezifische Krankheiten vorgenommen werden. Bei den Zeitschriften hingegen wurden Artikel über verschiedene Themenbereiche hinweg erfasst. Im Rahmen von Forschungsfrage 1 wird untersucht, ob die beiden Stilmittel je nach Themenbereich unterschiedlich eingesetzt werden. Hierfür werden nur die Zeitschriftenartikel herangezogen und in die drei folgenden Bereiche aufgeteilt: (1) Gesundheitsthemen wie Fitness oder Ernährung, (2) Krankheitsthemen mit jeglichen Verletzungen und Erkrankungen und (3) Behandlungen und Medikamente, wozu auch Themen wie Impfungen oder Naturheilkunde zählen. Erst in einem zweiten Schritt erfolgt ein Vergleich der Darstellung von Fallbeispielen und Furchtappellen zwischen den drei untersuchten Informationskanälen.

Die Codierung wurde nach ausführlichen Codiererschulungen durchgeführt. Für die Codierung der Zeitschriftenartikel waren insgesamt zehn Codierer verantwortlich, für die Gesundheitsportale und Flyer bzw. Broschüren jeweils drei Codierer. Die Intercoderreliabilität nach Holsti fiel für alle drei Informationskanäle gut aus. Sie lag bei den Zeitschriften bei 0,81, bei den Flyern bei 0,90[5] und für die Gesundheitsportale bei 0,87.

1 Art und Ausmaß der Folgen des dargestellten Gesundheitsproblems oder Verhaltens
2 Wahrscheinlichkeit, dass der Leser selbst einmal von dem Gesundheitsproblem betroffen ist
3 Handlungsempfehlungen, um die Schädlichkeit oder das Erkrankungsrisiko zu reduzieren
4 Motivation, aufgrund eigener Kompetenzen das empfohlene Verhalten erfolgreich durchzuführen
5 Für die Flyer kann kein Reliabilitätswert für die Fallbeispielkategorien berechnet werden, da die Flyer für den Reliabilitätstest per Zufall ausgewählt wurden und keiner der Flyer ein Fallbeispiel enthielt.

4 Ergebnisse

4.1 Die Darstellung von Fallbeispielen und Furchtappellen in Zeitschriftenartikeln zu verschiedenen Themenbereichen

In einem ersten Schritt wird die Verwendung von Fallbeispielen und Furchtappellkomponenten nach dem EPPM in Zeitschriftenartikeln zu verschiedenen Themenbereichen verglichen. Die Mehrheit der Artikel befasst sich mit Krankheits- (n=793) und Gesundheitsthemen (n=616), weniger Artikel sind im Themenbereich Medikamente (n=205) zu finden. Erste Auswertungen zeigen, dass Furchtappelle in Illustrationen oder Grafiken in nur ca. einem Prozent der Zeitschriftenartikel und somit sehr selten eingesetzt werden (zwei Prozent bei Krankheits-, ein Prozent bei Gesundheitsthemen, ein Prozent im Bereich Medikamente; $Chi^2=6{,}341$, $p<0{,}05$). Die folgenden Auswertungen beziehen sich deshalb nur auf Furchtappelle im redaktionellen Text der Artikel.

Tabelle 1: Fallbeispiele und Furchtappellkomponenten in Zeitschriftenartikeln zu verschiedenen Themenbereichen

	Gesamt (n=1.659)	Gesundheit (n=661)	Krankheit (n=793)	Medikamente (n=205)	Chi^2
Furchtappellkomponenten nach dem EPPM					
Schädlichkeit	39%	19%	61%	20%	313,68**
Auftretenswahrscheinlichkeit	22%	19%	24%	7%	16,65**
Reaktionswirksamkeit	73%	83%	66%	65%	76,68**
Selbstwirksamkeit	5%	8%	3%	2%	22,70**
alle Dimensionen zusammen	1%	0%	1%	0%	8,30*
Evidenzart					
Fallbeispiele	20%	14%	28%	5%	81,04**
Statistiken	43%	37%	51%	33%	41,42**

n=1.659 Zeitschriftenartikel, * $p<0{,}05$ ** $p<0{,}001$; Prozentzahlen geben jeweils an, wie häufig die einzelnen Stilmittel in den Zeitschriftenartikeln insgesamt bzw. zu den einzelnen Themenbereichen aufzufinden waren

Wie Tabelle 1 zeigt, sind Angaben zu Reaktionswirksamkeit in etwa drei Viertel der Zeitschriftenartikel zu finden, deutlich seltener werden das Ausmaß der Schädlichkeit (39 Prozent), die Auftretenswahrscheinlichkeit (22 Prozent) und die Selbstwirksamkeit (fünf Prozent) thematisiert. Im

Kontext von Krankheitsthemen wird dabei deutlich häufiger auf mögliche negative gesundheitliche Konsequenzen (61 Prozent) und eine Risikowahrscheinlichkeit (24 Prozent) hingewiesen als bei Themen, die Gesundheit (jeweils 19 Prozent) oder Medikamente (20 bzw. sieben Prozent) betreffen. Auf eine Reaktionswirksamkeit wird bei Krankheits- und Medikamententhemen gleichermaßen in etwa zwei Drittel der Beiträge verwiesen, deutlich häufiger sind diese jedoch bei Gesundheitsthemen (83 Prozent) zu finden. Eine Form von Selbstwirksamkeit ist insgesamt in nur sehr wenigen Artikeln zu finden. Auch die Selbstwirksamkeit findet bei Gesundheitsthemen deutlich häufiger Erwähnung als bei den beiden anderen inhaltlichen Bereichen.

Folgt man dem EPPM, sollte ein Furchtappell alle vier Furchtappellkomponenten enthalten, wobei die wahrgenommene Wirksamkeitskomponente die wahrgenommene Bedrohung übersteigen muss, um die erwünschte Verhaltensänderung zu erzielen. Die Auswertungen zeigen, dass überhaupt nur elf der Zeitschriftenartikel (ein Prozent) alle Komponenten enthalten, wovon sich zehn im Bereich Krankheiten und einer im Bereich Gesundheit finden. Insgesamt werden somit Furchtappelle nur selten so eingesetzt, dass sie auch ihre positive Wirkung entfalten können.

Das zweite untersuchte Stilmittel – Fallbeispiele – kommt insgesamt eher selten zum Einsatz und ist am häufigsten bei der Thematisierung von Krankheiten zu finden – in erster Linie also, um die Schicksale einzelner betroffener oder erkrankter Personen darzustellen (vgl. Tabelle 1). In deutlich mehr Artikeln werden summarische Angaben in Form von Statistiken eingesetzt. Wirkungsstudien zeigen, dass Statistiken Gesundheitsinformationen schlechter transportieren als Fallbeispiele und eine geringere Wirkung auf Wahrnehmungen, Einstellungen oder Verhaltensintentionen haben. Folglich muss abgeleitet werden, dass die Gesundheitskommunikation in Bezug auf den Einsatz von Fallbeispielen effektiver gestaltet werden kann.

4.2 Die Verwendung von Fallbeispielen und Furchtappellen in verschiedenen Medien

Die bisherigen Ergebnisse haben gezeigt, dass Furchtappelle und Fallbeispiele je nach Themenbereich unterschiedlich eingesetzt werden. Bei den Flyern und Gesundheitsportalen wurde bei der Codierung eine inhaltliche Einschränkung auf Herz-Kreislauf- und Krebserkrankungen – also Themen im Bereich Krankheit – vorgenommen. Für einen Vergleich von Flyern und Beiträgen auf Onlineportalen mit Zeitschriftenartikeln werden daher nur die Zeitschriftenartikel einbezogen, die dem Krankheitsbereich zufallen.

In Illustrationen sind Furchtappelle über alle drei Informationskanäle hinweg nur in einem marginalen Anteil zu finden. Während jeweils zwei Prozent der Zeitschriftenartikel und der Beiträge auf Gesundheitsportalen entsprechende Furchtappelle enthalten, sind sie in etwa sieben Prozent der Flyer zu finden ($Chi^2=21,331$, $p<0,001$). Im redaktionellen Text treten Furchtappelle häufiger auf (vgl. Tabelle 2).

Tabelle 2: Fallbeispiele und Furchtappellkomponenten in verschiedenen Medien

	Zeitschriftenartikel (n=793)	**Flyer (n=200)**	**Gesundheitsportale (n=1.108)**	**Chi^2**
Furchtappellkomponenten nach dem EPPM				
Schädlichkeit	61%	70%	36%	314,87**
Auftretenswahrscheinlichkeit	24%	34%	9%	133,98**
Reaktionswirksamkeit	66%	89%	40%	301,47**
Selbstwirksamkeit	3%	8%	2%	36,96**
alle Dimensionen zusammen	1%	5%	0%	32,83**
Evidenzart				
Fallbeispiele	28%	5%	1%	354,83**
Statistiken	51%	78%	48%	354,83**

n=793 (Zeitschriftenartikel), 200 (Flyer), 1.108 (Beiträge auf Gesundheitsportalen),
** p<0,001; Prozentzahlen geben jeweils an, wie häufig die einzelnen Stilmittel in den einzelnen Medien aufzufinden waren

Dabei zeigt sich, dass Hinweise auf eine mögliche Schädlichkeit in Flyern am häufigsten (70 Prozent) gegeben werden, gefolgt von Zeitschriftenartikeln (61 Prozent) und redaktionellen Beiträgen auf Gesundheitsportalen (36 Prozent). Auch auf die Wahrscheinlichkeit einer Erkrankung wird in Flyern (34 Prozent) häufiger verwiesen als in krankheitsbezogenen Zeitschriftenartikeln (24 Prozent) und Gesundheitsportalen (neun Prozent). Das gleiche Muster ist bei den beiden Wirksamkeitsdimensionen zu finden. Reaktionswirksamkeit im Sinne von Handlungsempfehlungen wird in fast allen Flyern (89 Prozent) genannt, immerhin in zwei Drittel der Zeitschriftenartikel und in 40 Prozent der Onlinebeiträge. Erneut wird auf eine Selbstwirksamkeit nur in seltenen Fällen hingewiesen und der Leser kaum zu einer Verhaltensänderung motiviert, wobei auch diese Dimension häufiger in Flyern als in Zeitschriftenartikeln und Onlinebeiträgen enthalten ist.

Insgesamt zeigen sich deutliche Unterschiede bei einem Vergleich der drei Kommunikationskanäle: Gesundheitsportale verweisen deutlich seltener auf negative Aspekte in Form der Schädlichkeit und Auftretenswahrscheinlichkeit als Zeitschriften. In Flyern hingegen ist der intensivste Einsatz dieser beiden Aspekte festzustellen. Gleichzeitig wird in den Flyern auch vermehrt auf Reaktions- und Selbstwirksamkeit verwiesen. Den Lesern werden also einerseits verschiedene Handlungsempfehlungen gegeben und andererseits werden sie darin bestärkt, das empfohlene Verhalten selbst auszuführen.

Alle vier Furchtappelldimensionen gemeinsam enthalten lediglich zehn der Zeitschriftenartikel aus dem Bereich Krankheit (ein Prozent), zwei Beiträge auf Gesundheitsportalen (null Prozent) sowie neun Flyer (fünf Prozent). In allen Medien ist somit eine Verbesserung dahingehend möglich, dass stärker darauf geachtet werden sollte, Furchtappelle im Sinne des EPPM vollständig mit allen vier Komponenten darzustellen und dabei die Reaktions- und Selbstwirksamkeit stärker zu betonen als Schädlichkeit und Auftretenswahrscheinlichkeit.

Fallbeispiele als Stilmittel kommen insgesamt sehr selten zum Einsatz – bei den Portalen finden sie sich in einem Prozent der Fälle (insgesamt elf Fallbeispiele), bei den Flyern in fünf Prozent (insgesamt 35 Fallbeispiele) und bei den Zeitschriften immerhin in 28 Prozent der Fälle (insgesamt 411 Fallbeispiele). Insgesamt aber werden Fallbeispiele deutlich seltener eingesetzt als Statistiken (vgl. Tabelle 2), was im Widerspruch zu bisherigen Erkenntnissen aus der Fallbeispielforschung steht (siehe Kapitel 4.1)

5 Fazit und Implikationen für die Praxis

Der vorliegende Beitrag beschäftigt sich inhaltsanalytisch mit der Frage, wie häufig Fallbeispiele und Furchtappellkomponenten in Zeitschriften, Gesundheitsportalen und Broschüren eingesetzt werden. Bevor die Befunde im Hinblick auf ihre Bedeutung für den Einsatz dieser beiden Stilmittel in der Gesundheitskommunikation diskutiert werden, soll auf methodische Limitationen hingewiesen werden. So werden bei den Vergleichen der drei Informationskanäle auch unterschiedliche Themen miteinander verglichen: Während bei den Zeitschriften alle Artikel im Bereich

Krankheiten untersucht wurden, sind es bei Flyern und Gesundheitsportalen lediglich Beiträge zu den Themen Herz-/Kreislauf- bzw. Krebserkrankungen. Allerdings zeigen die Auswertungen (vgl. Kapitel 4.2), dass die Unterschiede eher auf das jeweilige Medium und weniger auf Darstellungsspezifika einzelner Themenbereiche zurückzuführen sind.

Insgesamt zeigt sich, dass Fallbeispiele und Furchtappelle in der Gesundheitspraxis eher selten und in den drei Medien unterschiedlich häufig eingesetzt werden. Eine mögliche Ursache für diese Unterschiede liegt gegebenenfalls in unterschiedlichen Zielgruppen und somit Kommunikationszielen der entsprechenden Medien. Deutlich zeigt sich jedoch die Relevanz einer differenzierten Betrachtung verschiedener Kommunikationskanäle.

Grundsätzlich lässt sich aus den Befunden ableiten, dass beide Stilmittel in der Praxis häufiger eingesetzt werden können. Allerdings gilt es dabei zu berücksichtigen, dass ein zu häufiger Einsatz auch zu Gewöhnungseffekten bei den Rezipienten führen und somit mögliches Einflusspotenzial auf Dauer nivellieren kann. Gleichzeitig ist nicht die Verwendung der Stilmittel an sich sondern ihr richtiger Einsatz ausschlaggebend, um einen positiven Einfluss auf Einstellungen oder Verhaltensweisen zu erzielen. Dementsprechend sollten in der Praxis die vier Komponenten eines Furchtappells oder zumindest eine Bedrohungs- und Wirksamkeitskomponente häufiger kombiniert werden. Wird Furcht allein bei den Rezipienten erzeugt, so kann dies auch zu nichtintendierten negativen Effekten wie Verdrängung führen (u. a. Witte & Allen 2000). Eine pauschale Empfehlung, Fallbeispiele und Furchtappelle schlichtweg häufiger einzusetzen, ist demnach irreführend. Erkenntnisse aus Wirkungsstudien müssen berücksichtigt werden, damit die Stilmittel richtig eingesetzt werden und tatsächlich zu den gewünschten Effekten führen. Gerade auch das gemeinsame Wirkpotenzial von Fallbeispielen und Furchtappellen ist bisher wenig erforscht und bietet möglicherweise Optionen für eine effektive Gestaltung von Gesundheitsinformationen.

Literatur

Atkin, C. K., Smith, S. W., McFeters, C. & Ferguson, V. (2008). A comprehensive analysis of breast cancer news coverage in leading media outlets focusing on environmental risks and prevention. Journal of Health Communication, 13: 3-19.

Aust, C. F. & Zillmann, D. (1996). Effects of victim exemplification in television news on viewer perception of social issues. Journalism & Mass Communication Quarterly, 73: 787-803.

Baek, T. & Yu, H. (2009). Online health promotion strategies and appeals in the USA and South Korea: A content analysis of weight-loss websites. Asian Journal of Communication, 19: 18-38.

Beaudoin, C. (2002). Exploring antismoking ads: Appeals, themes, and consequences. Journal of Health Communication, 7: 123-137.

Betsch, C., Ulshöfer, C., Renkewitz, F. & Betsch, T. (2011). The influence of narrative v. statistical information on perceiving vaccination risks. Medical Decision Making, 31: 742-753.

Brosius, H.-B. (1996). Der Einfluß von Fallbeispielen auf Urteile der Rezipienten: Die Ähnlichkeit zwischen Fallbeispiel und Rezipient. Rundfunk und Fernsehen, 44: 51-69.

Cho, H., Hall, J., Kosmoski, C., Fox, R. & Mastin, T. (2010). Tanning, skin cancer risk, and prevention: A content analysis of eight popular magazines that target female readers, 1997-2006. Health Communication, 25: 1-10.

Daschmann, G. (2001). Der Einfluss von Fallbeispielen auf Leserurteile. Experimentelle Untersuchungen zur Medienwirkung. Konstanz: UVK Verlagsgesellschaft.

Daschmann, G. & Brosius, H.-B. (1997). Ist das Stilmittel die Botschaft? Fallbeispiele in deutschen Fernsehmagazinen. Rundfunk und Fernsehen, 45: 486-504.

Dejong, W., Wolf, R. & Austin, S. (2001). U.S. federally funded television public service announcements (PSAs) to prevent HIV/AIDS: A content analysis. Journal of Health Communication, 6: 249-263.

De Hoog, N., Stroebe, W. & de Wit, J. B. F. (2007). The impact of vulnerability to and severity of a health risk on processing and acceptance of fear-arousing communications: A meta-analysis. Review of General Psychology, 11: 258-285.

De Wit, J. B. F., Das, E. & Vet, R. (2008). What works best: Objective statistics or a personal testimonial? An assessment of the persuasive effects of different types of message evidence on risk perception. Health Psychology, 27: 110-115.

Freimuth, V., Hammond, S., Edgar, T. & Monahan, J. (1990). Reaching those at risk: A content-analytic study of AIDS PSAs. Communication Research, 17: 775-791.

Hastall, M. R. (2011). Kommunikation von Gesundheitsrisiken in Massenmedien: Der Einfluss von Informations- und Rezipientenmerkmalen auf die Botschaftszuwendung und -vermeidung. Baden-Baden: Nomos.

Janis, S. & Feshbach, S. (1953). Effects of fear-arousing communications. The Journal of Abnormal and Social Psychology, 48: 78-92.

Kline, K. & Mattson, M. (2000). Breast self-examination pamphlets: A content analysis grounded in fear appeal research. Health Communication, 12: 1-21.

Peinado, S. (2009). Threat and efficacy messages in newspaper articles on heart disease and type 2 diabetes. Vortrag auf der 59. Jahrestagung der International Communication Association, Chicago, 21.-25. Mai.

Perloff, R. M. (2003). The dynamics of persuasion. Communication and attitudes in the 21th century. Mahwah: Lawrence Erlbaum.

Peter, C. & Brosius, H.-B. (2010). Grenzen der Wirksamkeit von Fallbeispielen? Publizistik, 55: 275-288.

Rogers, R. W. (1975). A protection motivation theory of fear appeals and attitude change. The Journal of Psychology, 91: 93-114.

Smith, S. L. (1997). The effective use of fear appeals in persuasive immunization: An analysis of national immunization intervention messages. Journal of Applied Communication Research, 25: 264-293.

Witte, K. (1992). Putting the fear back into fear appeals: The Extended Parallel Process Model. Communication Monographs, 59: 329-349.

Witte, K. & Allen, M. (2000). A meta-analysis of fear appeals: Implications for effective public health campaigns. Health Education & Behavior, 27: 591-615.

Wright, K. B., Sparks, L. & O'Hair, H. D. (2008). Health communication in the 21st century. Malden, MA: Blackwell Publishing.

Zillmann, D. (2006). Exemplification effects in the promotion of safety and health. Journal of Communication, 56: S221-S237.

Zillmann, D. & Brosius, H.-B. (2000). Exemplification in communication: The influence of case reports on the perception of issues. Mahwah, NJ: Erlbaum.

Zillmann, D., Perkins, J. W. & Sundar, S. S. (1992). Impression-formation effects of printed news varying in descriptive precision and exemplifications. Medienpsychologie, 4: 168-185.

Dagmar Unz, Sabine Glock & Carrie Kovacs

„Bitte ein …": Der Einfluss von Alkoholwerbung auf Einstellungen und Verhalten

Abstract

Alkoholwerbung erreicht viele Jugendliche. Die Werbung stellt Alkoholkonsum in einen positiven Zusammenhang. Sie ist so platziert und gestaltet, dass speziell Jugendliche und junge Erwachsene angesprochen werden. Sowohl korrelative als auch experimentelle Studien weisen auf einen Zusammenhang zwischen dem Kontakt mit Alkoholwerbung und Alkoholkonsum hin. Nur wenige Studien zeigen keine Effekte. Allerdings scheinen unterschiedliche Kontexteffekte sowie Moderatorvariablen (Alter, Trinkgewohnheiten, Selbstkontrolle, Empfänglichkeit für Werbung) den Zusammenhang zu beeinflussen. Für zukünftige Forschung ist es wichtig, die zugrunde liegenden Wirkmechanismen sowohl theoretisch als auch empirisch detaillierter auszuleuchten und zu analysieren, welche Variablen die Empfänglichkeit für Werbebotschaften in welcher Weise beeinflussen.

Schlagwörter

Alkoholwerbung, Einstellungen, Alkoholkonsum

1 Einführung

Zwar trinkt nur die Hälfte der Weltbevölkerung Alkohol, dennoch ist Alkoholkonsum eine der Hauptursachen für Krankheiten und bei den 25- bis 59-Jährigen sogar Todesursache Nummer eins (Andersen et al. 2011, World Health Organization 2002). Alkoholkonsum hat insbesondere für Jugendliche eine Reihe negativer Konsequenzen, wie Schulprobleme, riskantes Sexualverhalten, Sucht und Fahren unter Alkoholeinfluss (nach Morgenstern et al. 2011). Auch wenn Jugendliche insgesamt weniger trinken als früher, ist Alkohol doch die populärste Droge bei europäischen Jugendlichen (Morgenstern et al. 2011), und in Deutschland ist die Zahl der Jugendlichen, die wegen Alkoholmissbrauchs stationär behandelt werden müssen, in den vergangenen Jahren gestiegen (Statistisches Bundesamt 2013). Etwa jeder vierte Jugendliche in Deutschland hat bereits zu mindestens einer Gelegenheit fünf oder mehr alkoholische Getränke konsumiert, jeder achte Jugendliche sogar zweimal und mehr (Hanewinkel et al.

2012). Alkoholmarketing wird als wichtiger Faktor gesehen, der junge Menschen anregt, alkoholische Getränke zu konsumieren (Anderson et al. 2009). Der vorliegende Beitrag gibt einen Überblick über die Ergebnisse von Studien zur Frage, wie die Werbung Alkoholkonsum darstellt, und weiter zur Frage, welche Wirkung Alkoholwerbung auf die Einstellungen und den Alkoholkonsum von Jugendlichen und jungen Erwachsenen hat.

2 Inhaltsanalysen von Alkoholwerbung

Alkoholwerbung ist weit verbreitet. Austin und Hust (2005) vergleichen Werbung für alkoholische und für nicht-alkoholische Getränke, die im Zeitraum von November 1999 bis April 2000 in beliebten US-amerikanischen Zeitschriften und im Fernsehen gezeigt wurde. Am häufigsten wurde Alkohol in der Sportzeitschrift „Sports Illustrated", im Musikmagazin „Rolling Stone" und im „Playboy" beworben. Es gab mehr Anzeigen für alkoholische als für nicht-alkoholische Getränke (Verhältnis 3:1).

Alkoholwerbung stellt Alkoholkonsum positiv dar. Koordeman et al. (2012a) stellen in einem Überblick fest, dass Alkoholwerbung sich weniger auf die Darstellung des Produkts konzentriert, sondern eher auf Konsumenten-Wünsche ausgerichtet ist. Alkoholkonsum wird in der Werbung nicht im Zusammenhang mit Essen porträtiert (Austin & Hust 2005), sondern mit positiven Elementen wie Abenteuer, Spaß, Sexualität, Freundschaft und Romantik verknüpft (Collins et al. 2007, Zwarun & Farrar 2005). TV-Alkoholwerbung stellt einen Lifestyle dar, der mit Reichtum, Prestige oder sozialer Anerkennung verbunden ist (Gerbner 1995, Wallack et al. 1990), bzw. sozialem Status und Streben nach sozialem Aufstieg (nach Koordeman et al. 2012a). Die Werbung setzt dabei subtile Strategien ein, um Alkoholkonsum mit positiven Assoziationen zu belegen. So gibt es vermeintlich lustige Anspielungen auf Alkohol am Steuer. Oder die Werbespots zeigen sportliche Aktivitäten wie Bergsteigen und Schwimmen – jedoch nicht zeitgleich mit dem Alkoholkonsum, sondern kurz davor oder danach (Zwarun & Farrar 2005). Darüber hinaus ist Werbung für alkoholische und für nicht-alkoholische Getränke sehr ähnlich gestaltet (Austin & Huast 2005).

Alkoholwerbung zielt auf junge Personen, sowohl was die Platzierung als auch was die Art der Ansprache betrifft. Eine von sechs der von Austin und Hust (2005) analysierten Anzeigen in Zeitschriften und einer von 14 TV-Spots sprechen Teenager an. Dazu dienen Elemente wie Musik, Personen, Geschichten oder Humor, die speziell für Jugendliche reizvoll sind (Chen & Grube 2002, Chen et al. 2005, nach Koordeman et al. 2012a). Nach einer Analyse von Alkohol-Werbespots im australischen Fernsehen (Fiedler et al. 2009) enthielten alle Spots zumindest ein Element (z. B. Tiere), das für Kinder und Jugendliche attraktiv ist, die meisten Spots enthielten sogar zwei oder mehr Elemente. Die Ergebnisse der Inhaltsanalysen zeigen auch, dass die Werbung vor allem für eine jugendliche Zielgruppe problematische Elemente beinhaltet, wie sexuelle und soziale Stereotype (Austin & Hust 2005). Jede zweite Alkoholwerbung mit jugendlicher Zielgruppe auf öffentlichen Plakaten arbeitet mit sexuellen Hinweisen oder Andeutungen (Pasch et al. 2007). Rhoades und Jernigan (2013) stellen bei der Analyse von US-amerikanischen Zeitschriften mit einem hohen Anteil von Jugendlichen an der Leserschaft in mehr als einem Viertel der Anzeigen problematische Inhalte fest (Verletzung der freiwilligen Richtlinien der Industrie, Abhängigkeit, Sexismus, sexuelle Aktivitäten). Dies betrifft insbesondere Werbung für Bier und Spirituosen.

Alkoholwerbung zielt nicht nur in der Gestaltung auf junge Personen, sondern ist oft in Medien mit einer jugendlichen Zielgruppe platziert. Mehrere Studien zeigen einen Zusammenhang zwischen dem Anteil an Jugendlichen bei den Nutzern eines Medienangebots und der Häufigkeit von Alkoholwerbung. Je höher der Anteil von Jugendlichen, desto wahrscheinlicher wird für Alkohol geworben. So finden, wie bereits erwähnt, Austin und Hurt (2005), dass Alkoholwerbung in beliebten US-amerikanischen Zeitschriften häufiger auftaucht als Werbung für nicht-alkoholische Getränke. Nach King et al. (2009) werden alkoholische Getränke mit jugendlicher Zielgruppe in Zeitschriften mit einem hohen Anteil von Jugendlichen an der Leserschaft vierfach stärker beworben als alkoholische Getränke mit einer anderen Zielgruppe. Rhoades und Jernigan (2013) zeigen bei der Analyse von elf US-amerikanischen Zeitschriften, dass die Wahrscheinlichkeit von Anzeigen mit problematischem Inhalt in einer Zeitschrift höher ist, wenn Jugendliche einen vergleichsweise hohen Anteil an der Leserschaft stellen. Ein ähnliches Muster findet sich auch für andere Medien. Auf Plakaten im Umkreis von Schulen wird nach Pasch et al. (2007) häufig für Alkohol geworben. Nach Chung et al. (2010) nimmt die Platzierung von Werbung für Bier, Spirituosen und Alko-Pops im Fernsehen mit zunehmender jugendlicher Zuschauerschaft zu (es findet sich dann allerdings umgekehrt weniger Werbung für Wein). Der Zusammenhang ist bei Spirituosen und Alko-Pops für Mädchen stärker als bei solchen für Jungen. In anderen Ländern ergibt sich ein ähnliches Bild. So berichten Winter et al. (2008), dass in Australien Teenager (13-17 Jahre) etwa genauso häufig mit Alkoholwerbung im Fernsehen konfrontiert werden wie junge Erwachsene (18-24 Jahre).

Insgesamt gesehen erreicht Alkoholwerbung in ihren verschiedenen Darstellungsmöglichkeiten (Plakatwerbung, TV, Radio, Internet und Zeitschriften) eine große Rezipientenzahl, darunter viele Jugendliche. Die Werbung stellt Alkoholkonsum in einen positiven Zusammenhang und ist so platziert und gestaltet, dass speziell Jugendliche und junge Erwachsene von ihr angesprochen werden. Collins et al. (2007) finden dann auch, dass die Themen und Aktivitäten, die in der Werbung mit Alkoholkonsum verbunden sind, vom Publikum mit Alkohol assoziiert werden. Dies alles kann nach Koordeman et al. (2012a) zu einem sozialen Klima führen, in dem Alkoholkonsum als normal angesehen und die negativen Folgen von Alkoholkonsum unterschätzt werden. Folglich führt Alkoholwerbung möglicherweise zu positiven Einstellungen und positiven Ergebniserwartungen im Bezug auf den Alkoholkonsum (siehe Fleming et al. 2004). Da positive Ergebniserwartungen das Trinkverhalten beeinflussen können (z. B. Cranford et al. 2010, Goldman et al. 1991, Stacy et al. 1990), werfen die dargestellten Befunde die Frage auf, welchen Effekt Alkoholwerbung auf Einstellungen und Konsum der Rezipienten hat. Im folgenden Abschnitt werden daher Studien zur Wirkung von Alkoholwerbung auf Einstellungen und Verhalten betrachtet.

3 Alkoholwerbung, Einstellungen und Verhalten

Studien zur Wirkung von Alkoholwerbung beschäftigen sich vor allem mit der Frage, ob die Häufigkeit des Kontaktes mit Alkoholwerbung mit dem Trinkverhalten zusammenhängt. Dabei verwenden die Studien oft korrelative Maße, fokussieren sich meistens auf Jugendliche und junge Erwachsene und betrachten eher langfristige Effekte. Zur Erhebung des Ausmaßes des Kontaktes werden verschiedene Maße eingesetzt (z. B. Erinnerung, Wiedererkennen, Gefallen, TV-Sehdauer, Rezeption bestimmter Sendungen, Lesen bestimmter Zeitschriften, selbsteingeschätzter Kontakt; vgl. Hanewinkel & Morgenstern 2009). Ebenso wird der Alkoholkonsum mit unterschiedlichen Maßen erhoben (Alter zu Beginn des Alkoholkonsums, Konsumhäufigkeit, Trinkmenge, alkoholbezogene Einstellungen, Trinkintentionen; vgl. Hanewinkel & Morgenstern 2009). Neben korrelativen Studien gibt es einige (eher wenige) experimentelle Studien zum Einfluss von Alkoholwerbung auf Einstellungen, Erwartungen und Trinkverhalten, die Rückschlüsse auf Ursache-Wirkungs-Zusammenhänge erlauben. Dabei werden eher junge Erwachsene betrachtet und es geht eher um kurzfristige Effekte.

Studien zur Frage, ob die Häufigkeit des Kontaktes mit Alkoholwerbung und das Trinkverhalten zusammenhängen, weisen insgesamt auf einen positiven Zusammenhang zwischen dem Ausmaß, mit dem Jugendliche mit Alkoholwerbung in Kontakt kommen, einerseits und dem Beginn und dem Andauern von Alkoholkonsum andererseits hin (z. B. Anderson et al. 2009, Collins et al. 2003, Jones & Magee 2011, Morgenstern et al. 2011, Nelson 2010, Smith & Foxcroft 2009, Snyder et al. 2006). Diese Ergebnisse finden sich konsistent sowohl in Studien aus den USA, wo die meisten Analysen durchgeführt wurden, als auch in Deutschland (Morgenstern et al. 2011), Australien (Jones & Magee 2011) und Neuseeland (Lin et al. 2012). Je häufiger jemand mit Alkoholwerbung in Kontakt kommt, desto stärker ist die Intention zu trinken (Collins et al. 2003, 2005, 2007), desto früher beginnt der Einstieg in den Alkoholkonsum (Aitken et al. 1988, Grube 1993, Henriksen et al. 2008), desto mehr wird getrunken (Anderson et al. 2009, Collins et al. 2007, Ellickson et al. 2005, Morgenstern et al. 2009, Stacy et al. 2004) und desto höher ist die Wahrscheinlichkeit, dass der Alkoholkonsum andauert (Gordon et al. 2010, Grenard et al. 2013). Jugendliche, die häufig mit Alkoholwerbung konfrontiert waren, trinken mit einer höheren Wahrscheinlichkeit auch nach einem Jahr mehr Alkohol als Jugendliche, die nicht so oft mit Alkoholwerbung konfrontiert waren (Stacy et al. 2004). Allerdings findet sich in einer Studie von Pasch et al. (2007) zu öffentlicher Plakatwerbung bei Schülern zwar ein Zusammenhang zur Intention, Alkohol zu trinken, nicht jedoch zum Trinkverhalten.

Darüber hinaus zeigt sich: Je häufiger Jugendliche, die bisher noch nicht Alkohol getrunken haben, mit Alkoholwerbung Kontakt haben, desto eher sind sie geneigt, Alkohol zu trinken (Henriksen et al. 2008, Morgenstern et al. 2009) und desto positiver sind die Ergebniserwartungen (Fleming et al. 2004, Morgenstern et al. 2009). Jugendliche mit positiven Einstellungen gegenüber Alkoholwerbung trinken eher Alkohol als Jugendliche mit negativen Einstellungen (Casswell & Zang 1998, Grenard et al. 2013). Je jünger die Jugendlichen, desto wahrscheinlicher werden sie von Alkoholwerbung beeinflusst (Fleming et al. 2004). So findet sich bei jungen Erwachsenen kein Zusammenhang des Kontakts mit Alkoholwerbung zu positiven Ergebniserwartungen. Möglicherweise mangelt es jüngeren Jugendlichen noch an Fähigkeiten, den persuasiven Botschaften in der Werbung etwas entgegenzusetzen (Collins et al. 2007). Jüngere Jugendliche sind daher empfänglich für die persuasiven Botschaften, was zu positiven emotionalen Reaktionen führen kann. Diese positiven emotionalen Reaktionen führen zusammen mit häufigem Kontakt mit Werbung bei einigen Jugendlichen dazu, dass diese mehr Alkohol trinken und in der späten Adoleszenz eher an mit dem Alkoholkonsum verbundenen Problemen leiden (Grenard et al. 2013).

In einer aktuellen Studie analysieren Morgenstern et al. (2011) den Zusammenhang zwischen der Rezeption von Alkoholwerbung und Trinkverhalten (inklusive „Koma-Saufen" als eine Art des besonders risikohaften Alkoholkonsums) bei Jugendlichen in Deutschland (6. bis 8. Klasse – diese Altersstufe wurde gewählt, da in dieser Phase der Alkoholkonsum stark ansteigt). Dabei kontrollierten die Forscher, in welchem Ausmaß die Jugendlichen Kontakt mit Werbung für nicht-alkoholische Produkte hatten, und sie kontrollierten mögliche Einflussvariablen wie Alkoholkonsum im Elternhaus oder Kontakt zu Alkohol trinkenden Freunden. Die Ergebnisse zeigen einen spezifischen Zusammenhang zwischen dem Ausmaß des Kontakts mit Alkoholwerbung und verschiedenen Ausmaßen des Trinkverhaltens (darunter auch das sogenannten Koma-Saufen). Die überwiegende Mehrheit der Jugendlichen, die keine der gezeigten Bilder aus TV-Werbespots für Alkohol kannten, hatte noch nie Alkohol getrunken. Dagegen hatte die überwiegende Mehrheit derjenigen, die die TV-Werbespots für Alkohol schon häufig gesehen hatten, bereits alkoholische Getränke konsumiert. Diejenigen, die die Alkoholwerbung am besten kannten, hatten zu mindestens einer Gelegenheit fünf oder mehr alkoholische Getränke getrunken. Die Rezeption von Werbung für nicht-alkoholische Produkte hing dagegen nicht mit dem Trinkverhalten zusammen.

Zwischenfazit: Sowohl Querschnitts- als auch Längsschnittstudien (z.B. Anderson et al. 2009, Casswell & Zhang 1998, Ellickson et al. 2005), die mittels korrelativer Analysen Zusammenhänge zwischen der Häufigkeit des Kontaktes zu Alkoholwerbung und dem Alkoholkonsum betrachten, finden Indizien, dass Alkoholwerbung für Jugendliche eine Art Risikofaktor für die Initiierung und das Aufrechterhalten von Alkoholkonsum sein kann. Da solche korrelativen Zusammenhänge keine Ursache-Wirkungs-Erklärungen zulassen, untersuchten experimentelle Studien insbesondere in den vergangenen Jahren die Wirkung des Kontakts mit Alkoholwerbung auf Einstellungen, Verhaltensintentionen sowie auf den unmittelbaren bzw. kurzfristigen Alkoholkonsum bei jungen Erwachsenen.

Dabei wird meist davon ausgegangen, dass Alkoholwerbung Einstellungen beeinflusst, insbesondere die impliziten (also die automatischen, unbewussten). Implizite Einstellungen sind sensitiv gegenüber so genannten extrapersonalen Assoziationen (Houben & Wiers 2007), die aus kulturellen Normen (Karpinski & Hilton 2001), aus externalen Quellen wie Medien bzw. von anderen Personen (Han et al. 2006) stammen. Einstellungen wiederum beeinflussen das Verhalten, also den Alkoholkonsum (z. B. Houben & Wiers 2008, Payne et al. 2008, Ostafin et al. 2008, Tush & Wiers 2007). Implizite und explizite Einstellungen wirken dabei wahrscheinlich auf unterschiedliche Weise: Die Entscheidung, Alkohol zu trinken, ist eher eine bewusste, kontrollierte (explizite) Entscheidung, dagegen basiert die Menge des konsumierten Alkohols eher auf automatischen (impliziten) Prozessen (z. B. Cox & Klinger 1988). Möglicherweise unterscheiden sich Einflussmechanismen von Alkoholwerbung bei Jugendlichen und jungen Erwachsenen. Jugendliche haben noch relativ wenig Erfahrung im Umgang mit Alkohol (Tush & Wiers 2007) und bilden evaluative Assoziationen (implizite Einstellungen) in Bezug auf Alkohol erst aus. Jugendliche sind empfänglich für persuasive Alkoholwerbung (siehe auch Grenard et al 2013); die Werbung trägt zur Ausbildung der impliziten Einstellungen bei. Junge Erwachsene dagegen haben wahrscheinlich schon sowohl positive als auch negative Erfahrungen mit Alkohol gemacht (Wiers et al. 2006) und daher bereits vielfältige implizite Einstellungen zu Alkohol ausgebildet. Werbung trägt dann nicht (mehr) zur Ausbildung von Einstellungen bei, sondern aktiviert (bereits vorhandene) positive Einstellungen. Wie bereits erwähnt, beeinflusst Werbung die Ergebniserwartungen von Jugendlichen (Fleming et al. 2004, Morgenstern et al. 2009), nicht jedoch die von jungen Erwachsenen (Fleming et al. 2004).

Goodall und Slater (2010) untersuchten bei Teilnehmern im College-Alter, inwieweit Alkoholwerbung implizite und explizite Einstellungen sowie die Bereitschaft zu riskanten Verhaltensweisen (z. B. Autofahren nach Alkoholkonsum) beeinflusst. Diejenigen, die Alkoholwerbung gesehen hatten, zeigten positivere implizite Einstellungen gegenüber Alkohol und waren eher bereit, sich riskant zu verhalten, als Teilnehmer, die Kontroll-Werbung bzw. Spots aus Aufklärungskampagnen gesehen hatten.

Nach Ergebnissen einer Studie von Glock et al. (zur Publikation eingereicht) wirkt Alkoholwerbung bei jungen Erwachsenen eher auf automatische, unbewusste Einstellungen und weniger auf explizite Einstellungen. Bei jungen Erwachsenen waren im Anschluss an die Rezeption von Alkoholwerbespots positivere implizite Einstellungen aktiviert. In Übereinstimmung mit der Annahme, dass die Entscheidung, Alkohol zu trinken, eher eine bewusste, kontrollierte Entscheidung ist und die Menge des konsumierten Alkohol eher auf automatischen Prozessen basiert (s. o.), beeinflusste die Rezeption von Alkoholwerbespots in der Studie von Glock et al. (zur Publikation eingereicht) nicht die (selbst-berichtete) Häufigkeit, mit der Alkohol in der auf das Treatment folgenden Woche getrunken wurde, wohl aber die Menge des Alkohols, die jeweils getrunken wurden.

Mit der Wirkung von Alkoholwerbung auf den unmittelbaren Alkoholkonsum beschäftigten sich Engels et al. (2009). Sie zeigten jungen männlichen Erwachsenen im College-Alter einen einstündigen Film, der von zwei Werbeblöcken unterbrochen wurde. Der Film enthielt entweder wenige oder viele Alkoholdarstellungen („40 Days and 40 Nights" bzw. „American Pie 2"), die Werbeblöcke enthielten entweder keine Alkoholwerbung (Kontrollgruppe) oder Alkoholwerbung plus neutrale Werbung (Experimentalgrupe). Diejenigen, die den Film mit viel Alkoholdarstellungen sowie Werbeblöcke mit Alkoholwerbung gesehen hatten, tranken innerhalb einer Stunde mehr Gläser Alkohol als Teilnehmer der Kontrollgruppe, die den Film mit wenig Alkoholdarstellungen und Werbeblöcke ohne Alkoholwerbung gesehen hatten. Koordeman et al. (2011a) fanden, dass Alkoholwerbung, die vor einem Kinofilm („Watchman") gezeigt wird, unmittelbar zu einem höheren Alkoholkonsum führt, dies allerdings nur bei starken Trinkern, die mindestens sieben alkoholische Getränke (54 g reiner Alkohol) pro Woche trinken. Eine weitere Studie von Koordeman et al. (2012) geht über diese beiden Studien hinaus. Sie untersuchte zum einen ausschließlich den Effekt von Alkoholwerbung, d. h. der präsentierte Film („Planet Erde") enthielt keinerlei Alkoholdarstellung; dieser Film wurde von drei Werbeblöcken mit Werbung für alkoholische bzw. nichtalkoholische Getränke unterbrochen. Zum zweiten verwendete die Studie eine größere Stichprobe und schloss zum dritten mögliche Moderatorvariablen mit ein (wöchentlicher Alkoholkonsum, problematisches Trinkverhalten, Erinnerung an Alkoholwerbung, positive Ergebniserwartungen, Einstellungen zur Alkoholwerbung, Skeptizismus gegenüber Werbung). In dieser Studie findet sich kein Effekt der Alkoholwerbung auf den unmittelbaren Alkoholkonsum – auch nicht in Untergruppen, wie bei starken Trinkern oder bei Personen, die die Alkoholwerbung mochten. Auch alle anderen erhobenen Moderatorvariablen hatten keinen Effekt.

Diese Ergebnisse weisen nach Engels und Koordeman (2011) darauf hin, dass der unmittelbare Effekt von Alkoholwerbung auf das Trinkverhalten nicht so geradlinig ist, wie vielleicht erwartet wird. Möglicherweise spielen Kontexteinflüsse eine Rolle. Konsumenten wissen in der Regel um die persuasive Absicht von Werbung, so Engels und Koordeman (2011), und zeigen unter Umständen sogar Reaktanz, also Widerstand, gegenüber der Werbung. Daher könnte von Bedeutung sein, ob und wie in dem Film, den die Werbung begleitet, Alkoholkonsum dargestellt wird. Möglicherweise hat in der Studie von Engels et al. (2009) die Kombination von Alkoholdarstellungen im Film und Alkoholwerbung zu einem erhöhten Alkoholkonsum geführt, während es in der Studie von Koordeman et al. (2012a) eine solche Kombination nicht gab. Ebenso könnte es eine Rolle spielen, ob Film und Werbung zuhause oder im Kino rezipiert werden – diese beiden Situationen werden eventuell unterschiedlich stark mit Alkoholkonsum assoziiert, wie Engels und Koordeman (2011) vermuten.

Auch könnten Moderator- und Mediatorvariablen den Effekt von Alkoholwerbung auf Einstellungen und Verhalten beeinflussen. Zwar hatten die bei Koordeman et al. (2012a) erfassten Moderatorvariablen keinen Effekt, aber Wills et al. (2009) konnten zeigen, dass Selbstkontrolle bei Jugendlichen die Wirkung von Alkoholwerbung auf den Alkoholkonsum moderiert. Bei Personen mit starker Selbstkontrolle ist der Effekt, den Alkoholwerbung auf die Prädisposition zum Alkoholkonsum hat, geringer als bei Personen mit schwacher Selbstkontrolle. Versuchsteilnehmer mit starker Selbstkontrolle konsumierten zudem sowohl während des ersten Erhebungszeitpunktes als auch bei einer späteren Folgeerhebung (acht Monate nach der ersten Erhebung) weniger Alkohol als Personen mit geringerer Selbstkontrolle. Auch scheinen Jugendliche unterschiedlich empfänglich für Alkoholwerbung zu sein (Henriksen et al. 2008). Nach Engels und Koordeman (2011) könnten zudem die Präferenzen für unterschiedliche alkoholische Getränke eine Rolle spielen. Es könnte sein, dass es auf das Zusammenspiel zwischen Art des alkoholischen Getränks, Situation und Zielgruppe ankommt: „We do not expect a 45-year-old female teetotaller to engage in a big drinking fest when she incidentally watches a soccer game interrupted by a beer commercial“ (Engels & Koordemann 2011: 472 f.).

Fazit: Sowohl korrelative als auch experimentelle Studien weisen auf einen Zusammenhang zwischen dem Kontakt mit Alkoholwerbung und Alkoholkonsum hin. Nur wenige Studien zeigen keine Effekte (Koordeman et al. 2012a, Pasch et al. 2007). Allerdings scheinen die Effekte nicht „geradlinig“ zu sein (Engels & Koordeman 2011). Kontexteffekte sowie Moderatorvariablen (Alter, Trinkgewohnheiten, Selbstkontrolle, Empfänglichkeit für Werbung) beeinflussen möglicherweise den Zusammenhang.

4 Schlussfolgerungen

Betrachtet man zusammenfassend die Rolle, die Werbung für den Alkoholkonsum von Jugendlichen und jungen Erwachsenen spielt, dann ist Werbung sicher nicht der alleinige oder der größte Einflussfaktor für den Konsum von alkoholischen Produkten – aber sie ist ein Einflussfaktor. Hanewinkel und Morgenstern (2009) sprechen von einer „Dosis-Wirkungs-Beziehung". Ob und wie viel Alkohol Jugendliche trinken, ist von individuellen, sozialen und materiellen Faktoren abhängig. Die Erwartung, in Studien zur Wirkung von Werbung auf Alkoholkonsum große Effektstärken zu finden, wird daher, so Engels und Koordeman (2011), enttäuscht werden. Werbung interagiert vermutlich mit vielen Faktoren. Werbung kann das Bild vermitteln, dass Alkohol im Alltag normal ist und dass der Konsum von Alkohol mit positiven Erlebnissen und sozialem Ansehen assoziiert ist (Koordeman et al. 2012a) – Werbung ist somit ein Faktor in der Alltagssozialisation von Jugendlichen. Engels und Koordman (2011) sowie Koordeman et al. (2012b) benennen Desiderata für zukünftige Studien:

1. Überlegungen zu den zugrunde liegenden psychischen Mechanismen: Engels und Koordeman (2011) fordern, das Zusammenspiel zwischen automatischen und kontrollierten Prozessen für verschiedene Stadien des Alkoholkonsums (z. B. frühe Initiierungsprozesse vs. Alkoholkonsum von „erfahrenen" Trinkern) sowohl theoretisch (in Kombination mit Modellen zum Beobachtungslernen) als auch empirisch weiter zu spezifizieren.
2. Differenzierungen der unabhängigen Variablen: Der Kontakt mit Alkoholdarstellungen wird in vielen Studien erhoben, indem einfach jegliche Instanz der Alkoholdarstellung erfasst wird, unabhängig vom Kontext, in dem Alkohol auftritt. Werbung stellt Alkohol positiv dar. Je nach Gestaltung, Art des Getränks oder auch Marke könnte es aber in Abhängigkeit von individuellen Variablen zu verschiedenen Reaktionen der jugendlichen Rezipienten kommen, beispielsweise je nachdem, welche Protagonisten in der Werbung auftreten und wie stark sich die Jugendlichen mit ihnen identifizieren oder sie als ähnlich betrachten. Studien sollten daher spezifische sozial-emotionale Variablen berück-

sichtigen (Geschlecht und Alter der Protagonisten, gegebenenfalls Grad der Identifikation mit den Prominenten, die in der Werbung auftreten, aber auch Art des alkoholischen Getränks, Marke, etc.) (Koordeman et al. 2012b). Ebenso könnte es relevant sein, in welches Umfeld die Alkoholwerbung eingebettet ist (Spielfilme mit oder ohne Alkoholdarstellung, mit positiver oder negativer Alkoholdarstellung, mit Product Placement von Alkohol, etc.) (Koordeman et al. 2012b).

3. Differenzierung der abhängigen Variablen: Unterscheidet man kurz- und langfristige Effekte, stellt sich die Frage, wie diese interagieren: “Is someone who is more susceptible to imitating while watching a movie also more likely to drink more in the long term?” (Koordeman et al., 2012b: 621).
4. Überlegungen zur Dosis-Wirkungs-Beziehung setzen an der Frage an, welche „Dosis“ an Werbe-Kontakten notwendig ist, um die Initiierung von Alkoholkonsum zu bewirken: “How many movies should an adolescent watch to be more vulnerable to start drinking or to increase drinking or to change from normative to abnormal drinking patterns?” (Koordeman et al. 2012b: 620). Zudem gibt es Vermutungen, dass Jugendliche unter bestimmten Umständen mehr oder weniger anfällig für Werbewirkungen sind (Koordeman et al. 2012b). Ein Faktor kann hier etwa die Selbstkontrolle sein (Wills et al. 2009). Situationale Faktoren, wie Müdigkeit oder Stress, spezifische soziale Kontexte (z. B. die Anwesenheit in einer Bar) oder bestimmte Persönlichkeitsmerkmale könnten, so Koordeman et al. (2012b), zu einem Abfall der Selbstkontrolle führen. Auch stellt sich die Frage nach dem Einfluss genetischer Faktoren. So gibt es Hinweise, dass bestimmte Gene mit dem Verlangen nach Alkohol bzw. mit impulsivem Verhalten zusammenhängen und einen unterschiedlich starken Einfluss in bestimmten Stadien des Alkoholkonsums ausüben (nach Koordeman et al. 2012b).
5. Weitere Einflussfaktoren: Da das soziale Umfeld sowohl Trinkverhalten als auch Medienkonsum (und damit den Kontakt mit Werbung) beeinflussen kann, sollte die Rolle des sozialen Umfelds (Eltern, Peers) mit berücksichtigt werden. Der Einfluss der Eltern ist dabei wohl auch im Hinblick auf Medienkompetenz bedeutsam (Koordeman et al. 2012b).

Hinweise darauf, wie komplex die Zusammenhänge möglicherweise sind, liefert eine Studie von Austin et al. (2006). Mittels Strukturgleichungsmodellen analysierten die Autoren Zusammenhänge zwischen persuasiven Botschaften, Einstellungen und Verhalten. Je skeptischer jemand der Werbung begegnete, desto weniger positiv waren die Emotionen gegenüber den Alkoholdarstellungen. Skepsis gegenüber Werbung als rational-basierte Verarbeitung hing nicht mit Alkoholkonsum zusammen. Vielmehr ging die Identifikation mit Medienfiguren mit positiven Ergebniserwartungen und mit der Präferenz für Alkoholmarken und dies wiederum mit Alkoholkonsum einher. Elterliche Kontrolle hing sowohl direkt mit einem geringeren Alkoholkonsum zusammen, als auch indirekt vermittelt über einen negativen Zusammenhang mit positiven Emotionen zur Alkoholwerbung.

Eine aktuelle Studie von McClure et al. (2013) weist darauf hin, dass sowohl marketingspezifische Kognitionen (Identifikation, präferierte Alkoholmarke) als auch Ergebniswartungen und Normen die Zusammenhänge zwischen Werbekontakten und „Koma-Saufen“ beeinflussen. Dabei scheinen die marketingspezifischen Kognitionen eine größere Rolle zu spielen als Ergebniserwartungen und Normen.

Auf ein grundsätzliches ethisches Dilemma, das sich für die Forschung stellt, soll noch hingewiesen werden: Zwar ist es wichtig, dass validere Forschungsbefunde den Zusammenhang zwischen dem Kontakt mit Alkoholwerbung und Trinkverhalten weiter aufklären, um gegebenenfalls langfristig negative Effekte von Alkoholwerbung zu begrenzen. Ethisch problematisch ist diese Forschung aber vor allem dann, wenn man davon ausgeht, dass Werbung negative Effekte haben kann, und Jugendliche dann (vor allem in experimentellen Settings) Alkoholwerbung aussetzt oder Jugendlichen alkoholische Getränke „anbietet“, um das konkrete Trinkverhalten zu erfassen.

Schlussfolgerung: Nach den vorliegenden Studien kann Alkoholwerbung den Alkoholkonsum bei Jugendlichen und jungen Erwachsenen beeinflussen. Da aber Werbung wohl nicht jeden beeinflusst und nicht jede Werbung die gleiche Wirkung hat, ist es für zukünftige Forschung wichtig, die zugrunde liegenden Wirkmechanismen sowohl theoretisch als auch empirisch detaillierter auszuleuchten und zu analysieren, welche Variablen die Empfänglichkeit für Werbebotschaften in welcher Weise beeinflussen.

Literatur

Aitken, P. P., Eadie, D. R., Leathar, D. S. McNeill, R. E. J. & Scott, A. C. (1988). Television advertisement for alcohol drinks do reinforce under-age drinking. British Journal of Addiction, 83: 1399-1419.

Anderson, P., de Bruijn, A., Angus, K., Gordon, R. & Hastings, G. (2009). Impact of alcohol advertising and media exposure on adolescent alcohol use: A systematic review of longitudinal studies. Alcohol & Alcoholism, 44: 229-243.

Anderson, P., Amaral-Sabadini, M.B., Baumberg, B., Jarl, J. & Stuckler, D. J. (2011). Communicating alcohol narratives: Creating a healthier relationship with alcohol. Journal of Health Communication, 16: 27-36.

Austin, E.W., Chen, M.J. & Grube, J.W. (2006). How does alcohol advertising influence underage drinking? The role of desirability, identification and skepticism. Journal of Adolescent Health, 38: 376-384.

Austin, E.W. & Hust, S.J. (2005). Targeting adolescents? The content and frequency of alcoholic and nonalcoholic beverage ads in magazine and video formats, November 1999-April 2000. Journal of Health Communication, 10: 769-785.

Casswell, S. & Zhang, J.-F. (1998). Impact of liking for advertising and brand allegiance on drinking and alcohol-related aggression: A longitudinal study. Addiction, 93: 1209-1217.

Chen, M.J. & Grube, J.W. (2002). TV beer and soft drink advertising: what young people like and what effects? Alcoholism: Clinical and Experimental Research, 26: 900-906.

Chen, M.J., Grube, J.W., Bersamin, M., Waiters, E. & Keefe, D.B. (2005). Alcohol advertising: What makes it attractive to youth? Journal of Health Communication, 10: 553-565.

Chung, P.J., Garfield, C. F., Elliott, M. N., Ostroff, J., Ross, C. Jernigan, D. H., Vestal, K. D. & Schuster, M. A. (2010). Association between adolescent viewership and alcohol advertising on cable television. American Journal of Public Health, 100: 555-562.

Collins, R.L., Schell, T., Ellickson, P.L. & McCaffrey D. (2003). Predictors of beer advertising awareness among eighth graders. Addiction, 98: 1297-1306.

Collins, R.L., Ellickson, P.L., McCaffrey, D. & Hambarsoomians, K. (2007). Early adolescent exposure to alcohol advertising and its relationship to underage drinking. Journal of Adolescent Health, 40: 527-534.

Collins, R. L., Ellickson, P. L., McCaffrey, D. F. & Hambarsoomians, K. (2005). Saturated in beer: Awareness of beer advertising in late childhood and adolescence. Journal of Adolescent Health, 37: 29-36.

Cox, W. M. & Klinger, E. (1988). A motivational model of alcohol use. Journal of Abnormal Psychology, 97: 168-180.

Cranford, J. A., Zucker, R. A., Jester, J., Puttler, L. I. & Fitzgerald, H. E. (2010). Parental alcohol involvement and adolescent alcohol expectancies predict alcohol involvement in male adolescents. Psychology of Addictive Behaviors, 24: 386-396.

Ellickson, P. L., Collins, R. L., Hambarsoomians, K. & McCaffrey, D. F. (2005). Does alcohol advertising promote adolescent drinking? Results from a longitudinal assessment. Society for the Study of Addiction, 100: 235-246.

Engels, R. M. C., Herman, R., van Baaren, R. B., Hollenstein, T. & Bot, S. M. (2009). Alcohol portrayal on television affects actual drinking behaviour. Alcohol & Alcoholism, 44: 244-249.

Engels, R. C. M. E. & Koordeman, R. (2011). Do alcohol portrayals in movies and commercials directly affect consumption? Addiction, 106: 472-473.

Fielder, L., Donovan, R. J. & Ouschan, R. (2009). Exposure of children and adolescents to alcohol advertising on Australian metropolitan free-to-air television. Addiction, 104: 1157-1165.

Fleming, K., Thorson, E. & Atkin, C. K. (2004). Alcohol advertising exposure and perceptions: Links with alcohol expectancies and intentions to drink or drinking in underaged youth and young adults. Journal of Health Communication: International Perspectives, 9: 3-29.

Gerbner, G. (1995). Alcohol in American culture. In S. E. Martin (Hrsg.), The effects of the mass media on the use and abuse of alcohol (S. 3-29). Bethesda, MD: U.S. Department of Health and Human Services.

Glock, S., Kovacs, C. & Unz, D. C. (zur Publikation eingereicht). Exploring the link between alcohol commercials, implicit attitudes, and self-reported behavior.

Goldman, M. S., Brown, S. A., Christiansen, B. A. & Smith, G. T. (1991). Alcoholism and memory: Broadening the scope of alcohol-expectancy research. Psychological Review, 110: 127-146.

Goodall, C. E. & Slater, M. D. (2010). Automatically activated attitudes as mechanisms for message effects: The case of alcohol advertisements. Communication Research, 37: 620-643.

Gordon, R., MacKintosh, A. M. & Moodie, C. (2010). The impact of alcohol marketing on youth drinking behavior: a two-stage cohort study. Alcohol and Alcoholism, 45: 470-480.

Grenard, J.L., Dent, C. W. & Stacy, A. W. (2013). Exposure to alcohol advertisements and teenage alcohol-related problems. Pediatrics, 2013, 131: e369-e379.

Grube, J. W. (1993). Alcohol portrayals and alcohol advertising on television: Content and effects on children and adolescents. Alcohol Health & Research World, 17: 54-60.

Han, H. A., Olson, M. A. & Fazio, R. H. (2006). The influence of experimentally-created extrapersonal associations on the Implicit Association Test. Journal of Experimental Social Psychology, 42: 259-272.

Hanewinkel, R. & Morgenstern, M. (2009). Werbung für Alkohol und Tabak: Ein Risikofaktor für die Initiierung des Substanzkonsums. In Deutsche Hauptstelle für Suchtgefahren (Hrsg.), Jahrbuch Sucht (S. 229-238). Geesthacht: Neuland Verlagsgesellschaft.

Hanewinkel, R., Sargent, J. D., Poelen, E. A. P., Scholte, R., Florek, E. , Sweeting, H., Hunt, K., Karlsdottir, S., Jonsson, S. R., Mathis, F., Faggiano, F. & Morgenstern M. (2012). Alcohol consumption in movies and adolescent binge drinking in 6 European countries. Pediatrics, 129: 709-720.

Henriksen, L., Feighery, E. C., Schleicher, N. C. & Formann, S. (2008). Receptivity to alcohol marketing predicts initiation of alcohol use. Journal of Adolescent Health, 42: 28-35.

Houben, K. & Wiers, R. W. (2007). Are drinkers implicitly positive about drinking alcohol? Personalizing the alcohol-IAT to reduce negative extrapersonal contamination. Alcohol & Alcoholism, 42: 301-307.

Jones, S. C. & Magee, C. A. (2011). Exposure to alcohol advertising and alcohol consumption among Australian adolescents. Alcohol and Alcoholism, 46: 630-637.

Karpinski, A. & Hilton, J. L. (2001). Attitudes and the Implicit Association Test. Journal of Personality and Social Psychology, 81: 774-788.

King, C., Siegel, M., Jernigan, D. H., Wulach, L., Ross, C., Dixon, K. & Ostroff, J. (2009). Adolescent exposure to alcohol advertising in magazines: An evaluation of advertising placement in relation to underage youth readership. Journal of Adolescent Health, 45: 626-633.

Koordeman, R., Anschutz, D. J. & Engels, R. C. M. E. (2011). Exposure to alcohol commercials in movie theaters affects actual alcohol consumption in young adult high weekly drinkers: An experimental study. The American Journal on Addictions, 20: 285-291.

Koordeman, R., Anschutz, D. J. & Engels, R. C. M. E. (2012a). The effect of alcohol advertising on immediate alcohol consumption in college students: An experimental study. Alcoholism: Clinical and Experimental Research, 36: 874-880.

Koordeman, R., Anschutz, D. J. & Engels, R. C. M. E. (2012b). Alcohol portrayals in movies, music videos and soap operas and alcohol use of young people: Current status and future challenges. Alcohol and Alcoholism, 47: 612-623.

Lin, E.-Y., Caswell, S., You, R. & Quan Huckle, T. (2012). Engagement with alcohol marketing and early brand allegiance in relation to early years of drinking. Addiction Research & Theory, 20: 329-338.

McClure, A. C., Stoolmiller, M., Tankski, S. E., Engels, R. C. M. E. & Sargent, J. D. (2013). Alcohol marketing receptivity, marketing-specific cognitions, and underage binge drinking. Alcoholism: Clinical and Experimental Research, 37: E404–E413.

Morgenstern, M., Isensee, B., Sargent, J. & Hanewinkel, R. (2009). Jugendliche und Alkoholwerbung. Einfluss der Werbung auf Einstellung und Verhalten. Kiel: Institut für Therapie- und Gesundheitsforschung.

Morgenstern, M., Isensee, B., Sargent, J. D. & Hanewinkel, R. (2011). Exposure to alcohol advertising and teen drinking. Preventive Medicine: An International Journal Devoted to Practice and Theory, 52: 146-151.

Ostafin, B. D., Marlatt, G. A. & Greenwald, A. G. (2008). Drinking without thinking: An implicit measure of alcohol motivation predicts failure to control alcohol use. Behaviour Research and Therapy, 46: 1210-1219.

Pasch, K. E., Komro K. A., Perry, C. L., Hearst M. O. & Farbakhsh K. (2007). Outdoor alcohol advertising near schools: What does it advertise and how is it related to intentions and use of alcohol among young adolescents? Journal of Studies on Alcohol and Drugs, 68: 587-596.

Payne, B. K., Govorun, O., Arbuckle, N. L. (2008). Automatic attitudes and alcohol: Does implicit liking predict drinking? Cognition & Emotion, 22: 238-271.

Rhoades, E. & Jernigan, D. H. (2013). Risky messages in alcohol advertising, 2003-2007: Results from content analysis. Journal of Adolescent Health, 52: 116-121.

Smith, L.A. & Foxcroft, D. R. (2009). The effect of alcohol advertising, marketing and portrayal on drinking behaviour in young people: systematic review of prospective cohort studies. BMC Public Health, 9: 51.

Stacy, A. W., Widaman, K. E. & Marlatt, G. A. (1990). Expectancy models of alcohol use. Journal of Personality and Social Psychology, 58: 918-928.

Stacy, A. W., Zogg, J. B., Unger, J. B. & Dent, C. W. (2004). Exposure to televised alcohol ads and subsequent adolescent alcohol use. American Journal of Health Behavior, 28, 498-509.

Snyder, L.B., Milici, F.F., Slater, M., Sun, H. & Strizhakova, Y. (2006). Effects of alcohol advertising exposure on drinking among youth. Archives of Pediatrics & Adolescent Medicine, 160: 18-24.

Statistisches Bundesamt (2013). Pressemitteilung Nr. 044 vom 05.02.2013: Diagnose Alkoholmissbrauch: 2011 wieder mehr Kinder und Jugendliche stationär behandelt. Online: https://www.destatis.de/DE/PresseService/Presse/Pressemitteilungen/2013/02/PD13_044_231.html (31.03.2013).

Tush, C. & Wiers, R. W. (2007). Explicit and implicit alcohol-related cognitions and the prediction of future drinking in adolescents. Addictive Behaviors, 32: 1367-1383.

Wallack, L., Grube, J., Madden, P. R. & Breed, W. (1990). Portrayals of alcohol on prime-time television. Journal of Studies on Alcohol, 51: 428-433.

Wiers, R. W., Houben, K., Smulders, F. T. Y., Conrod, P. J. & Jones, B. T. (2006). To drink or not to drink: The role of automatic and controlled cognitive processes in the etiology of alcohol-related problems. In R. W. Wiers & A. W. Stacy (Hrsg.), The Handbook of implicit cognition and addiction (S. 339-361). Thousand Oaks, CA: Sage Publishers.

Wills, T. A., Gibbons, F. X., Sargent, J. D., Gerrad, M, Lee, H. R. &Dal Cin, S. (2009). Good self-control moderates the effect of mass media on adolescent tobacco and alcohol use: Tests with studies of children and adolescents. Health Psychology, 29: 539-549.

Winter, M. V., Donovan, R. J. & Fiedler L. J. (2008). Exposure of children and adolescents to alcohol advertising on television in Australia. Journal of Studies on Alcohol and Drugs, 69: 676-683.

World Health Organisation. (2002). The World-Health-Report 2002 - Reducing risks, promoting healthy life. Online: http://www.who.int/whr/2002/en/ (15.11.2011).

Zwarun, L. & Farrar, K. (2005). Doing what they say, saying what they mean: Self-regulatory compliance and depictions of drinking in alcohol commercials in televised sports. Mass Communication & Society, 8: 347-371.

II. Gesundheitskommunikation in der Gesundheitsvorsorge

Linda Rauen

Ein Sektor im Umbruch: Change Communication im Krankenhaus

Abstract

Seit mehr als 15 Jahren befindet sich das deutsche Krankenhauswesen im Umbruch: Ein verschärfter Wettbewerb, steigende Patientenansprüche, veränderte Informationsbedürfnisse und ein zunehmender Fachkräftemangel sind nur einige Beispiele, die den Wandel des Marktes beschreiben. Trotz der Bedeutung von strategischer Kommunikation in Veränderungsprozessen liegen nur wenige kommunikationswissenschaftliche Arbeiten zu diesem Thema vor. Spezielle Untersuchungen im Krankenhaussektor fehlen gänzlich. Elf Leitfadeninterviews mit Führungskräften und Kommunikationsverantwortlichen nordrhein-westfälischer Krankenhäuser geben Aufschluss über persönliche Erfahrungen sowie spezifische Deutungs- und Handlungsmuster der strategischen Kommunikation von und in Change-Prozessen. Die Studie bestätigt: Ökonomisierung und der zunehmende Wettbewerb um Patienten und Mitarbeiter genießen absolute Priorität. Für die Kommunikationsverantwortlichen entstehen dadurch nicht nur neue Anforderungen in der Öffentlichkeitsarbeit, sondern vor allem intern bei der Durch- und Umsetzung der notwendigen Veränderungen.

Schlagwörter

Veränderungskommunikation, organisatorischer Wandel, Krankenhauswesen, Public Relations, Patientenkommunikation

1 Einführung

Veränderungen finden heute immer häufiger und in immer größeren inhaltlichen und zeitlichen Dimensionen statt. Organisationen und ihre Individuen sind von fortlaufenden Veränderungsprozessen besonders betroffen. Die Stichworte Globalisierung, Deregulierung und Kostendruck bestimmen den Rhythmus der Wirtschaft. Inwieweit Unternehmen und andere Organisationen in der Lage sind, auf veränderte Rahmenbedingungen zu reagieren, bestimmt heute wesentlich ihren Erfolg. Um am Markt langfristig erfolgreich zu sein, müssen sie auf den ständigen Innovations- und Veränderungsdruck reagieren. Dieser betrifft Krankenhäuser im besonderen Maße. Die zahlreichen Gesundheitsreformen, u. a. die Einführung des DRG-Fallpauschalensystems[1] im Jahr 2003, haben in den vergangenen zwei Dekaden zu einer weitreichenden Ökonomisierung im Gesundheitswesen beigetragen. Damit ist dieser Sektor heute mehr denn je von betriebswirtschaftlichen Gewinn- und Kostenkalkülen geprägt (vgl. Böhlke et al. 2009: 7). Derartige Veränderungen verursachen Konflikte auf verschiedenen Ebenen, denn „was ökonomisch sinnvoll ist, kann fachlich sinnlos oder gar schädlich sein" (Tuckermann 2007: 24), z. B. indem die Versorgungsqualität gesenkt, Qualitätsmängel verschwiegen oder berufsethische Prinzipien in Frage gestellt werden (vgl. Gerlinger & Mosebach 2009: 10 ff.). Goyen (2006: 83) konstatiert: „Das Unternehmen ‚Krankenhaus' steht wie kein anderer Wirtschaftsbetrieb im Spannungsfeld medizinischer, ethischer sowie ökonomischer Herausforderungen".

Angesichts dessen dient das deutsche Krankenhauswesen als ideales Untersuchungsfeld zur Rolle der Kommunikation in Change-Prozessen. Die übergeordnete Forschungsfrage dieser Arbeit lautet: Welche Konsequenzen ergeben sich aus den Entwicklungen auf dem deutschen Krankenhausmarkt für die strategische Kommunikation von Krankenhäusern? Daraus leiten sich weitere Untersuchungsfragen ab:

- Welche Veränderungsthemen sind für die Unternehmenskommunikation von Krankenhäusern relevant?
- Welche Zielgruppen sind von Bedeutung und auf welche Kommunikationsstrategien und -instrumente greifen die Verantwortlichen in Change-Prozessen zurück?
- Welche Herausforderungen und Schwierigkeiten erleben die Kommunikateure im Rahmen von Veränderungen?

Der vorliegende Beitrag beantwortet diese Fragen auf der Basis einer qualitativen Studie, die in nordrhein-westfälischen Krankenhäusern durchgeführt wurde. Zunächst steht die Frage im Raum, welche Relevanz Kommunikation in Change-Prozessen überhaupt hat und welche besonderen Funktionen ihr beigemessen werden (Kapitel 2). Danach stehen das Forschungsdesign und die zentralen Ergebnisse der Studie im Vordergrund (Kapitel 3 und 4). Im Anschluss daran folgt eine Diskussion der Studienergebnisse.

1 DRG-System: Abrechnung der Krankenhausleistungen nach diagnosebezogenen Kategorien (vgl. Salfeld 2007: 17). Demnach wird eine bestimmte Leistung (z. B. eine Blinddarmentfernung) durch einen landesweit einheitlich Preis vergütet. Auf Bundesebene definieren die Verbände der Leistungserbringer (Krankenhäuser) und die Kostenträger (Krankenkassen und Versicherungen) den DRG-Fallpauschalenkatalog (vgl. Gerlinger/Mosebach 2009: 28).

2 Relevanz von Kommunikation in Veränderungsprozessen

Eine Vielzahl von Studien und theoretischen Analysen haben gezeigt, dass Change-Prozesse aufgrund von mangelnder Kommunikation fehlschlagen (vgl. u.a. Akademie-Studie 1999, Peakom 2004, ¡communicate!-Befragung 2004/2005 zitiert in Langen & Sievert 2006, Houben et al. 2006, Com-Team-Studie 2008 zitiert nach Forchhammer 2009, Change Management-Studie 2012). Die Bedeutung der internen Kommunikation im Veränderungsprozess wird besonders in den Publikationen über Change Management hervorgehoben. Die Wissenschaft bietet sowohl zum organisatorischen Wandel als auch zur (Organisations-)Kommunikation eingehende theoretische Beschreibungen. Lückenhaft ist jedoch die Synthese der beiden Bereiche (vgl. Mohr 1997, Kieser et al. 1998).

Die Begriffe Change und Change Management finden inflationäre Verwendung – in Theorie und Praxis. Change Management ist eine Art Containerbegriff, hinter dem sich viele verschiedene Problemstellungen verbergen, welche Veränderung als gemeinsamen Nenner haben (vgl. Simon 2002: 82). Die Inhalte erstrecken sich von Konzepten zu Prozessoptimierungen, Unternehmensstrategien bis hin zur Gestaltung von Unternehmenskultur, Leitbildern und Visionen. Andere Ansätze beschäftigen sich mit der Verbesserung von Kunden- und Mitarbeiterzufriedenheit und Entwürfen zu Führungskompetenzen in Veränderungsprozessen. Ungeachtet dessen, welchen Inhalten man sich im Rahmen von Change Management widmet, steht eine zentrale Überlegung von Gergs und Trinczek (2005) im Raum, die besagt, dass

> „Organisationen komplexe soziale Konstellationen [sind], [...] [in denen] Menschen zusammen[treffen], die auf unterschiedlichen hierarchischen und mit differenten organisatorischen Ressourcen ausgestatteten Positionen verankert sind – Menschen mit unterschiedlichen Biographien und unterschiedlichen Interessen, die miteinander ausgehandelt und vermittelt werden müssen“ (ebd.: 49).

Weiter heißt es, „dass Organisationen und Management wesentlich als Kommunikation begriffen werden müssen“ (ebd.). Folglich sei Kommunikation grundlegendes Element für jede Form von Veränderung.

Trotz der unbestrittenen Bedeutung von Kommunikation in Veränderungsprozessen, steckt die Wissenschaft hierzu noch in den ‚Kinderschuhen‘ (vgl. Frahm & Brown 2005: 1). Im Unterschied zur Definitionsvielfalt und Theoriebildung zum Change Management fehlt bislang eine Theorie der Veränderungskommunikation. Eine in der Wissenschaft viel zitierte Definition liegt nicht vor (vgl. Mast 2008: 407). Beiträge über Veränderungskommunikation und ihre Ziele kommen vorrangig aus der Beraterbranche.[2] Praktikertheorien basieren auf Erfahrungswissen aus der alltäglichen Praxis und zeichnen sich oftmals durch normative Beschreibungen aus. Sie sind weder generalisierbar noch systematisch überprüfbar. In einer Metaanalyse haben Lewis et al. (2006) knapp 40 populäre Bücher zum Thema Change Communication untersucht. Die Autoren kommen zu dem Schluss, dass die Praktikerliteratur zwar wichtige Elemente der Veränderungskommunikation aufgreife, allerdings beschränke sich ihr Inhalt auf normative Hinweise und Aufforderungen, die letztlich sehr verkürzt und einseitig seien (z. B. „Create a change culture", „Emphasize participation and empowerment") (vgl. Lewis et al. 2006: 118 ff.) Für Pfannenberg (2009: 12) ist

> „Veränderungskommunikation [...] die Kommunikation in Change-Prozessen. Als Schlüsselfunktion des Change Managements liegt ihr Ziel darin, die kommunikativen Hindernisse für Veränderungen in Unternehmen aus dem Weg zu räumen und nachhaltigen Wandel zu ermöglichen. Veränderungskommunikation ist integrierte Kommunikation, sie bezieht alle Kommunikationsfelder und Stakeholder des Unternehmens ein".

Gerade in unsicheren und konfliktbeladenen Situationen kann die Kommunikation dazu beitragen, Orientierung zu schaffen und somit Ambiguität zu reduzieren (vgl. Conrad 1985: 8 ff.). Veränderungskommunikation übernimmt demnach die Aufgabe der Komplexitätsreduktion für interne und externe Stakeholder und versucht diese auf die Ziele der Change-Prozesse einzustimmen (vgl. Pfannenberg 2009: 14).

Die fehlende theoretische Berücksichtigung der Kommunikation ist vermutlich u. a. der Tatsache geschuldet, dass viele Change-Management-Ansätze in den 1990er-Jahren entwickelt wurden und die bewusste Steuerung von Change-Prozessen erst in den vergangenen zehn Jahren Einzug in viele Unternehmen gehalten hat. Insofern ist dieser Forschungsbereich noch sehr jung und das erklärt möglicherweise, warum das Feld der Veränderungskommunikation bisher noch nicht umfassend erforscht wurde.

3 Forschungsdesign

Wie die Untersuchungsfragen deutlich machen, ging es in der Studie darum, den Kommunikationsbedarf in Veränderungsprozessen von Krankenhäu-

2 Stark praxisorientierte Beiträge liegen u. a. von Kotter (1996), Quirke (2008), Pfannenberg (2009) und Deekeling (2009) vor.

sern aufzudecken. Erfahrungen und Einschätzungen ausgewählter Akteure im Krankenhauswesen sollten hierzu Erkenntnisse liefern. Deshalb wurde auf das qualitative Interview als Untersuchungsmethode zurückgegriffen:

> „Das qualitative Interview hat in der Sozialforschung die Aufgabe, Angaben über Einstellung, Erfahrung und Verhalten zu einem bestimmten Gegenstand zu erfragen, und zwar derart, daß die Reaktionen verschiedener Befragter verglichen werden können" (Bureau of Applied Social Research 1972: 146).

Auch die folgenden zwei Argumente sprechen für eine qualitative Studie: Zum einen verweisen Voß und Röttger (2008: 64) bei der Konzeption von Veränderungskommunikation auf die Berücksichtigung individueller Handlungskontexte, zum anderen liegen im Umfeld von Krankenhäusern bisher keine empirischen Arbeiten vor. Das Krankenhaus wird zwar in der Literatur zum Change Management als beliebtes Exempel herangezogen (vgl. z. B. Busse et al. 2006: 414 ff., Keuper & Groten 2007: 463 ff., Spiess 2008: 4 ff.), die Verweise auf Kommunikation bleiben dabei aber eher oberflächlich (vgl. u. a. bei Kirchner & Kirchner 2001: 16 ff., Sisigano 2001: 22 ff., Sisigano 2008: 207 ff.). Dies spricht dafür, diese qualitative Untersuchung als explorative Forschung zu begreifen.

Für die Studie konnten elf Experten aus nordrhein-westfälischen Krankenhäusern gewonnen werden. Bei der Frage, was ein Experte ist, hilft die Definition von Gläser und Laudel (2009: 12): „‚Experte' beschreibt die spezifische Rolle des Interviewpartners als Quelle von Spezialwissen über die zu erforschenden sozialen Sachverhalte". Der Gesprächspartner ist also nicht (nur) Experte für sich selbst, sondern insbesondere für einen bestimmten Funktionskontext, der mithilfe des Interviews untersucht werden soll (vgl. Keuneke 2005: 262). Dies war für die vorliegende Studie relevant, da zur Beantwortung der Untersuchungsfragen nicht die Biographie des Befragten im Vordergrund stand, sondern seine Expertise und seine Auskünfte hinsichtlich seines Handlungsfeldes innerhalb einer Organisation. Ähnlich wie beim problemzentrierten Interview (vgl. Scholl 2009: 74 f.) wird das Experteninterview durch einen Interviewleitfaden gestützt (vgl. Keuneke 2005: 262), der die zu behandelnden Themen und mögliche Fragen beinhaltet (vgl. Scholl 2009: 68). Wichtig für die Auswahl der Experten ist die Position oder Funktion, die sie in der Organisation bekleiden (vgl. ebd.: 69). Für die Befragung von Geschäftsführern sprachen mehrere Argumente: Zum einen hat die Geschäftsführung einen Gesamtüberblick hinsichtlich der Organisation und ihrer Entwicklung. Geplanter organisatorischer Wandel geht vom oberen Management aus, sodass aktuelle oder vergangene strategische Entscheidungen und deren Konsequenzen im Interview erörtert werden können. Darüber hinaus ist davon auszugehen, dass Geschäftsführer über Branchenkenntnisse verfügen, die ein Gespräch über veränderte Marktbedingungen und neue Herausforderungen zulassen. Sie entscheiden letztlich auch darüber, welche Rolle der Unternehmenskommunikation in ihrem Haus zukommt, auch in Veränderungsprozessen. Wichtig ist zu erwähnen, dass die Geschäftsführer normalerweise keine ausdrückliche Expertise in der Unternehmenskommunikation haben. Sie sind in erster Linie Krankenhausmanager, die sich mit verschiedenen Führungsaufgaben beschäftigen. Was sie zu Experten macht, ist die alltägliche Konfrontation mit dem organisatorischen Wandel und entsprechende Erfahrungen im Umgang mit Veränderungen. Damit auch die Sichtweise bzw. Expertise der Kommunikationsverantwortlichen in den Krankenhäusern zum Ausdruck kam, wurden neben den Geschäftsführern auch die jeweiligen Leiter oder andere Mitarbeiter der Abteilung für Unternehmenskommunikation oder PR-Verantwortliche interviewt. So konnten Handlungsspielräume der Öffentlichkeitsarbeit ermittelt und mögliche abweichende Standpunkte zwischen Geschäftsführung und Unternehmenskommunikation aufgedeckt werden.

Ziel des qualitativen Stichprobenplans ist nicht die Repräsentativität, sondern die Abbildung der Heterogenität und Bandbreite forschungsrelevanter Merkmale (vgl. ebd.: 26). Darum wurde ein breit angelegtes Sample angestrebt, das sowohl privat getragene, freigemeinnützige als auch öffentliche Krankenhäuser einbezog. Es fand keine Vorauswahl der Veränderungsthemen in den Kliniken statt, um die allgemeine Relevanz von Change Management in diesem Sektor zu erfassen. Zur besseren Vergleichbarkeit der Aussagen ist bei der Samplebildung auf möglichst einheitliche Rahmenbedingungen der Krankenhäuser geachtet worden (siehe Tabelle 1). Die Gesprächspartner wurden voneinander getrennt interviewt. Die Erhebung fand im Zeitraum zwischen dem 07. Dezember 2010 und dem 11. März 2011 statt.

Tabelle 1: Das Sample der Experteninterviews

Trägerschaft der Klinik	**Betten-anzahl***	**Versorgungs-stufe**	**Einwohner-zahl****	**Wer wurde inter-viewt?**
Freigemein-nützig	900	Maximalversor-gung, akademi-sches Lehrkran-kenhaus	ca. 580.000	Pressesprecher, Geschäftsführer
Freigemein-nützig	448	Regelversorgung	ca. 260.000	Pressesprecher
Freigemein-nützig	599	Schwerpunkt-versorgung, akademisches Lehrkrankenhaus	ca. 275.000	Leiter Unterneh-menskommunikation eines Verbunds mit 15 Krankenhäusern, Kaufmännischer Di-rektor
Öffentlich	1.300	Maximalversor-gung, akademi-sches Lehrkran-kenhaus	ca. 320.000	Pressesprecher
Öffentlich	716	Maximalversor-gung, akademi-sches Lehrkran-kenhaus	ca. 160.000	Pressesprecher, stell-vertretender Ge-schäftsführer
Privat	641	Grund- und Regelversorgung, akademisches Lehrkrankenhaus	ca. 590.000	Pressesprecher, Kauf-männischer Direktor
Privat	967	Maximalversor-gung, akademi-sches Lehrkran-kenhaus	ca. 350.000	Regionalleiter Unter-nehmens-kommunikation Regi-on West (15 Kliniken)

* nach Auskunft der Interviewpartner und Klinik-Websites
** Landesdatenbank NRW, Stand: 31.12.2009 (https://www.landesdatenbank.nrw.de)

4 Ergebnisse

Change ist in den untersuchten Krankenhäusern allgegenwärtig. Primäre Veränderungsthematiken in den Kliniken sind (1) die stark zunehmende Ökonomisierung, (2) die wachsenden (Informations-) Ansprüche der Patienten in puncto Gesundheit und (3) der steigende Mangel an Ärzten und Krankenpflegekräften. Abhängig davon, in welcher Trägerschaft sich das Krankenhaus befindet, ergeben sich noch einmal spezielle Herausforderungen: Für konfessionelle Krankenhäuser besteht eine besondere Aufgabe darin, das christliche Leitbild zu stärken. Privat getragene Häuser sehen sich mit der allgemeinen Privatisierungsskepsis in der Gesellschaft konfrontiert und haben Schwierigkeiten, eine positive Reputation aufzubauen. Kommunalen Krankenhäusern fehlt hingegen ein Alleinstellungsmerkmal: Sie können sich nicht so eindeutig gegenüber den Patienten positionieren wie konfessionelle oder privat getragene Häuser.

In allen Kliniken gehen der zunehmende Positionierungsdruck sowie der ansteigende Wettbewerb um Patienten und gut ausgebildete Mitarbeiter mit einem wachsenden Kommunikationsbedarf einher. Auf formaler Ebene lässt sich dies mit den immer größer werdenden Kommunikationsabteilungen begründen. Inhaltlich schlägt sich der Bedeutungszuwachs in neuen Aufgabenfeldern nieder: Dazu zählen verstärkte Anstrengungen in der Markenbildung, speziell im Aufbau einer Arbeitgebermarke. Weiterhin ist der Umgang mit den neuen Medien, insbesondere mit dem Web 2.0 und Gesundheitsportalen, zu nennen. Das Monitoring von Patientenforen und Bewertungsportalen von Kliniken und Ärzten nimmt einen immer wichtigeren Stellenwert ein. Die Aktivitäten in den sozialen Netzwerken sind bei den untersuchten Kliniken bislang sehr zurückhaltend. Die Kommunikationsverantwortlichen sind sich bei der Verwendung von Facebook und anderen Netzwerken unsicher, da sie Datenschutzprobleme fürchten oder Angst vor falschen Behauptungen und vor dem öffentlichen und direkten Dialog haben. Dennoch schließen die Befragten der Unternehmenskommunikation das Potenzial dieser Kommunikationsform nicht aus: Gerade bei der Nachwuchsrekrutierung ziehen sie Plattformen wie Facebook in Erwägung.

> „Also Facebook ist ja eine Geschichte, also unsere klassische Klientel ist ja eigentlich die Ü60-Gruppe. Das sieht man bei unseren Veranstaltungen. Also ich meine Krankheit, je älter man wird, umso größeren Raum nimmt das im Leben ein, Krankheit, Gesundheit. Und wir versuchen damit, also das geht auch in diese Strategie Richtung Personalakquisition, jüngere Menschen davon zu überzeugen, dass wir zum einen ein guter Arbeitgeber sind und zum anderen, dass man sich hier guten Gewissens in unterschiedlichsten Dingen behandeln lassen kann.“ (P7:56)[3]

Grundsätzlich sorgen das wachsende Informationsbedürfnis der Patienten und die zunehmenden Informationsmöglichkeiten für einen erhöhten Ausstoß an Informationsmedien und die Herausbildung neuer Dialogmöglichkeiten in den Krankenhäusern (z. B. Telefon- und Onlinesprechstun-

3 Nachfolgend werden die Interviewpartner anhand der kodierten Textstellen in ATLAS.TI, eine Software zur qualitativen Analyse von Text-, Audio- und Video-Dateien, zitiert. Zur Zitierweise: „P7:56“ verweist auf die Textstelle 56 innerhalb des siebten Interviews bzw. des siebten Transkripts.

den). Die Interviewpartner heben auch die veränderte Beziehung zwischen Arzt und Patienten hervor. Sie erfordert eine neue Kommunikationskultur.

> „Also der Chefarzt ist nicht mehr der Halbgott in Weiß, der da irgendwas macht und der Patient hat das dankbar zur Kenntnis zu nehmen. [...] Und es gibt ja auch Möglichkeiten, Ärzte auf solche Patientengespräche vorzubereiten. Dass es eben nicht nur, wie bei der Top-Down-Kommunikation, in eine Richtung geht und der Patient nimmt das alles nur entgegen. Sondern wir müssen Ärzte kommunikativ so rüsten, dass sie imstande sind, so ein Gespräch vernünftig zu führen. Dass der Patient mit einem guten Gefühl raus geht und weiß: ‚Ich bin hier gut informiert worden und habe auch alles verstanden'." (P6:52)

In vielen Interviews weisen die Kommunikationsverantwortlichen darauf hin, dass sie auf Veränderungen im Journalismus reagieren müssen – so z. B. auf die personelle Ausdünnung der Lokalredaktionen, indem sie vollständige Presseartikel verfassen und gleichzeitig die Frequenz der Pressekonferenzen und Pressegespräche herabsetzen.

> „Aber was ich auch zunehmend mache, was auch ganz gut angenommen wird, ich schreibe komplette Presseartikel. [...] Genauso wie es einem von der Presse immer wieder angeboten wird, Kompensationsgeschäfte zu machen, nach dem Motto: ‚Wir berichten über Sie, wenn Sie bei uns die Anzeige kaufen'. Das ist ein journalistisches No Go, zumindest in der Theorie. Das ist genauso Alltag, wie ich jetzt in dem Fall einfach hergehe, weil ich weiß, viele Redaktionen, Printmedien fahren die Redaktionen massiv runter, haben wenig Redakteure, und dann geh ich eben als Pressefuzzi, sage ich mal, her und schreibe komplette Artikel. Das kommt ausgezeichnet an. Ich habe jetzt einen Artikel zu einem großen Fall. Der stand in fast unveränderter Art und Weise im Express, in der BILD-Zeitung, in der Süddeutschen." (P4:95)

Die Zielgruppenansprache betrifft aber auch andere Stakeholder, z. B. die niedergelassenen Ärzte. In manchen Häusern finden sich mittlerweile Vertriebsstrukturen wie in klassischen Wirtschaftsunternehmen, d. h. Klinikrepräsentanten oder Ärzte besuchen niedergelassene Ärzte, die potenziellen Einweiser, um für das Krankenhaus zu werben. Die Unternehmenskommunikation entwickelt entsprechendes Marketingmaterial, das der Vertrieb nutzt.

> „Ein gutes Beispiel ist das Thema Transparenz und Qualität. Das sind eben bei uns ganz wichtige Unternehmenswerte, [...] die werden eben in die Zielgruppe Einweiser anders kommuniziert als wir das gegenüber der Öffentlichkeit, dem Patienten, tun. Also ein Einweiser will genau wissen: Wie sieht denn z. B. die Komplikationsrate oder Sterblichkeitsrate in einem bestimmten Krankheitsgebiet aus? Weil er wissen will, dass seine Patienten gut aufgehoben sind bei uns. Das muss man sicherlich anders, auch mit anderen Worten, und auch mit einer anderen Tonalität kommunizieren als man das gegenüber der breiten Öffentlichkeit tut."(P9:14)

Darüber hinaus hat sich die Wahrnehmung des Krankenhauspersonals in Bezug auf die Arbeit der Unternehmenskommunikation gewandelt. Die werttreibende Funktion der Unternehmenskommunikation rückt immer mehr ins Bewusstsein der Mitarbeiter.

> „Das wandelt sich schon, dass man versteht, dass wenn wir nicht richtig kommunizieren, die Leistung bei den Patienten nicht ankommt. […] Also zu sagen: Unsere gute Arbeit spricht sich von alleine rum, also was brauche ich PR, ich arbeite so gut, das läuft schon von alleine – das hat sich extrem gewandelt. Also dass auch Krankenhausärzte sagen: ‚ok ich muss auch zum Niedergelassenen und [ihm] erklären, was ich alles kann, weil der das gar nicht mehr filtern kann.'" (P1:28)

Bei der internen Durch- und Umsetzung von Veränderungsvorhaben steht die Informations- und Vermittlungsfunktion der Kommunikation im Fokus. Analog zu anderen Studienergebnissen messen die Befragten der internen Begleitung von Change-Prozessen durch die Unternehmenskommunikation eine elementare Bedeutung bei. Die Erfahrungen der Interviewpartner machen deutlich, wie schwer die nachhaltige Umsetzung von Veränderungen fällt. Unsicherheit, Missmut und der Unwille bzw. die Unfähigkeit, sich von vorhandenen Strukturen zu lösen, sind gängige Reaktionen der Mitarbeiter auf Veränderungsvorhaben. Zusätzlich hemmen Angst vor drohendem Machtverlust und das Verfolgen eigensinniger Ziele den Wandel.

> „Und [das hat ja auch was] mit abgeben [zutun] und zu sagen: ‚wieso sollten wir in beiden Krankenhäusern das gleiche Leistungsspektrum anbieten. Wäre es nicht viel klüger zu sagen: ‚Du spezialisierst Dich auf das eine Krankheitsbild, dafür mache ich das andere. Und wir bieten trotzdem beides an, aber in einer perfekten Form, anstatt beides halbperfekt anzubieten.' Aber das zu kommunizieren ist schwierig, dass das eigentlich die Stärke eines Hauses ausmacht. Das ist für jeden erst mal ‚Ich nehme Dir was weg'." (P1:106)

Einen maßgeblichen Einfluss auf die Durch- und Umsetzung einer Veränderung haben Multiplikatoren wie Betriebsräte oder Chefärzte. Die Studie zeigt auf, wie wichtig der Abgleich zwischen den Handlungserwartungen der jeweiligen Mitarbeitergruppen und dem Selbstverständnis der Unternehmensleitung ist. Eine besondere Hürde ist in diesem Zusammenhang der Interessenausgleich zwischen wirtschaftlichen und ethisch-sozialen Ansprüchen im Krankenhauswesen.

Nicht nur die persönlichen Barrieren können einen Veränderungsprozess aufhalten oder gar zum Scheitern bringen: Auch die Vermittlung der sehr komplexen Veränderungsthemen im Krankenhauswesen kann zum Problem werden. Das anspruchsvolle und teilweise intransparente Finanzierungssystem der Krankenhäuser (DRGs, Basisfallwerte, Versorgungspläne etc.) ist für Laien kaum nachvollziehbar. Die Erklärungen für die Leistungsverteilung in den Kliniken und die steigende Arbeitsbelastung des Krankenhauspersonals werden von den Zielgruppen oftmals gar nicht erst verstanden.

Zudem weist ein Interviewpartner auf ein Paradox hin, das eine stringente Argumentation verhindere: Die Angebotsausweitung der Krankenhäuser auf der einen und die Effizienzsteigerungen auf der anderen Seite.

> „Und diese Erwartungshaltung schüren wir zum Teil ja auch selbst, wir Krankenhäuser, indem wir sagen: ‚Hey, wir bieten Euch nur noch Zweibettzimmer an und super Service und so weiter und so weiter.' Also das ist eine sehr divergente Entwicklung, die uns auf der einen Seite die Notwendigkeit der Überzeugung des Patienten aufoktroyiert zu sagen: ‚Wir sind die besten Leistungserbringer, Du musst zu uns kommen.' Und auf der anderen Seite stellen wir aber auch fest, dass wir das, was wir an Leistungen erbringen, nicht mehr im nötigen Umfang letzthin vergütet bekommen." (P2:15)

Diese gegensätzliche Argumentation lässt Patienten und Mitarbeiter schließlich im Unklaren darüber, welche Richtung das Krankenhaus einschlagen will bzw. muss.

5 Schlussfolgerungen und Ausblick

Die explorative Studie liefert Erkenntnisse zur Veränderungskommunikation in Krankenhäusern. Besonders deutlich wurde die Vermittlungs- und Orientierungsfunktion der Kommunikation, die eben dann zum Tragen kommt, wenn bisher gültige Regeln, Strukturen und Interaktionsmuster des betrieblichen Alltagshandelns außer Kraft geraten. Für die strategische Kommunikation entstehen im Rahmen von Change-Prozessen neue Anforderungen: sowohl intern bei der Durch- und Umsetzung der Veränderungen, aber auch extern durch neue politische oder gesellschaftliche Rahmenbedingungen. Entsprechend bedeutet die Veränderungskommunikation einen wachsenden Koordinations- und Steuerungsbedarf für die Kommunikationsverantwortlichen.

Die Experteninterviews öffnen gleichzeitig den Blick auf weitere kommunikationsrelevante Felder im Krankenhaussektor. So ist die Professionalisierung der Unternehmenskommunikation von großer Bedeutung. Aus den Daten geht hervor, dass der Kommunikationsbedarf vielerorts erst mit der Eskalation eines Change-Prozesses erkannt wird. Ausgangspunkt der Kommunikationsarbeit sollte jedoch nicht eine Krise sein, sondern das langfristige und gezielte Monitoring relevanter Themen (Issues Management) – diese können sich auf das eigene Haus beziehen, sollten aber auch allgemeine Entwicklungen im Krankenhaus- und Gesundheitssektor umfassen. Darüber hinaus bietet die Studie Anknüpfungspunkte in der strategischen Gesundheitskommunikation (Arzt-Patienten-Beziehung). Die Gesprächspartner berichten über ein neues Patientenbild, das den Patienten als mündigen und autonomen Co-Produzenten im Gesundheitsprozess versteht. In der Praxis bedingt dies neue Vermittlungsformen medizinischer Informationen, die sich im Umgang mit dem Patienten und hier vor allem in der Ansprache und der Wahl des Mediums niederschlagen.

Von Interesse wird zukünftig auch die Reputationsentwicklung privat getragener Kliniken sein. Es bleibt abzuwarten, ob die Kommunikationsstrategie der privaten Klinikkonzerne greift und die Veröffentlichung „harter“ Qualitätskennzahlen die Privatisierungsskepsis in der Gesellschaft tatsächlich senken wird.

Literatur

Akademie-Studie (1999). Warum Veränderungsprojekte scheitern. Eine Studie für Führungskräfte der Wirtschaft GmbH. Bad Harzburg. Online: http://www.veraenderungs-consulting.de/Interessantes/Veraenderungsprojekte.pdf (10.04.2010).

Böhlke, N., Gerlinger, T., Mosebach, K., Schmucker, R. & Schulten, T. (2009). Privatisierung von Krankenhäusern. Erfahrungen und Perspektiven aus Sicht der Beschäftigten. Hamburg: VSA.

Bureau of Applied Social Research, Columbia University (1972). Das qualitative Interview. In R. König (Hrsg.), Das Interview. Formen – Technik und Auswertung (S. 143-160). Köln: Kiepenheuer & Witsch.

Busse, R., Schreyögg, J. & Gericke, C. (2006). Management im Gesundheitswesen. Heidelberg: Springer.

Capgemini Consulting (2012). Change Management Studie 2012. Business Transformation – Veränderungen erfolgreich gestalten. Online: http://www.at.capgemini.com/m/at/tl/Change_Management_Studie_2012.pdf (30.12.2012).

Conrad, C. R. (1985): Strategic Organizational Communication. New York: Holt, Rinehart & Winston.

Deekeling, E. (2009). Zielbestimmung Change-Kommunikation. Vom journalistischen Verständnis zur Gestaltung von Kommunikation. In E. Deekeling & D. Barghop (Hrsg.), Kommunikation im Corporate Change. Maßstäbe für eine neue Managementpraxis (S. 20-29). Wiesbaden: Gabler.

Forchhammer, L. (2009). Change Management – eine aktuelle Studie. In S. Laske, A. Orthey & M. Schmid (Hrsg.), Personal entwickeln, Losebl.-Ausg., 128. Erg.-Lfg.. Köln: Dt. Wirtschaftsdienst.

Frahm, J. A. & Brown, K. (2005). Building an organizational change communication theory. In M. Weaver (Hrsg.), A new vision of management in the 21st century. Academy of Management Annual Meeting Proceedings, Honolulu, 5-10. August 2005.

Gergs, H.-J. & Trinczek, R. (2005). Kommunikation als Schlüsselfaktor des Change Management. Eine soziologisch inspirierte Analyse. PR-Magazin, 3: 49-56.

Gerlinger, T. & Mosebach, K. (2009). Die Ökonomisierung des deutschen Gesundheitswesens. In N. Böhlke, T. Gerlinger, K. Mosebach, R. Schmucker & T. Schulten (Hrsg.), Privatisierung von Krankenhäusern (S. 10-40). Hamburg: VSA.

Gläser, J. & Laudel, G. (2009). Experteninterviews und qualitative Inhaltsanalyse als Instrumente rekonstruierender Untersuchungen. Wiesbaden: VS Verlag.

Goyen, M. (2006). Von der Öffentlichkeitsarbeit zum Gesundheitsmarketing. In: J. F. Debatin, M. Goyen & C. Schmitz (Hrsg.), Zukunft Krankenhaus (S. 83-99). Berlin: Abw Wissenschaftsverlag.

Houben, A. (2006). Managing Change – wie Führung und Kommunikation den Erfolg von Veränderungsprozessen beeinflussen. In C. Langen & H. Sievert (Hrsg.), Strategisch kommunizieren und führen (S. 81-90). Gütersloh: Verlag Bertelsmannstiftung. Online: http://www.peakom.com/pdf/change_communication_studie.pdf (13.04.2010).

Keuneke, S. (2005). Qualitatives Interview. In L. Mikos & C. Wegener (Hrsg.): Qualitative Medienforschung (S. 254-267). Konstanz: UTB.

Keuper, F. & Groten, H. (2007). Nachhaltiges Change Management. Interdisziplinäre Fallbeispiele und Perspektiven. Wiesbaden: Gabler.

Kieser, A., Hegele, C. & Klimmer, M. (1998). Kommunikation im organisatorischen Wandel. Stuttgart: Schäffer-Poeschel.

Kirchner, H. & Kirchner, W. (2001). Change Management im Krankenhaus: strategische Neuorientierung für Non-Profit-Unternehmungen. Stuttgart u.a.: Kohlhammer.

Kotter, J. P. (1996). Leading change. Boston: Harvard Business Review Press.

Landesdatenbank NRW: Bevölkerungsstatistiken NRW. Online: https://www.landesdaten bank.nrw.de (10.11.2010).

Langen, C. & Sievert, H. (2006). Strategisch kommunizieren und führen. Eine aktuelle Studie zu Profil und Qualifizierung für eine transparente Unternehmenskommunikation. Gütersloh: Verlag Bertelsmannstiftung.

Lewis, L. K.; Schmisseur, A. M., Stephens, K. K. & Weir, K. E. (2006). Advice on communicating during organizational change. The content of popular press books. Journal of Business Communication, 2: 113-137.

Mast, C. (2008). Change Communication – Balancieren zwischen Emotionen und Kognitionen. In M. Meckel & B. Schmid (Hrsg.), Unternehmenskommunikation. Kommunikationsmanagement aus Sicht der Unternehmensführung (S. 403-434). Wiesbaden: Gabler.

Mohr, N. (1997). Kommunikation und organisatorischer Wandel. Ein Ansatz für ein effizientes Kommunikationsmanagement im Veränderungsprozess. Wiesbaden: Gabler.

Peakom (2005). Erfolgreicher Wandel durch Kommunikation. Online: http://www.peako m.com/pdf/change_communication_studie.pdf (Stand: 13.04.2010).

Pfannenberg, J. (2009). Veränderungskommunikation. Den Change-Prozess wirkungsvoll unterstützen. Grundlagen, Projekte. Frankfurt am Main: Frankfurter Allg. Buch.

Quirke, B. (2008). Making the connections. Using internal communication to turn strategy into action. Hamshire, Burlington: Gower Publishing.

Salfeld, R. (2007). Zum Wohle des Patienten und wirtschaftlich gesund. Neue Caritas, 1: 15-17.

Scholl, A. (2009). Die Befragung. Konstanz: UTB.

Simon, W. (2002). Moderne Managementkonzepte von A-Z. Offenbach: Gabal.

Sisignano, A. (2001). Kommunikationsmanagement im Krankenhaus: So informieren Sie professionell und effizient. Neuwied u. a.: Luchterhand.

Sisignano, A. (2008). Management und Kommunikation. Erfolgsstrategien für die Klinik der Zukunft. Unterschleißheim, München: Haarfeld.

Spiess, Kurt (2008). Die Schatten des Change Management. Negative Emotionen in Veränderungsprozessen. Zeitschrift für Organisationsentwicklung, 3: 4-11.

Tuckermann, H. (2007). Organisationaler Wandel als Entfaltung von Paradoxien – systemtheoretische Rekonstruktion einer Krankenhausfusion. Dissertationsschrift. Bamberg: Difo-Druck. Online: http://verdi.unisg.ch/www/edis.nsf/SysLkpByIdentifier/3363/$FILE/dis3363.pdf (30.12.2012).

Voß, A. & Röttger, U. (2008): Individuenorientierte Veränderungskommunikation. PR-Magazin, 4: 61-68.

Arthur Dubowicz

Gesundheitskompetenz, Urteilsvermögen und Patientenentscheidungen: Die Entwicklung eines neuen Messinstrumentes für Health Literacy

Abstract

Entscheidungen im Gesundheitswesen werden zusehends komplexer. Gleichzeitig werden Patienten immer stärker miteinbezogen. Vor diesem Hintergrund gewinnt die Patientenentscheidung zusätzliche Relevanz. Dadurch wächst die Bedeutung der Gesundheitskompetenz (Health Literacy) von Patienten. Nach einer Hinführung in den Themenbereich der interpersonellen Gesundheitskommunikation werden die bestehenden Theorien und Instrumente der Gesundheitskompetenz aus Sicht der Patienten eingeordnet. Zudem werden die bestehenden Ansätze und ihre Einschränkungen aufgezeigt. Schließlich wird basierend darauf die Entwicklung und Konzeption eines neuen Messinstrumentes der Gesundheitskompetenz unter Einbeziehung des Urteilsvermögens (Judgment Skills) von Patienten am Beispiel von Schlafstörungen beschrieben. Zudem werden die Ergebnisse aus den ersten Phasen der Entwicklung des Instruments vorgestellt sowie im Forschungsausblick die praktischen Implikationen aufgezeigt.

Schlagwörter

Gesundheitskompetenz (Health Literacy), Urteilsvermögen, Schlafstörungen

1 Gesundheitskompetenz und Kommunikationswissenschaft

Häufig beschäftigt sich die Kommunikationswissenschaft mit der Deskription, der Analyse und den Botschaften von öffentlicher bzw. massenmedial-vermittelter Kommunikation. Ausgehend von den unterschiedlichen soziologischen Herangehensweisen wird dabei der Öffentlichkeitsbegriff mal weiter, als Netzwerk oder als Sphäre (vgl. Habermas 1990), mal enger, als Repräsentation von Massenmedien (vgl. Luhmann 2004, Baecker 1996) gefasst. Innerhalb dieser Konstrukte findet die Interaktion mittels Kommunikation statt. Watzlawick (1969) bezieht zusätzlich den interpersonellen Beziehungsaspekt zwischen Sender und Rezipient als wichtigen Faktor in die Beschreibung von Kommunikationsvorgängen mit ein.

In den 1960er und 1970er-Jahren wurde im Bereich der Zuschauerforschung das Konzept von unterschiedlichen ‚Kompetenzen' zur Teilhabe am gesellschaftlichen Diskurs in den Vordergrund gerückt (vgl. Hans-Bredow-Institut 2006). Basierend auf dem Gedanken, dass unterschiedliche individuelle Fähigkeiten und Fertigkeiten eine Zugangsvoraussetzung für das Erfahren von Kommunikation darstellen, entwickelten sich aus der grundlegenden Kompetenz der Lese- und Schreibfähigkeit immer weitere Fertigkeiten, die zu einem ausdifferenzierten Umgang mit Kommunikation notwendig erscheinen, wie etwa die Medienkompetenz (vgl. Baacke 1996).

Darin finden sich Kompetenzen zur Dechiffrierung von Medienbotschaften, insbesondere zu einer kritischen oder selbstbestimmten Nutzung. Eine solche ist zentral für die Teilhabe am öffentlichen Diskurs und mündet idealer Weise in der autonomen Willens- und Meinungsbildung (vgl. Strohmeier 2004).

Analog ist auch im Gesundheitsbereich die eigenständige Meinungsbildung notwendig. Dabei handelt es sich oftmals um massenmedial vermittelte Gesundheitsthemen, Gesundheitskampagnen, interpersonelle Arzt–Patient-Kommunikation und auch der Einfluss auf autonome Patientenentscheidungen. Bisher finden sich in der deutschsprachigen Kommunikationswissenschaft nur vereinzelt Forschungsvorhaben, die die interpersonellen Aspekte berücksichtigen. Das Themenfeld wird stärker aus einer massenmedialen Perspektive heraus erforscht (vgl. Signitzer 2001, Bleicher & Lampert 2003); oftmals auch mit Fokus auf politische Diskurse wie z. B. bei Jarolimek et al. (2010).

Da der Gesundheitsbereich von Patienten als sehr komplex wahrgenommen wird und oftmals folgenreiche Entscheidungen getroffen werden müssen, sind besondere Fertigkeiten vonnöten, um sich adäquat verhalten zu können. Will man sich diesen Prozessen und Kompetenzen als Kommunikationswissenschaftler nähern, führt der Weg zum Explans über die interpersonelle Gesundheitskommunikation (vgl. Kreps & Thornton 1992). Zentral sind dabei die Fähigkeiten und Fertigkeiten des Patienten. Um diese Fähigkeit beschreiben zu können, hat sich das Konzept der Gesundheitskompetenz *(Health Literacy)* durchgesetzt.

2 Das Konzept der Gesundheitskompetenz

2.1 Theoretische Einordnung

Die Situation im Gesundheitswesen wird durch eine Flut an Informationen immer komplexer und bezieht Patienten zusehends in Entscheidungsprozesse mit ein. Die massenmedial vermittelten Botschaften tragen zu dieser Komplexität bei, und verlangen durch die auf den Patienten gerichteten Kommunikationsvorgänge auch von diesem immer mehr ab. Durch steigenden Kostendruck und Sparvorgaben seitens der Politik (vgl. OECD 2007) wächst darüber hinaus die Verantwortung der Patienten für ihr eigenes gesundheitliches Wohlergehen stetig, sodass sie auch in immer mehr Bereichen der Prävention und Genesung selbst Verantwortung im Rahmen eines individuellen Gesundheitsmanagement übernehmen müssen. Das Konzept der Gesundheitskompetenz findet sich nicht zuletzt durch eben diesen Kostendruck und seine Implikationen in einem modernen Gesundheitswesen immer häufiger im Fokus der Wissenschaft (vgl. Nutbeam 2008).

Die Fachliteratur zählt zur Gesundheitskompetenz die verschiedenen Fertigkeiten aus der Gesundheitserziehung und Gesundheitsaufklärung, die Patienten benötigen, um sich gesundheitsbewusst zu verhalten und mit eigenen Krankheiten umgehen zu können (vgl. Nutbeam 2000, Soellner et al. 2009). Rezipienten, die über dieses Wissen verfügen, sollten gesundheitsrelevante Informationen für sich selbst finden, verstehen und anwenden können.

Die Wichtigkeit der Gesundheitskompetenz von Patienten im Gesundheitswesen kann als allgemeiner Konsens in Wissenschaft und Politik angesehen werden – insbesondere seit eine stetig wachsende Anzahl von Studien den Zusammenhang zwischen geringer Gesundheitskompetenz und einem unvorteilhaften Genesungsprozess aufzeigen konnten (vgl. Parker 2000). Sozialpolitisch von besonderer Brisanz ist dabei die Tatsache, dass ein längerer oder ungünstiger Genesungsprozess mit wesentlich höheren Kosten der Gesundheitsbudgets verbunden ist (vgl. Howard et al. 2005, Eichler et al. 2009).

Obschon bei der Existenz und Wichtigkeit der Gesundheitskompetenz weitgehend Einigkeit herrscht, divergieren die Lehrmeinungen dazu, welche Elemente Gesundheitskompetenz genau umfasst. Derzeit existieren zahlreiche Definitionen nebeneinander, die das Konzept mal weiter und mal enger sehen. Eine aufgrund ihres internationalen Charakters häufig zitierte Definition ist die Definition der WHO (1997), die von einem eher breiter gefassten Ansatz ausgeht und Gesundheitskompetenz als eine Summe von allen sozialen und kognitiven Fähigkeiten und Fertigkeiten, die vonnöten sind, um Menschen zu motivieren und befähigen, ihr Leben gesundheitsförderlich zu gestalten, beschreibt. Einige enger gefasste Definitionen beschränken sich auf einen sehr funktionalen Ansatz, bei dem man sich auf Determinanten wie das Verständnis von Medikamentenbeschriftungen, Arztanweisungen, Packungsbeilagen oder Einverständniserklärungen beschränkt (vgl. Ad hoc committee on health literacy for the council of scientific affairs, American Medical Association 1999).

Von Bedeutung bei der theoretischen Einordnung ist insbesondere das Konzept von Nutbeam (2000). Dieser Ansatz umfasst drei verschiedene Ebenen. Als Basis dient die funktionale Gesundheitskompetenz, welche die Fertigkeiten zum Lesen, Schreiben und das kognitive Verständnis eines Individuums anspricht. Darauf aufbauend finden sich kommunikative und interaktive Kompetenzen, die es den Rezipienten ermöglichen, aktiv ihre gesundheitsbezogenen Entscheidungen mitzubestimmen, also entsprechende Informationen im Hinblick auf die eigene Situation zu interpretieren und in einen interaktiven Diskurs darüber zu treten. Die dritte Ebene in Nutbeam's Ansatz beschreibt die kritische Gesundheitskompetenz. Dabei handelt es sich um die kritische Auseinandersetzung mit neuen gesundheitsrelevanten Informationen aus diversen Quellen sowie die Bewertung dieser.

Mehr auf die Informationsauswertung ausgerichtete Modelle von Gesundheitskompetenz finden sich etwa bei der japanischen Forschergruppe um Ishikawa et al. (2008). Dieses Modell versucht unter Einbeziehung der bestehenden Konzepte weitere Aspekte zu fassen. Dabei wurde besonderer Wert auf die Operationalisierung der Konzepte in manifeste Messinstrumente gelegt.

Weiterhin vertreten sind jedoch auch einige Ansichten im Bereich der Wissenschaft, die Gesundheitskompetenz als eigenständiges Konzept grundsätzlich in Frage stellen und dieses in anderen bereits bestehenden Theorien verkörpert sehen (vgl. Tones 2002, Wills 2009).

2.2 Messinstrumente

Trotz dieser konzeptionellen Problematik sind Messinstrumente zur Gesundheitskompetenz recht weit verbreitet. Zahlreiche basieren auf der Unterteilung von Nutbeam (2000) und beschreiben vor allem die funktionale Ebene. Operationalisiert als ein Fragenkatalog hat sich ausgehend von allgemeinen Tests zur Lese- und Schreibfähigkeit, der Rapid Estimate of Adult Literacy in Medicine (REALM) Test entwickelt (vgl. Davis et al. 1993, Baker et al. 1999). Dieses Instrument ist vor allem auf die Erfassung von medizinischen Begriffen bzw. die Wiedererkennung von Wörtern und die

Lesefähigkeit dieser ausgerichtet. Das Instrument umfasst 66 Items in der langen und sieben in der kurzen Version. Die Kurzfassung kann in etwa drei Minuten erhoben werden. Dieser Test wird durch das laute Vorlesen von einfachen medizinischen Begriffen ausgeführt, womit jeweils überprüft wird in wie fern diese dem Befragten geläufig sind.

Mehr auf das Verständnis von medizinischer Information und Terminologie ausgerichtet ist der Test of Functional Health Literacy in Adults (TOFHLA). Zusätzlich zur Schriftsprache wird hier auch das einfache Verständnis von numerischen Zeichen und Darstellungen in Diagrammen oder Anweisungen erfasst (vgl. Baker et al. 1999, Parker et al. 1995, Davis et al. 1998). Hierzu wird mit realistisch aussehendem Versuchsmaterial wie Beipackzetteln, Terminblättern, Einverständniserklärungen oder Medikamentenbeschriftungen überprüft, inwieweit diese Informationen von Patienten richtig erfasst werden können, bzw. aus diesem Materialien Informationen heraus gezogen und genutzt werden können. Das Instrument gliedert sich in 67 Items, wovon 50 das Textverständnis und 17 das Zahlenverständnis abfragen. Analog existieren zwei Fassungen: die Langfassung, die etwa 22 Minuten in Anspruch nimmt, und das verkürzte Instrument, das in etwa sieben Minuten bearbeitet werden kann. Der Test erlaubt somit die Einteilung der Befragten in eine von drei Ausprägungen von Gesundheitskompetenz (unzureichend, marginal und angemessen). Zur weiten Verbreitung dieses Messinstrumentes tragen auch die Verfügbarkeit von validierten Versionen in zahlreichen Sprachen bei. Bisher wurde dieses Instrument neben der englischen und spanischen Version (vgl. Baker et al. 1999) in Deutsch, Italienisch, Französisch (vgl. Connor et al. 2013), brasilianisches Portugiesisch (vgl. Carthery-Goulart et al. 2009), Hebräisch (vgl. Baron-Epel et al. 2007), Serbisch (vgl. Jovic-Vranes et al. 2009), Hochchinesisch (vgl. Tsai et al. 2010) und Kantonesisch (vgl. Tang et al. 2007) übertragen.

Häufig werden auch sog. Screening-Fragen verwendet. Hier ist besonders die Arbeit von Chew et al. (2008) zu erwähnen, die auf dem REALM und dem S-TOFHLA basieren.

Aus der Forschergruppe um Ishikawa et al. (2008) ist ein teilweise situationsbasiertes Instrument zur Messung der verschiedenen Ebenen der Gesundheitskompetenz, die Nutbeam (2000) beschreibt, hervorgegangen, das jedoch nur sehr begrenzte Verbreitung erfahren hat, obschon es alle drei Ebenen umfasst und damit die Möglichkeit eines aussagekräftigeren Messinstrumentes bietet.

Auch wenn auf diesem Bereich mit den häufig verwendeten und in verschiedene Sprachen übertragenen Messinstrumenten schon zahlreiche Erkenntnisse gewonnen werden konnten und diese maßgeblich zur empirischen Veranschaulichung der Forschungsdisziplin beigetragen haben, ist die Methodik noch immer ein zentraler Kritikpunkt. Insbesondere die Tatsache, dass bisher lediglich für die erste Ebene entsprechende weitverbreitete Messinstrumente vorliegen, wird oftmals in Feld geführt (vgl. Chinn 2011).

3 Neue Wege zur Messung der Gesundheitskompetenz

3.1 Urteilsvermögen der Patienten

Um diese nicht unberechtigte Kritik aufzunehmen, scheint ein wichtiger Bestandteil die Entwicklung und Weiterentwicklung der Messinstrumente zu sein. Im von Schulz und Nakamoto (2005, 2013) vorgelegten Modell kann eine klare Ausrichtung auf den Patienten beschrieben werden. Angelehnt an die dreiteilige Gliederung von Nutbeam (2000) entwickelt dieses Modell weitere Komponenten. Aufbauend auf funktionalen Kompetenzen werden insbesondere weitere komplexe kognitive Handlungsweisen zu individuellen Gesundheitsentscheidungen der einzelnen Patienten mit einbezogen. In diesem multidimensionalen Konzept wird versucht, die Entscheidungen nicht wertend in Kategorien wie richtig und falsch darzustellen, sondern aus gesundheitlicher Sicht riskantes Patientenverhalten zu identifizieren (vgl. Rubinelli et al. 2009). Das Konzept der Gesundheitskompetenz beinhaltet daneben auch kontextspezifisches Wissen, das sich mit dem jeweiligen Gesundheitszustand beschäftigt, und als Entscheidungskomponente Urteilsvermögen *(Judgment Skills).*

Durch die Untersuchung der Patientenentscheidungen soll insbesondere die kritisch-reflektierende Ebene erfasst werden. Schließlich ist das der Punkt, an dem der Patient seinen eigenen Ausgang des Genesungsprozesses bzw. seines Gesundheitszustandes aktiv und autonom beeinflussen kann. Dabei kommen verschiedene Faktoren wie das Befolgen medizinischer Anweisungen aber auch die Entscheidung zwischen unterschiedlichen medizinischen Therapien zum Tragen. Dieses Urteilsvermögen befähigt Patienten, ihr Wissen mit ihren Zielen insbesondere in unbekannten Situationen zu verknüpfen (vgl. Schulz & Nakamoto 2011). Daher scheint die Berücksichtigung der individuellen Entscheidungsfaktoren eine Schlüsselrolle bei der Beurteilung von Patienten und ihrer Gesundheitskompetenz einzunehmen. Ein fundiertes Verständnis von Patientenentscheidungen kann dazu beitragen, Verhaltensweisen, die durch bestehenden Messinstrumente nicht abgefragt werden können, aufzuzeigen und konträres Patientenverhalten, etwa bei Patienten mit hoher Gesundheitskompetenz aber unvorteilhaftem Verhalten, besser zu verstehen.

3.2 Methodik der Entwicklung eines Messinstruments

Es soll ein neues Messinstrument für die kritische Gesundheitskompetenz entwickelt werden, das das Modell von Schulz und Nakamoto (2011, 2013) methodisch erweitert, und die bereits bestehenden Instrumente mit einbezieht. Aufbauend auf dem bisherigen Konzept von Gesundheits-kompetenz wird die Komponente des Urteilsvermögens als neuer Aspekt in ein messbares Instrument implementiert und anschließend einem Validierungsprozess unterzogen. Dieses Messinstrument basiert auf 16 unterschiedlichen Szenarien, mit denen diese Fertigkeiten bei Patienten, die an medizinisch diagnostizierter Schlafstörung leiden, abgefragt werden. Jedes Szenario verfügt über vier Antwortmöglichkeiten. Die anfänglich 16 Szenarien gliedern sich in vier thematische Gruppen: Selbst-Management und Wissen der Krankheit, Compliance, Krankheit im sozialen Kontext und Einnahme von schlafaktiven Substanzen. Für den Kontext dieser Studie wurden Patienten mit Schlafstörungen untersucht, da dies eine der häufigsten Beschwerden in der Allgemeinmedizin ist und die Patienten oftmals mit den Beschwerden alleine umgehen müssen. Zudem stellt adäquates Patientenverhalten eine wichtige Voraussetzung für eine erfolgreiche Therapie dar. Von Schlafstörungen spricht man kurzgefasst, wenn Patienten über den Zeitraum von einem Monat an drei Tagen in einer Woche an verzögertem Einschlafen, gestörtem Durchschlafen und/oder zu frühem Erwachen leiden. Die Entwicklung des Messinstrumentes für das Urteilsvermögen gliedert sich in mehrere Phasen, die im Folgenden dargestellt werden.

3.2.1 Phase 1: Literaturrecherche und Experteninterviews

Dazu wurde die relevante Literatur zur kritischen Gesundheitskompetenz, zu Schlafstörungen und zur Methodik gesichtet und systematisiert. Basierend auf den gewonnenen Erkenntnissen konnten erste für die Krankheit relevante Szenarien für dieses Instrument entworfen sowie verschiedene relevante Themenfelder eingegrenzt werden. Als Themenfelder wurden das Selbst-Management der Krankheit, die Compliance, die Krankheit im sozialen Kontext und das Teilen von verschreibungspflichtigen Medikamenten identifiziert. Die Entwürfe wurden einerseits in der Forschungsgruppe, und andererseits mit einem medizinischen Berater in zwei etwa einstündigen Experten-Interview diskutiert und weiter bearbeitet.

Darauf aufbauend wurden zwei Interviews mit Schlafstörungspatienten durchgeführt. Mittels dieser konnten landesspezifische Informationen gewonnen und implementiert werden, da die Literatur oftmals auf den angloamerikanischen Gesundheitssektor ausgerichtet ist und nicht ohne weiteres übernommen werden kann. Insbesondere im Bereich der Zugänglichkeit und Häufigkeit zu verschiedenen medikamentösen und nicht-medikamentösen Therapien zeigen sich große Unterschiede in den Gesundheitswesen.

3.2.2 Phase 2: Fokusgruppen mit Patienten

Der soweit veränderte und weiter entwickelte Szenarien-Katalog wurde in zwei Fokus-Gruppen jeweils fünf Patienten vorgestellt und ihre Meinung dazu eingeholt. Die Fokusgruppen gliederten sich in zwei Phasen, wobei die erste ganz auf die Meinungen und Anregungen der Patienten ausgerichtet war und hier Forschungsbereiche und relevante Faktoren dieser ermittelt werden konnten. Ein Schwerpunktthema war dabei das Teilen von Medikamenten und das Selbst-Management. In der zweiten Phase der Fokus-Gruppe wurden die Szenarien vorgestellt und ein Meinungsbild der Teilnehmer eingeholt.

In einer zweiten Fokus-Gruppe wurde derselbe Ansatz fortgeführt, wobei die Schwerpunktthemen hier die Compliance und das Informationsverhalten waren. Die zwischenzeitlich angepassten Szenarien wurden wiederum im zweiten Teil diskutiert und bewertet.

Mittels dieses Vorgehens konnte die Angemessenheit, die Verständlichkeit, die Exaktheit in der Beschreibung und die Relevanz oder Angemessenheit der Situationen für Schlafstörungen bewertet werden sowie weitere Themenpunkte angesprochen und aufgenommen werden. Die Ergebnisse wurden entweder in die Szenarien eingearbeitet oder einer weiteren Überprüfung durch Interviews mit dem medizinischen Berater unterzogen.

3.2.3 Phase 3: Delphi-Studie mit Ärzten

Die Entwicklung der Antwortkategorien für die einzelnen Situationen gliederte sich wiederum in die Abschnitte Literaturrecherche, Konsultationen mit einem Hausarzt und einem Schlafstörungsspezialisten sowie der Durchführung einer onlineassistierten Delphi-Studie. Mit diesem Vorgehen wurde ein Konsens der Ärzte über die medizinische Angemessenheit der Antwortmöglichkeiten gefunden und eine Rangordnung dieser zu etabliert, um die Entscheidungen der Patienten entsprechend einordnen zu können.

Dazu wurden sowohl Hausärzte als auch Fachärzte mit einbezogen, da erstere als gewöhnliche Ansprechpartner für Patienten fungieren und letztere die spezialisierten Experten auf dem Gebiet darstellen. Mittels der Online-Datenbank www.dottore.ch wurden alle Hausärzte des schweizerischen Kantons Tessin angeschrieben. Die Schlafmediziner des örtlichen Schlaflabors wurden persönlich angeschrieben. Insgesamt wurden so 67 Ärzte angeschrieben, wovon 29 den Onlinefragebogen in der zweiwöchigen Frist und zwei Erinnerungs-E-Mails vollständig ausgefüllt haben.

Die Verwendung der Onlinetechnologie ermöglichte eine Randomisierung der Reihenfolge der 16 Szenarien für jeden Teilnehmer und der Antwortmöglichkeiten zu den einzelnen Szenarien. In dem Online-Tool hatten die Ärzte die Möglichkeit, die vier Antwortkategorien von „sehr gut aus medizinischer Sicht" bis „nicht sinnvoll aus medizinischer Sicht" zu ranken. Zudem bestand die Option, eine weitere Lösung vorzuschlagen und schriftlich einzugeben. Für die einzelnen Antwortkategorien wurde jeweils ermittelt, wie viele Teilnehmer diese auf demselben Rank eingeordnet haben. Als starker Konsens wurde dabei die Einordnung von der Mehrheit der Ärzte gezählt. Die erste Runde brachte fünf Szenarien mit ausreichendem Konsens der Teilnehmer hervor.

Diese Aufbereitung wurde in die zweite Runde der Delphi-Studie eingearbeitet und die Ergebnisse der ersten Runde den Teilnehmern erneut präsentiert. In dieser Runde nahmen 24 Ärzte teil und weitere neun Szenarien erfüllten das Konsens-Kriterium.

In der dritten Runde wurden die zwei noch verbliebenen Szenarien im Vorfeld stark bearbeitet, da sich herausgestellt hatte, dass medizinische Formulierungen widersprüchlich waren und daher die Teilnehmer keinen Konsens erzielen konnten. Die überarbeiteten Szenarien wurden mit zwei Ärzten in Interviews diskutiert und dann nochmal dem Expertenpanel vorgelegt. In dieser Runde haben 26 Experten teilgenommen und die beiden Szenarien im Konsens angenommen (vgl. Dubowicz & Schulz in Druck). In Abbildung 1 ist eines der Szenarien, wie es in der Delphi-Studie angenommen wurde, dargestellt. Unter der Situationsbeschreibung befinden sich die vier Antwortmöglichkeiten mit dem jeweiligen Rank.

Abbildung 1: Szenario zur Messung des Urteilsvermögens

Szenario	
Sie liegen seit über einer halben Stunde im Bett und können nicht einschlafen. Am nächsten Tag haben Sie ein wichtiges Treffen mit Ihrem Vorgesetzten bzw. eine wichtige Familienfeier. Wie würden Sie sich verhalten?	
Rank	**Antwortmöglichkeiten**
1	Ich würde mich trotzdem an meine verordnete Medikation halten.
2	Ich würde zusätzlich homöopathische Medikamente einnehmen bzw. etwas lesen oder meditieren um müde zu werden.
3	Ich würde die Dosis meiner verordneten Medikation erhöhen.
4	Ich würde zum Entspannen und Einschlafen Alkohol trinken.

Quelle: Eigene Darstellung.

3.2.4 Phase 4: Pilot-Studie mit Patienten

Das durch Konsens erreichte Instrument wurde in einen Fragebogen für Schlafstörungspatienten eingearbeitet und in einer ersten Pilot-Studie getestet. Die Patienten wurden mit Hilfe von Hausärzten und des örtlichen Schlaflabors kontaktiert und um Einwilligung zur Studienteilnahme gebeten. Die unterschiedlichen Rekrutierungswege wurden in Fragebogen festgehalten. In einer dreimonatigen Feldphase konnten insgesamt 87 Patienten als Teilnehmer gewonnen werden, womit die nötige Größe des Samples nach statistischen Kriterien erreicht wurde. Der Fragebogen umfasste neben den 16 Szenarien Items zur Gesundheitskompetenz, eine Schlafstörungsskala, Fragen zum Umgang mit der Krankheit sowie dem derzeitigen Gesundheitszustand und soziodemographische Angaben.

Eine erste Untersuchung der Ergebnisse dieser Studie hat gezeigt, dass einige der Szenarien in einer Faktoranalyse kaum zur Varianz des Messinstruments beitragen. In einem Fall führte die Formulierung der Antwortmöglichkeit zu nicht-eindeutigen Ergebnissen, da vorausgesetzt wurde, dass alle Schlafstörungspatienten mit einem Bettpartner schlafen. Zu einer ebenfalls abgefragten Skala zur funktionalen Gesundheitskompetenz konnte keine signifikante Korrelation nachgewiesen werden, was darauf schließen lässt, dass Urteilsvermögen eine eigenständige Komponente im

Modell der Gesundheitskompetenz darstellt. Nach einer tiefergehenden Datenanalyse soll das in der Pilot-Studie getestete Instrument von 16 Szenarien auf etwa zehn für die geplante Durchführung der Validierung-Studie reduziert werden. Das Instrument zur Messung des Urteilsvermögens als Bestandteil der kritischen Gesundheitskompetenz soll dann nur noch die aus Sicht von Patienten und Ärzten relevantesten Situationen enthalten, um in einem angemessenen Zeitraum als Fragebogen bearbeitet werden zu können.

4 Forschungsausblick

Das entsprechend angepasste Instrument zur Messung des Urteilsvermögens soll in einer Validierungs-Studie mit etwa 200 Schlafstörungspatienten getestet werden, um dann als endgültiges Messinstrument zur Verfügung zu stehen. Neben der reduzierten Skala ist die Ergänzung um weitere Instrumente geplant, die die weiteren Ebenen der Gesundheitskompetenz in dem Modell von Schulz und Nakamoto (2005, 2013) prüfen können. Damit wird die Möglichkeit geschaffen, dem Konzept der Gesundheitskompetenz zu einem mehrere Ebenen umfassenden, empirischen Messinstrument zu verhelfen. Zudem kann mit dem Instrument in den weiteren Phasen des Forschungsprojektes insbesondere das Urteilsvermögen der Patienten in einem größeren Kontext getestet werden, um herauszufinden, inwiefern die Patienten ihre Entscheidungen zu dem aus medizinischer Sicht besten gesundheitlichen Ergebnis treffen. Gerade die kritische Gesundheitskompetenz und die negativen Auswirkungen einer Patientenentscheidung, die auf einem riskanten Urteilsvermögen beruht, kann sichtbar gemacht werden. Dabei bieten die Szenarien mit ihren verschiedenen Komponenten Anhaltspunkte für eine solche Patientenentscheidung.

Als praktische Anwendung können nach Abschluss der aufeinander aufbauenden Forschungsphasen Indizien für die Identifizierung der Patientengruppe gegeben werden, die unabhängig von ihrem individuellen Wissen über Gesundheitskompetenz eher zu riskanten eigenmächtigen Entscheidungen tendiert. Damit können Möglichkeiten geschaffen werden, den Genesungsprozess positiv zu beeinflussen und damit auch den ökonomischen Realitäten im Gesundheitsbereich gerecht zu werden.

5 Ergebnisse und praktische Implikationen

Die Ergebnisse der vorangegangenen Forschung zeigen einen Konsens von medizinischen Experten für Lösungen zu Szenarien, die für Schlafstörungspatienten zentral sind. Sie stellen eine Erweiterung der bisherigen Messinstrumente für Gesundheitskompetenz dar und bringen die zusätzliche Komponente des Urteilsvermögens der Patienten mit ein. Dadurch kann aufgezeigt werden, dass durchaus auch Patienten mit hoher Gesundheitskompetenz zu persönlichen Entscheidungen mit negativen Implikationen für ihren Gesundheitszustand neigen. Beispielsweise der Schlafstörungspatient, der weiß, dass er abends nicht schwer essen sollte, sich dann im Restaurant aber gegenteilig entscheidet.

Die individuelle Gesundheitskompetenz stellt einen besseren Prädiktor für den Gesundheitszustand eines Menschen dar als andere soziodemographische Angaben (vgl. Schillinger et al. 2002). Obschon die Wichtigkeit feststeht, sind die Messinstrumente noch lückenhaft. Dieser Ansatz versucht daher, in diesem Bereich Richtungen aufzuzeigen. Nach Abschluss der Validierungsstudie soll damit ein überschaubarer Fragenkatalog zur Verfügung stehen, der weitere Forschung zur Gesundheitskompetenz und des Urteilsvermögens der Patienten erfassen kann. Basierend auf diesen Fähigkeiten von Patienten stellt sich der Erfolg im individuellen Genesungsprozess ein und Empfehlungen zur Art der Kommunikation können patientengerecht gegeben werden. Dies kann zu einem besseren Befolgen des Heilungsplans und damit zu einem schnelleren Genesungsprozess führen. Daraus resultiert wiederum eine effektivere Kommunikation zwischen Arzt und Patient. Die frühzeitige Einbeziehung des Patientenverhaltens kann sich so in einer kosteneffektiveren Nutzung des Gesundheitswesens niederschlagen.

Sicherlich ist dieser Ansatz an eine bestimmte Krankheit gebunden und kann daher nicht als generelles Instrument verwendet werden wie etwa die in Kapitel 2.2 vorgestellten Messinstrumente. Dennoch geht er erstmals über diese Messinstrumente hinaus und kann ein umfassenderes Bild des Patienten zeichnen. Außerdem bietet sich die Möglichkeit, ausgehend von dieser Patientengruppe und der gewonnenen Forschungserfahrung, das Instrument für andere so genannte ‚Volkskrankheiten' bereitzustellen und einen breiten Einsatz des Instruments zu ermöglichen.

Literatur

Ad hoc committee on health literacy for the council of scientific affairs. American Medical Association (1999). Health literacy, Report of the Council of Scientific Affairs. Journal of the American Medical Association, 28: 552-557.

Baacke, D. (1996). Medienkompetenz. Begrifflichkeit und sozialer Wandel. In A. von Rein (Hrsg.), Medienkompetenz als Schlüsselbegriff (S. 112-124). Bad Heilbrunn: Verlag Julius Klinkhardt.

Baker, D. W. (2006). The meaning and the measure of health literacy. Journal of General Internal Medicine, 21: 878-883.

Baker, D. W., Williams, M. V., Parker, R. M., Gazmararian, J. A. & Nurss, J. (1999). Development of a brief test to measure functional health literacy. Patient Education and Counseling, 38: 33-42.

Baecker, D. (1996). Oszillierende Öffentlichkeit. In R. Maresch (Hrsg.), Medien und Öffentlichkeit (S. 89-107). München: Boer Verlag.

Baron-Epel, O., Balin, L., Daniely, Z. & Eidelman, S. (2007). Validation of a Hebrew health literacy test. Patient Education and Counseling, 67: 235-239.

Bleicher, J. & Lampert, C. (2003). Gesundheit und Krankheit als Themen der Medien- und Kommunikationswissenschaft. Medien & Kommunikationswissenschaft, 51: 347-352.

Carthery-Goulart, M. T., Anghinah, R., Areza-Fegyveres, R., Bahia, V. S., Brucki, S. M. D., Damin, A., ..., Nitrini, R. (2009). Performance of a Brazilian population on the test of functional health literacy in adults. Revista de Saúde Pública, 43: 631-638.

Chew, L. D., Griffin, J. M., Partin, M. R., Noorbaloochi, S., Grill, J. P., Snyder, A., ..., VanRyn, M. (2008). Validation of screening questions for limited health literacy in a large VA outpatient population. Journal of General Internal Medicine, 23: 561-566.

Chinn, D. (2011). Critical health literacy: A review and critical analysis. Social Science & Medicine, 73: 60-67.

Connor, M., Mantwill, S. & Schulz, P. J. (2013). Functional health literacy in Switzerland. Validation of a German, Italian, and French health literacy test. Patient Education and Counselling, 90: 12-17.

Davis, T. C., Michielutte, R., Askov, E. N., Williams, M. V. & Weiss, B. D. (1998). Practical assessment of adult literacy in health care. Health Education Behavior, 25: 613-624.

Davis, T. C., Long, S. W., Jackson, R. H., Mayeaux, E. J., George, R. B., Murphy, P. W. & Crouch, M. A. (1993). Rapid estimate of adult literacy in medicine: a shortened screening instrument. Family Medicine, 25: 391-395.

Dubowicz, A. & Schulz, P.J. (in Druck). Medical assessments of patient decisions and health literacy. A scenario-based measure of judgment skills. Patient Education and Counselling.

Eichler, K.., Wieser, S. & Brügger, U. (2009). The costs of limited health literacy: A systematic review. International Journal of Public Health, 54: 313-324.

Habermas, J. (1990). Strukturwandel der Öffentlichkeit. Untersuchungen zu einer Kategorie der bürgerlichen Gesellschaft. Frankfurt am Main: Suhrkamp.

Hans-Bredow-Institut (Hrsg.) (2006). Medien von A bis Z. Wiesbaden: Verlag für Sozialwissenschaften.

Howard, D. H., Gazmararian, J. & Parker, R. M. (2005). The impact of low health literacy on the medical costs of Medicare managed care enrollees. The American Journal of Medicine, 118: 371-377.

Ishikawa, H., Takeuchi, T. & Yano, E. (2008). Measuring functional, communicative and critical health literacy among diabetic patients. Diabetes Care, 31: 874-879.

Jarolimek, S., Dubowicz, A., Greyer, J., Kunkel, J., Obst, R., Sängerlaub, A., ..., Vogt, M. (2010). Öffentliches und Geheimes. Publizistik, 55: 405-425.

Jovic-Vranes, A., Bjegovic-Mikanovic, V. & Marinkovic, J. (2009). Functional health literacy among primary health-care patients: Data from the Belgrade pilot study. Journal of Public Health, 31: 490-495.

Kreps, G. L. & Thornton, B. C. (1992). Health communication. Theory and practice (2. Aufl.). Prospect Hights, IL: Waveland Press.

Luhmann, N. (2004). Die Realität der Massenmedien. Wiesbaden: Verlag für Sozialwissenschaften.

Nutbeam, D. (2000). Health literacy as a public health goal: a challenge for contemporary health education and communication strategies into the 21st century. Health Promotion International, 15: 259-267.

Nutbeam, D. (2008). The evolving concept of health literacy. Social Science & Medicine, 67: 2072-2078.

OECD (2007). Health at a Glance 2007. OECD Indicators. Online: http://www.oecd-ilibrary.org/social-issues-migration-health/health-at-a-glance-2007_health_glance-2007-en (10.06.2013).

Parker, R. M. (2000). Health literacy: a challenge for American patients and their health care providers. Health Promotion International, 15: 277-291.

Parker, R. M., Baker, D. W., Williams, M. V. & Nurss, J. R. (1995). The test of functional health literacy in adults: a new instrument for measuring patients' literacy skills. Journal of General Intern Medicine, 10: 537-541.

Rubinelli, S., Schulz, P. J. & Nakamoto, K. (2009). Health literacy beyond knowledge and behavior: letting the patient be a patient. International Journal of Public Health, 54: 307-311.

Schillinger, D., Grumbach, K., Piette, J., Wang, F., Osmond, D., Daher, C., ..., Bindman, A. (2002). Association of health literacy with diabetes outcomes. Journal of the American Medical Association, 288: 475-482.

Schulz, P. J. & Nakamoto, K. (2013). Health literacy and patient empowerment in health communication: The importance of separating conjoined twins. Patient Education and Counselling, 90: 4-11.

Schulz, P. J. & Nakamoto, K. (2011). "Bad" literacy, the Internet, and the limits of patient empowerment. Vortrag auf der Conference on Artificial Intelligence, San Francisco, 7.-11. August.

Schulz, P. J. & Nakamoto, K. (2005). Emerging themes in health literacy. Studies in Communication Sciences, 5: 1-9.

Signitzer, B. (2001). Ansätze und Forschungsfelder der Health Communication. In K. Hurrelmann & A. Leppin (Hrsg.), Moderne Gesundheitskommunikation. Vom Aufklärungsgespräch zur E-Heath (S. 22-35). Bern, Stuttgart, Toronto: Verlag Hans Huber.

Soellner, R., Huber, S., Lenartz, N. & Rudinger, G. (2009). Gesundheitskompetenz – Ein vielschichtiger Begriff. Zeitschrift für Gesundheitspsychologie, 17: 105-113.

Strohmeier, G. (2004). Politik und Massenmedien, Eine Einführung. Baden-Baden: Nomos.

Tang, Y. H., Pang, S. M. C., Chan, M. F., Yeung, G. S. P. & Yeung, V. T. F. (2007). Health literacy, complication awareness, and diabetic control in patients with type 2 diabetes mellitus. Journal of Advanced Nursing, 62: 74-83.

Tsai, T. I., Lee, S. Y. D., Tsai, Y. W. & Kuo, K. N. (2010). Methodology and validation of health literacy scale development in Taiwan. Journal of Health Communication, 16: 50-61.

Tones, K. (2002). Health literacy: new wine in old bottles? Health Education Research, 17: 287-290.

Watzlawick, P., Beavin, J. H. & Jackson, D. D. (1969). Menschliche Kommunikation. Formen, Störungen, Paradoxien, Bern, Stuttgart, Toronto: Verlag Hans Huber.

World Health Organization (1997). Ottawa Charter for Health Promotion. Geneva: World Health Organization.

Wills, J. (2009) Health literacy: new packing for health education or radical movement? International Journal of Public Health, 54: 3-4.

III. Strategien der Gesundheitsförderung

Kathleen Arendt

Gesunde Ernährung im Unterhaltungsformat: Potenziale der Entertainment-Education-Strategie für die Gesundheitsförderung bei Kindern[1]

Abstract

Gesundheitsförderung sollte bereits im Kindesalter beginnen. Gerade die Problematik steigender Übergewichtszahlen bei Kindern und Jugendlichen hält dazu an. Nach der Explikation der Rolle der Medien für Übergewicht und kindliches Ernährungsverhalten rückt die Entertainment-Education-Strategie in den Fokus der Betrachtungen. So hat sich die Integration von Gesundheitsbotschaften in unterhaltende Medienformate als effektive Form der Gesundheitsförderung erwiesen. Grundlagen, Entstehungshintergrund, theoretische Verortung und Wirkungsprozess werden dargelegt, um dann am konkreten Beispiel gesunder Ernährung die Potenziale für die ernährungsbezogene Gesundheitsförderung mit Kindern als Zielgruppe zu eruieren.

Schlagwörter

Entertainment-Education, Ernährungsförderung, Kinder, Sozialkognitive Theorie, Evaluation

1 Gesundheitsförderung im Kindesalter

Wissenschaftler und Praktiker sind sich einig darüber, dass eine erfolgreiche Gesundheitsprävention und -förderung bereits im Kindesalter beginnen muss, da in dieser Altersgruppe jene Verhaltensweisen erlernt, erprobt und gegebenenfalls stabilisiert werden, die in höherem Alter konkrete Gesundheitsgefährdungen bedeuten können (Klein-Heßling 2006). Mit Blick auf die steigende Prävalenz von Übergewicht und Adipositas im Kindes- und Jugendalter (Pigeot et al. 2010) kommt der Förderung einer gesundheitserhaltenden Ernährungsweise bei Kindern und Jugendlichen eine große Bedeutung zu (Katz 2011, Lanfer et al. 2010), insbesondere weil das Verzehrverhalten deutscher Kinder und Jugendlicher nicht den offiziellen Verzehrempfehlungen entspricht (Mensink et al. 2009). Das Forschungsinstitut für Kinderernährung empfiehlt für die Verbesserung der Kinder-

1 Dieser Beitrag basiert auf Auszügen aus der Dissertationsschrift der Autorin (Arendt 2013).

ernährung u. a. den Konsum pflanzlicher Lebensmittel zu erhöhen und den Verzehr von Süßigkeiten, gesüßten Getränken und Fastfood zu reduzieren (Alexy et al. 2009).

Ein Bewusstsein über präventives Gesundheitshandeln ist schon sehr früh vorhanden. Bereits Vorschulkinder können einfache Zusammenhänge zwischen Präventionsverhalten und gesundheitsbezogenen Wirkungen verstehen. Gefragt nach wichtigen Präventionsmöglichkeiten nennen Kinder an erster Stelle eine angemessene Ernährung (Obst, Gemüse, Tee und Saft), gefolgt von Bewegung und Sport sowie angemessener Kleidung. Gut ernährt und fit zu sein sind aus der Sicht von Kindern damit wichtige Bestandteile von Gesundheit (Lohaus & Ball 2006).

Maßnahmen der Gesundheitsförderung zum Thema Ernährung finden zumeist im Schulkontext statt. Erfolgreich haben sich da vor allem Mehrkomponenten-Interventionen erwiesen, die nicht nur curriculare Inhalte vermitteln, sondern auch Änderungen im Schulumfeld und der Essensversorgung umsetzen und darüber hinaus die Eltern intensiv mit einbeziehen (Plachta-Danielzik et al. 2007, Zenzen & Kridli 2009). Die Kombination aus individueller Ernährungsbildung und -motivation (Verhaltensprävention), also die Stärkung der Eigenverantwortung des Einzelnen für seine Gesundheit gepaart mit Veränderungen der Lebensumstände (Verhältnisprävention), gilt als zielführender primärpräventiver Ansatz für die Lösung des ‚Adipositasproblems' (Müller et al. 2009).

Daran anknüpfend befasst sich dieser Beitrag mit der Entertainment-Education-Strategie (kurz: EE) als eine Form intendierter Gesundheitskommunikation, die sich explizit die Potenziale unterhaltender massenmedialer Medienangebote zu Nutze macht, um effektive Gesundheitsaufklärung durchzuführen. Einführend wird der Forschungsstand zum Thema Medien und Ernährung/Übergewicht für die Zielgruppe Kinder dargelegt. Die Entertainment-Education-Strategie wird daran anschließend definitorisch verortet, ihr Entstehungskontext nachgezeichnet und theoretische Grundlagen sowie Wirkungsdimensionen betrachtet. Anhand konkreter Beispiele soll dann die Umsetzung der Strategie für den Bereich Ernährung und die Zielgruppe Kinder ausgeführt werden. Im Fazit werden schließlich die Potenziale der Strategie für die Gesundheitsförderung mit Kindern zusammengefasst.

2 Medien – Ernährung – Kinder

Die zunehmende Prävalenz von Übergewicht bei Kindern und Jugendlichen und der zeitgleiche Trend einer steigenden Mediennutzung führte im Zuge der Erforschung möglicher Einflussfaktoren zu der Frage, ob diese zwei Phänomene zusammenhängen. Der Zusammenhang zwischen Medien-, insbesondere der Fernsehnutzung, und Übergewicht bzw. Adipositas bei Kindern ist mittlerweile gut belegt (Janssen et al. 2005, Kleiser et al. 2009). Für die Erklärung dieses Zusammenhangs werden verschiedene Thesen diskutiert, die vordergründig auf die Aktivität (bzw. eher Inaktivität) oder die Dauer der Tätigkeit Fernsehen als Ursache fokussieren. Als weiterer Mechanismus wird der ungünstige Einfluss der Fernsehnutzung auf das kindliche Ernährungsverhalten resultierend aus einer Beeinträchtigung der Wahrnehmung des Sättigungsgefühls und dem Mehrverzehr an Nahrung angenommen (Buijzen et al. 2008, Jordan & Chernin 2011). Ebenso bedeutsam für die Beeinflussung von Übergewicht und Ernährungsverhalten ist jedoch die Darstellung von Ernährung in kinderrelevanten Medien. Ernährungsdarstellungen sind insbesondere im Fernsehen, also dem Leitmedium für Kinder, omnipräsent. In der wissenschaftlichen Forschung findet die Untersuchung der Darstellung und Wirkung von Lebensmittelwerbung besondere Beachtung. Als Fern-Seher kommen Kinder täglich und mehrmals mit Lebensmittelwerbung in Kontakt, die fast ausschließlich Lebensmittel bewirbt, die im Rahmen einer gesunderhaltenden Ernährungsweise eher weniger verzehrt werden sollten. Werbung für gesunde Lebensmittel ist selten (Effertz & Wilcke 2012, Gantz et al. 2007, Kelly et al. 2010, Schulz et al. 2010). Die umfangreiche Datenbasis zur Wirkung von Lebensmittelwerbung auf Kinder lässt den Schluss zu, dass Lebensmittelwerbung einen moderaten aber konsistenten direkten Einfluss auf Nahrungsmittelpräferenzen, Wissen und Verhalten sowie Kaufaufforderungen an die Eltern hat (Coon & Tucker 2002, Hastings et al. 2003).

Deutlich weniger Beachtung fand bislang die Erforschung der Darstellung von Ernährung im Programmteil und den damit verbundenen Wirkungen. Auch im Programmteil entspricht die Darstellung von Lebensmitteln nicht den Ernährungsempfehlungen. Ungesunde Lebensmittel werden deutlich häufiger dargestellt als gesunde. Andere Gesundheitsthemen waren häufiger direkt mit der medialen Geschichte verknüpft, während Ernährung und Nahrungsmittel als Nebenaspekt im Bild meist nur als Kulisse dienen. Ungesunde Lebensmittel werden öfter exzessiv verzehrt und stärker wertgeschätzt als gesunde Lebensmittel. Übergewichtige Charaktere kommen selten vor, Kinder und Teenager sind kaum übergewichtig und nie adipös. Botschaften mit Aufklärungscharakter fehlen weitestgehend (Greenberg et al. 2009, Rössler et al. 2006).

3 Die Entertainment-Education-Strategie: Intendierte Gesundheitskommunikation im Unterhaltungsformat

Entertainment-Education ist eine mediale Kommunikationsstrategie, die intensiv im Bereich der Gesundheitskommunikation eingesetzt wird.[2] Die Strategie verknüpft Unterhaltung und Bildung in der Form, dass edukative Botschaften in ein Unterhaltungsformat integriert werden, um so Veränderungen beim Individuum, aber auch auf institutioneller und gesellschaftlicher Ebene, zu bewirken.

> „EE is a theory-based communication strategy for purposefully embedding educational and social issues in the creation, production, processing, and dissemination process of an entertainment program, in order to achieve desired individual, community, institutional, and societal changes among the intended media user populations" (Wang & Singhal 2009: 5).

Zentrales definitorisches Element der Strategie ist die zielgerichtete Integration („purposefully embedding") der edukativen Botschaft im gesamten Entstehungs-, Umsetzungs- und Wirkungsprozess. Am Merkmal der Intentionalität lässt sich die Strategie von Unterhaltungsangeboten abgrenzen, die prosoziale Botschaften zwar (oft aus dramaturgischen Gründen) thematisieren, eine Wirkabsicht allerdings nicht explizites Ziel, sondern eher erwünschtes Nebenprodukt ist (Moyer-Gusé 2008).

Die Ursprünge dieser Form der medialen Kommunikation liegen in ihrer Anwendung als Mittel der Entwicklungshilfe in Entwicklungsländern. Edukative Botschaften zu sozialen und gesundheitsbezogenen Themen wurden vielzählig in serielle fiktionale Unterhaltungsformate wie Seifenopern oder Telenovelas integriert und führten zu teils tiefgreifenden Veränderungen auf verschiedenen Ebenen (Singhal et al. 2004, Singhal & Rogers 1999). Im Unterschied zu Entwicklungsländern findet EE seinen Einsatz in den Industrieländern (hauptsächlich den USA) weniger als Mittel der Entwicklungshilfe, sondern vielmehr als Vehikel der Information, Auf-

2 Grundsätzlich ist die EE-Strategie nicht auf die Gesundheitsthematik begrenzt, sondern für die Vermittlung von Botschaften über verschiedenste gesellschaftlich relevante Themenbereiche, wie z.B. Bioterrorismus, einsetzbar (Arendt & Rössler, in Druck).

klärung und Prävention insbesondere im Gesundheitsbereich (Public Health). Die vermittelten Botschaften und Themen korrespondieren mit und orientieren sich an den politischen und gesellschaftlichen Begebenheiten in den jeweiligen Ländern. Aufgrund der anders gearteten Medienumgebungen finden EE-Maßnahmen in Industrieländern zumeist in Form von Inskript-Produktionen statt, d. h. über die intendierte Integration von Storylines in einige wenige Folgen einer bereits erfolgreichen Unterhaltungsserie (Hether et al. 2008, Lampert 2007, Sherry 2002, Singhal et al. 2004).

Die Entertainment-Education-Strategie ist keine Theorie, sondern ein Konzept, welches grundsätzlich an Theorien und Ansätze verschiedenster Disziplinen anschlussfähig ist. Zur Anwendung kommen insbesondere Kommunikationstheorien und -modelle sowie Theorien und Modelle der Sozialpsychologie, was klar die vorherrschende Ausrichtung von EE als Strategie individueller Veränderungen widerspiegelt (Sood et al. 2004). Die prominenteste Theorie in der EE-Forschung ist die Sozialkognitive Theorie von Bandura (1986), die einen Erklärungsansatz für den Prozess der Verhaltensaneignung und -ausführung und der Verhaltensänderung bietet. Menschen erstellen und modifizieren ihr Verhaltensrepertoire demnach (auch) durch die Beobachtung von Modellen. Medienfiguren und -geschichten bieten ein umfangreiches Repertoire an Modellen und modellierten Verhaltensweisen, was die symbolische Umgebung der Massenmedien zu einer Informationsquelle macht, die ein großes Publikum an verschiedensten Orten erreichen kann. In einem EE-Format können außerdem die bestimmenden Faktoren des Beobachtungslernens optimal zusammenspielen und so zum Lernerfolg beitragen. So werden EE-idealtypisch drei Arten von Modellierungseinflüssen in seriellen Formaten insbesondere Dramen realisiert. Das *positive Rollenmodell*, welches das erwünschte Zielverhalten mit positiven Konsequenzen verkörpert, das *negative Rollenmodell*, welches mit den entsprechend negativen Konsequenzen dem ungünstigen Verhalten verhaftet ist und das *transitionale Rollenmodell*, welches im Laufe der medialen Handlung eine Wandlung zum propagierten Zielverhalten hin durchläuft. Durch die Kontrastierung dieser drei Modelltypen werden die Folgen der Handlungsoptionen betont (Bandura 2004b, Sabido 2004). Auch wenn EE-Maßnahmen nicht an bestimmte Medienformate gebunden sind, hat sich die Integration edukativer Botschaften in serielle Unterhaltungsformate wie Seifenopern, Telenovelas und Serien als zielführend erwiesen. Serienformate binden sowohl die Aufmerksamkeit als auch die Emotionen der Zuschauer über einen längeren

Zeitraum, bieten Wiederholung und Kontinuität und erlauben die intensive Behandlung von Themen durch verschiedene Handlungsstränge. Die Charaktere, als Träger der medialen Geschichte, können sich differenziert entwickeln und sowohl Vorteile des positiven Zielverhaltens wie auch Nachteile des abzulehnenden Verhaltens demonstrieren und erleben (Bandura 2004b, Singhal & Rogers 1999).

Darüber hinaus expliziert die Sozialkognitive Theorie als sozialpsychologische Theorie des individuellen Verhaltens Mechanismen und Faktoren, die verhaltenssteuernd sind. Selbstwirksamkeit als die Einschätzung der eigenen Fähigkeiten zum effektiven Umgang mit der verhaltensrelevanten Situation, Ergebniserwartungen als Kosten-Nutzen-Bewertung der Handlungsergebnisse und die Wahrnehmung von Hindernissen bei der Verhaltensumsetzung sind drei zentrale Faktoren, die eine Intentionsbildung und damit Verhalten wahrscheinlicher machen (Bandura 2004a). Die Annahme lautet, dass die gezielte Beeinflussung dieser theoretisch fundierten verhaltensrelevanten Dimensionen wesentlich zum Erfolg, das heißt zur Wirksamkeit einer EE-Maßnahme, beiträgt.

Die zentralen Zieldimensionen für die EE-Effektevaluation und damit die Bewertung der Wirksamkeit solcher Maßnahmen orientieren sich zumeist an einer Hierarchieheuristik auf Basis des Hierarchy-of-Effects-Modells von McGuire (1989), auch als KAP-Dimensionen (knowledge-attitude-practice) oder „learn, feel, do“ (Valente et al. 1998: 367) bezeichnet. Demnach wird erst Wissen über eine neue Idee erworben, dann werden positive Einstellungen bezüglich dieser Idee gebildet, um anschließend diese Idee in das individuelle Verhaltensrepertoire zu überführen und anzuwenden. Bislang wird die Möglichkeit, potenzielle EE-Effektdimensionen in enger Verzahnung mit individuellen Verhaltenstheorien (wie die Sozialkognitive Theorie) zu extrahieren, theoretisch wie empirisch noch unzureichend umgesetzt. Erste Befunde auf Basis des Erweiterten Entertainment-Education-Effektmodells, welches hierarchische Wirkdimensionen und Dimensionen der Sozialkognitiven Theorie integriert, geben Hinweise darauf, dass durch die Rezeption eines EE-Formats neben Wissen, Einstellungen und Verhalten auch die ernährungsbezogene Selbstwirksamkeit von Grundschulkindern positiv beeinflusst werden kann (Arendt 2013; vgl. auch Kapitel 4.2).

4 Zielgruppenspezifische Anwendungen der EE-Strategie im Bereich Ernährungsförderung

4.1 Gesunde Ernährung als EE-Botschaft

Trotz der gesamtgesellschaftlichen Bedeutung einer gezielten Ernährungsförderung und dem Einsatz medialer Kommunikationsstrategien ist Ernährung ein Entertainment-Education-Randthema. So dokumentiert beispielsweise die Organisation Hollywood, Health & Society[3], Initiator zahlreicher Inskript-Produktionen im Gesundheitsbereich in den USA, lediglich ein Beispiel für eine Inskript-Produktion zum Thema. In drei Folgen der Serie Emergency Room (2004) wurde eine Storyline integriert, die sich mit Übergewicht und Folgeerkrankungen bei Teenagern beschäftigt und explizit auf die Ernährungsempfehlung für den Verzehr von Obst und Gemüse (5 am Tag) verweist. Eine Evaluationsstudie zeigte einen positiven Zusammenhang zwischen Rezeption und Verhaltensänderung sowie Wissenszuwachs. Keinen Zusammenhang gab es zwischen der Rezeption der Storylines und Einstellungsskalen sowie Verhalten (Valente et al. 2007). Villa Borghese (1991), eine Koproduktion initiiert von der niederländischen Herzstiftung zum Thema gesunder Lebensstil, wurde letztlich zum Beispiel dafür, wie schwierig die Themen Ernährung und Bewegung in eine dramatische Form zu bringen sind. Den Drehbuchautoren war es trotz intensiver Arbeit nicht gelungen, die notwendige Balance zwischen Unterhaltungs- und Bildungsanspruch zu finden, was in der Einstellung der Serie aufgrund zu geringer Einschaltquoten mündete (Bouman 2004). Auch in Entwicklungsländern ist Ernährung ein EE-Thema, allerdings aufgrund der gesellschaftlichen Gegebenheiten weniger im Kontext der Übergewichtsproblematik, sondern z. B. der Geschlechtergleichbehandlung (McKee et al. 2004).

4.2 Kinder als Zielgruppe von Entertainment-Education-Maßnahmen

Die überwiegende Zahl dokumentierter EE-Maßnahmen richtet sich an ein allgemeines, sprich erwachsenes Publikum. Da die Zielgruppe aber sämtliche Schritte von der Wahl der relevanten Botschaften über die Art und Weise der Umsetzung bis hin zur Evaluation determiniert, sollen nun

3 http://hollywoodhealthandsociety.org

fünf exemplarische EE-Maßnahmen aus dem Ernährungsbereich vorgestellt werden, die sich explizit an Kinder als Zielgruppe richten. Ziel ist es dabei, die große Variabilität bei der Entstehung und Umsetzung der Maßnahmen zu dokumentieren und außerdem, soweit vorhanden, Ergebnisse systematischer Wirkungsuntersuchungen darzulegen. Der Fokus liegt dabei auf Maßnahmen in mediensaturierten Ländern.[4]

Ein älteres Beispiel für eine U.S.-amerikanische EE-Initiative ist die Fernsehserie Mulligan Stew, bestehend aus sechs halbstündigen Folgen für 9- bis 11-Jährige ergänzt mit Begleitmaterialien. Die Serie wurde 1971/72 produziert, in den 1970/80er-Jahren im Fernsehen wiederholt ausgestrahlt und erreichte sechs Millionen Kinder. Aufgrund der damals hohen Kosten für die Ausstrahlung wurde auf die Verbreitung über Videokassetten umgestellt, die u. a. einfacher für spezielle Publika (z. B. Schulen) zugänglich gemacht werden konnten. In der Serie erleben eine Gruppe von fünf Kindern unterschiedlicher Ethnien und ein Erwachsener verschiedene Ernährungsabenteuer. Das Schulbegleitmaterial enthielt ein Comicbuch mit weiteren Abenteuern sowie Wissenskompendien und die Texte zu den Liedern (Van Horn et al. 1999). Da die Serie mit universitärer Anbindung initiiert wurde, war die systematische wissenschaftliche Evaluation expliziter Teil der Maßnahme. Olien et al. (1975) untersuchten u. a. die Wirkung der Serie im Zusammenhang mit Begleitmaßnahmen mit der Annahme, dass sich die Wirksamkeit der Serie (im Schulkontext) erst entfaltet, wenn sie in Schulprogramme integriert wird. Die Effektmessung auf Wissens- und Verhaltensebene erfolgte mittels Experimentaldesigns in Schulen mit unterschiedlich stark integrierter Serie verglichen mit einer Kontrollgruppe ohne Serienkontakt (4.-6. Klasse). Die Ergebnisse stützen die Annahme, dass Schulen mit stärkerer Integration der Serie in andere Maßnahmen stärkere Verbesserungen des Verzehrverhaltens aufwiesen als Schulen, die nur die Serie einsetzten oder die Kontrollschulen. Wissenszuwächse wurden insbesondere bezüglich des Slogans verzeichnet. Trotz des starken Einflusses der curricularen Aktivitäten auf die positiven Veränderungen konstatieren die Autoren, dass auf die Serie nicht verzichtet werden kann, sondern die Kombination von Serie und Begleitmaßnahmen deren Wirksamkeit bestimmt.

4 Mit Blick auf Entwicklungsländer empfiehlt sich eine weiterführende Lektüre zur Meena Communication Initiative, einer mehrjährigen, länderübergreifenden Initiative von UNICEF in Südostasien (McKee et al. 2004) und SoulBuddyz, Teil der Maßnahmen des Soul City Institute for Health & Development Communication in Südafrika (Goldstein et al. 2001).

Auf Initiative der Bangor Food Research Unit (Bangor University, UK) wurde theoriegeleitet auf Basis der Sozialkognitiven Theorie (insbesondere die Aspekte Modelllernen und Verhaltensbelohnung) eine Intervention zur Steigerung des Obst- und Gemüsekonsum von Vorschul- und Grundschulkindern konzipiert. Die Food Dudes sind eine Gruppe von vier Kindern, die Superkräfte bekommen, wenn sie Obst und Gemüse essen. Sie müssen gegen die Junk Punks kämpfen, die androhen, den Planeten zu übernehmen und alles Obst und Gemüse („life force foods") zu zerstören. Die Food Dudes sind ein schulbasiertes Interventionsprogramm mit medialer Komponente bestehend aus sechs sechsminütigen Abenteuerepisoden. Zentrale Komponente des Programms ist die Belohnung in Form von Food Dudes-Artikeln wie Stiften und Stickern. Die Food Dudes-Intervention dauert 16 Tage, in denen die Kinder erst die Serie sehen, Briefe der Food Dudes vorgelesen bekommen und dann Belohnungen erhalten, wenn sie Obst und Gemüse gegessen haben. In der folgenden Phase werden Video, Briefe und Belohnungen sporadisch eingesetzt. Eine umfangreiche wissenschaftliche Evaluation zeigte den Erfolg dieses Programms, das nicht nur zu einer deutlichen Erhöhung des Obst- und Gemüsekonsums bei Mädchen und Jungen im Alter zwischen vier und elf Jahren führte, der auch nach zwölf Monaten noch nachweisbar war, sondern auch Ausstrahlungseffekte erzeugte. So wurden die Eltern dazu angeregt, mehr Obst und Gemüse bereitzustellen und selbst mehr zu verzehren; außerdem wurde von einer besseren Schulanwesenheit und höherem Selbstvertrauen berichtet (Horne et al. 2009, Lowe et al. 2004).

Klassisch massenmedial ausgerichtet finden sich auf dem deutschen Fernsehmarkt unterhaltende Formate, die zur Ernährungsförderung eingesetzt werden, wie z. B. Die Hollies, Peb & Pebber und LazyTown. Die Hollies (2003) ist eine Koproduktion der Bundeszentrale für gesundheitliche Aufklärung, des KI.KA und der Deutschen Bundesstiftung Umwelt bestehend aus einem Kinderfantasyfilm mit drei ergänzenden Episoden zu den Themen Umweltbewusstsein und gesunde Ernährung. Die Protagonisten Lisa und Sven müssen im Laufe der Handlung Konflikte meistern und Schwierigkeiten bewältigen, um die Hollies, animierte Außerirdische, mit Energiepunkten zu versorgen, damit diese ihre Reise zum Heimatplaneten antreten können. Im Mittelpunkt steht dabei die Auseinandersetzung mit Obst und Gemüse als Energielieferanten. Ergänzt wird die Serie durch ein Begleitheft zur didaktischen Bearbeitung der Filmserie im Unterricht. Die Wirksamkeit der Filmserie im massenmedialen Einsatz (Ausstrahlung über den KI.KA) wurde bislang noch nicht systematisch evaluiert, ebenso wenig wie der Einsatz in Schulen[5].

Peb & Pebber – Helden privat ist Teil des Medienangebots der Plattform Ernährung und Bewegung e.V. (PEB), ein Netzwerk zur Vorbeugung von Übergewicht bei Kindern und Jugendlichen. In bislang drei Staffeln mit 45 dreiminütigen Episoden geben die Puppen Peb und Pebber alltagstaugliche Tipps zu Ernährung in Form konkreter Botschaften mit klarem Handlungsziel an die Zielgruppe im Vorschulalter. Ergänzend zur Serie stehen für jede Folge Elterninformationen und ergänzende Spielanleitungen auf der Webseite der Platttform zur Verfügung. Außerdem sind die Puppen als „Walking-Acts" bei Off-Air Veranstaltungen präsent. Das Format wird seit 2006 auf Super RTL, marktführendes Kindervollprogramm in Deutschland, ausgestrahlt und verzeichnet hohe Einschaltquoten. Qualitative Evaluationsstudien unterstreichen insbesondere das positive Rezeptionserleben und die Anregung zu anschlusskommunikativen Handlungen vor allem seitens der Eltern.[6]

LazyTown ist das wohl umfänglichste, hier dargestellte, EE-Projekt und insofern außergewöhnlich, als es nicht als Kooperation von Stakeholdern der Gesundheitsförderung initiiert wurde, sondern ein weltweit agierendes Unternehmen ist, das 2011 von Turner Broadcasting aufgekauft wurde. Kernstück ist die Kinderfernsehserie LazyTown – Los Geht's mit 53 halbstündigen Folgen, die in über 170 Ländern gesendet und seit 2005 auf Super RTL ausgestrahlt werden. Im Mittelpunkt der Serie für Vorschul- aber auch Grundschulkinder, die Trick-, Realfilm und Computeranimation miteinander verbindet, steht die fiktive Stadt LazyTown und deren Bewohner. Das wiederkehrende Handlungsmuster der Serie sieht vor, dass die Kinder der Stadt vor ein Problem gestellt werden, das meist durch die Intrigen des Bösewichts Freddie Faulig verursacht wurde und nun gelöst werden muss. Rat und Hilfe kommt dabei vom Superhelden Sportacus, der die Kinder ermutigt, aus eigener Kraft, mit gesunder Ernährung und ihrem Teamgeist, die Probleme anzugehen. Neben dem sich gesund ernährenden Protagonist und dem Junk Food sowie Süßigkeiten liebenden Antagonist ist Ziggy ein Kindercharakter, der sich, im Sinne der Sozialkognitiven Theorie, im Laufe der Abenteuer wandelt und dabei regelmäßig seine Vorliebe für Süßigkeiten zugunsten von Obst und Gemüse zurückstellen muss. Neben Bewegung und sozialem Handeln ist gesunde Ernährung ein wiederkehrendes Thema

5 http://www.grasloewe.de/index.php?article_id=19
6 http://www.ernaehrung-und-bewegung.de/peb-pebber_erfolg.html

der Episoden, teilweise auch Hauptthema, das im Sinne der Strategie storyimmanent verarbeitet wird, also nicht nur Kulisse ist (Arendt 2013).[7] Flankiert wird die Serie z. B. durch Informations- und Spielangebote auf den Webseiten des Senders und des Unternehmens sowie Off-Air-Events, Merchandising und Kollaborationen wie z. B. mit der Kampagne „5 am Tag Obst und Gemüse". Laut LazyTown-Unternehmenssprecherin findet keine formelle Evaluation statt, Ergebnisse von Studien zum Einfluss auf das Verzehrverhalten sind nicht öffentlich zugänglich.[8] In einer Experimentalstudie mit 190 Kindern (3./4. Klasse) im Pretest-Posttest-Design mit Alternativtreatment wurde deshalb die Wirkung von LazyTown als ernährungsbezogenem EE-Format auf die im Erweiterten Entertainment-Education-Effektmodell explizierten Dimensionen (Wissen, Einstellungen, Selbstwirksamkeit, Ergebniserwartung, Intentionen, Verhalten) systematisch untersucht. Die Ergebnisse zeigen, dass ein EE-Format zum Thema Ernährung einen Effekt auf die EE-spezifischen KAP-Dimensionen Wissen, Einstellungen und Verhalten in Form des serienspezifischen Ernährungswissens, der Präferenz für Äpfel und der Wahl einer gesunden Snackalternative bei Grundschulkindern hat. Wenn auch nur in der Tendenz, so konnte in dieser Studie erstmals empirisch gezeigt werden, dass ein derartiges Format die ernährungsbezogene Selbstwirksamkeit positiv beeinflusst. Selbstwirksamkeit wird in sozialpsychologischen Verhaltenstheorien wie der Sozialkognitive Theorie eine zentrale Rolle bei der individuellen Wahrnehmung der eigenen Fähigkeiten und damit der Verhaltensregulierung zugewiesen (Arendt 2013). In der EE-Evaluationsforschung war Selbstwirksamkeit bislang keine theoretisch explizierte und empirisch untersuchte Ergebnisvariable.[9]

5 Implikationen und Ausblick

Dass unterhaltende Medienangebote eine effektive Lernumgebung bieten können, zeigt insbesondere auch die Konzeption von Bildungsprogrammen für Kinder wie z. B. die Sesamstrasse (Fisch 2004). Allerdings hat sich die (U.S.-amerikanische) Landschaft der Bildungsfernsehformate in den

7 http://www.lazytown.com; http://www.lazytown.biz
8 Antwort auf eine Emailanfrage an das Unternehmen vom 2./3. April 2012.
9 Eine Ausnahme aus dem Kontext der Entwicklungsländer ist die Studie von Sood (2002) zum Einfluss von Publikumsinvolvement mit einer EE-Radioseifenoper auf Selbstwirksamkeit.

letzten Jahrzehnten zugunsten narrativer fiktionaler Angebote verändert (Akerman et al. 2011). Die Entertainment-Education-Strategie folgt ebenfalls dieser Idee der emotionalen Beteiligung der jungen Zuschauer an fiktionalen Geschichten und der Modellfunktion der Charaktere, wenn auch nicht mit dem Ziel des Erwerbs curricularer Fähigkeiten, sondern der Gesundheitsförderung. Aus Sicht der Ernährungsförderung sollten Maßnahmen für Kinder mehr als „nur" Ernährungswissen vermitteln, sondern individuelles Verhalten und die gesellschaftlichen Verhältnisse verändern (Bundeszentrale für gesundheitliche Aufklärung 2010). Entertainment-Education-Formate bzw. -Kampagnen leisten genau das. Die Integration ernährungsbezogener Botschaften in fiktionale unterhaltende Fernsehgeschichten für Kinder kann als Präventionskonzept betrachtet werden, das nachweislich über die Ebene der Wissensvermittlung hinaus individuelle verhaltensrelevante Wahrnehmungen und Selbsteinschätzungen verändert, und letztlich das kindliche Ernährungsverhalten selbst beeinflusst. Vor dem Hintergrund, dass etwa die Hälfte der Kinder und Jugendlichen im Alter zwischen 6 und 17 Jahren nicht oder nur wenig an Ernährung interessiert sind und 40 Prozent nicht motiviert sind, die gesundheitliche Wirkung von Ernährung zu beachten (Pudel et al. 2000), bietet die Ernährungsförderung im EE-Format eine Möglichkeit, die Zielgruppe dort abzuholen, wo sie ist – vor dem Fernsehgerät. Die Attraktivität des Trägerformates, nämlich eine fiktionale unterhaltende Geschichte, stellt sicher, dass eine große Zahl an Kindern zur selben Zeit an verschiedenen Orten und im Fall von z. B. LazyTown sogar weltweit erreicht wird, die wohl in diesem Umfang mit anderen Arten der Prävention kaum erreicht werden könnte. Weiterführend kann man Entertainment-Education als eine Form der Verhältnisprävention begreifen: Wie zu Beginn dargestellt, besteht das tägliche Fernsehmenü von Kindern fast ausschließlich aus Ungesundem. Ernährungsförderliche EE-Formate können dieser Unverhältnismäßigkeit entgegenwirken und dem Thema gesunde Ernährung einen Platz in der kindlichen Fernsehdiät geben. Im Gegensatz zur „üblichen" Implementierung von EE-Maßnahmen in Form einer freizeitorientierten massenmedialen Unterhaltungsmediennutzung (Peb & Pebber, Die Hollies, LazyTown) ist die Adaption als schulbasierte Intervention mit fiktionaler Narration und intensiven begleitenden Maßnahmen (Mulligan Stew, Food Dudes) als zielgruppenspezifisch wirksame Minimalvariante zu betrachten.

Mit diesem Beitrag war das Ziel verbunden, die Potenziale einer gesundheitskommunikativen Strategie für Kinder aufzuzeigen, deren Kern die Integration gesundheitsförderlicher Botschaften in unterhaltende Medienangebote darstellt. Eine differenzierte Bewertung dieser Potenziale hängt allerdings auch vom Stellenwert theoretischer Fundierung im Entstehungs- und Implementationsprozess sowie der Qualität und Intensität evaluativer Untersuchungen ab. Nur so können letztlich wissenschaftlich gesichert Auskünfte über die Wirksamkeit und Wirkmechanismen solcher Maßnahmen gegeben und Best-Practice-Beispiele identifiziert werden.

Literatur

Akerman, A., Bryant, J. A. & Diaz-Wionczek, M. (2011). Educational preschool programming in the US. Journal of Children and Media, 5: 204-220.

Alexy, U., Clausen, K. & Kersting, M. (2009). Die Ernährung gesunder Kinder und Jugendlicher nach dem Konzept der Optimierten Mischkost. In M. Kersting (Hrsg.), Kinderernährung Aktuell. Schwerpunkte für Gesundheitsförderung und Prävention (S. 29-39). Sulzbach im Taunus: Umschau Zeitschriftenverlag.

Arendt, K. (2013). Entertainment-Education für Kinder. Potenziale medialer Gesundheitsförderung im Bereich Ernährung. Baden-Baden: Nomos.

Arendt, K. & Rössler, P. (in Druck). Wirkungsstrategien politischer Kommunikation in Unterhaltungsformaten. Entertainment-Education am Beispiel „Öffentliche Sicherheit". In M. Dohle & G. Vowe (Hrsg.), Politische Unterhaltung – Unterhaltende Politik. Forschung zu Medieninhalten, Medienrezeption und Medienwirkungen. Köln: von Halem.

Bandura, A. (1986). Social foundation of thought and action. Englewood Cliffs, NJ: Prentice Hall.

Bandura, A. (2004a). Health promotion by social cognitive means. Health Education & Behavior, 31: 143-164.

Bandura, A. (2004b). Social cognitive theory for personal and social change by enabling media. In A. Singhal, M. J. Cody, E. M. Rogers & M. Sabido (Hrsg.), Entertainment-education and social change. History, research, and practice (S. 75-96). Mahwah, NJ: Lawrence Erlbaum.

Bouman, M. (2004). Entertainment-education television drama in the Netherlands. In A. Singhal, M. J. Cody, E. M. Rogers & M. Sabido (Hrsg.), Entertainment-education and social change. History, research, and practice (S. 225-242). Mahwah, NJ: Lawrence Erlbaum.

Buijzen, M., Bomhof, E. & Schuurman, J. (2008). A test of three alternative hypotheses explaining the link between children's television viewing and weight status. Journal of Children and Media, 2: 67-74.

Bundeszentrale für gesundheitliche Aufklärung (Hrsg.) (2010). Qualitätskriterien für Maßnahmen der Gesundheitsförderung und Primärprävention von Übergewicht bei Kindern und Jugendlichen. Köln: Bundeszentrale für gesundheitliche Aufklärung.

Coon, K. A. & Tucker, K. L. (2002). Television and children's consumption patterns. A review of the literature. Minerva Pediatrics, 54: 423-436.

Effertz, T. & Wilcke, A.-C. (2012). Do television food commercials target children in Germany? Public Health Nutrition, 15: 1466-1473.

Gantz, W., Schwartz, N., Angelini, J. R. & Rideout, V. (2007). Food for thought. Television food advertising to children in the United States. A Kaiser Family Foundation report. Online: http://www.kff.org/entmedia/7618.cfm (15.03.2013).

Goldstein, S., Anderson, A., Usdin, S. & Japhet, G. (2001). Soul Buddyz: A children's rights mass media campaign in South Africa. Health and Human Rights, 5: 163-173.

Greenberg, B. S., Rosaen, S. F., Worrell, T. R., Salmon, C. T. & Volkman, J. E. (2009). A portrait of food and drink in commercial TV series. Health Communication, 24: 295-303.

Hastings, G., Stead, M., McDermott, L., Forsyth, A., MacKintosh, A. M., Rayner, M., ..., Angus, K. (2003). Review of research on the effects of food promotion to children. Glasgow: University of Strathclyde. Online: http://www.food.gov.uk/multimedia/pdfs/foodpromotiontochildren1.pdf (15.03.2013).

Hether, H., Huang, G., Beck, V., Murphy, S. & Valente, T. (2008). Entertainment-education in a media-saturated environment: Examining the impact of single and multiple exposures to breast cancer storylines on two popular medical dramas. Journal of Health Communication, 13: 808-823.

Horne, P. J., Hardman, C. A., Lowe, C. F., Tapper, K., Le Noury, J., Madden, P., …, Doody, M. (2009). Increasing parental provision and children's consumption of lunchbox fruit and vegetables in Ireland: The Food Dudes intervention. European Journal of Clinical Nutrition, 63: 613-618.

Janssen, I., Katzmarzyk, P. T., Boyce, W. F., Vereecken, C., Mulvihill, C., Roberts, C., …, Health Behaviour in School-Aged Children Obesity Working Group (2005). Comparison of overweight and obesity prevalence in school-aged youth from 34 countries and their relationships with physical activity and dietary patterns. Obesity Reviews, 6: 123-132.

Jordan, A. B. & Chernin, A. (2011). The role of media in childhood obesity. In D. Bagchi (Hrsg.), Global perspectives on childhood obesity (S. 487-493). NY, San Diego: Academic Press.

Katz, D. L. (2011). Unfattening our children: Forks over feet. International Journal of Obesity, 35: 33-37.

Kelly, B., Halford, J. C. G., Boyland, E. J., Chapman, K., Bautista-Castaño, I., Berg, C., …, Summerbell, C. (2010). Television food advertising to children: A global perspective. American Journal of Public Health, 100: 1730-1736.

Klein-Heßling, J. (2006). Gesundheit im Kindes- und Jugendalter: Symptomatik, gesundheitsförderliches und gesundheitsriskantes Verhalten. In A. Lohaus, M. Jerusalem & J. Klein-Heßling (Hrsg.), Gesundheitsförderung im Kindes- und Jugendalter (S. 13-30). Göttingen: Hogrefe.

Kleiser, C., Schaffrath Rosario, A., Mensink, G., Prinz-Langenohl, R. & Kurth, B.-M. (2009). Potential determinants of obesity among children and adolescents in Germany: Results from the cross-sectional KiGGS study. BMC Public Health, 9: 46.

Lampert, C. (2007). Gesundheitsförderung im Unterhaltungsformat. Wie Jugendliche gesundheitsbezogene Darstellungen in fiktionalen Fernsehangeboten wahrnehmen und bewerten. Baden-Baden: Nomos Verlag.

Lanfer, A., Hebestreit, A. & Ahrens, W. (2010). Einfluss der Ernährung und des Essverhaltens auf die Entwicklung der Adipositas bei Kindern und Jugendlichen. Bundesgesundheitsblatt – Gesundheitsforschung – Gesundheitsschutz, 53: 690-698.

Lohaus, A. & Ball, J. (2006). Gesundheit und Krankheit aus der Sicht von Kindern (2. überarb. und erw. Auflage). Göttingen, Bern, Wien, Toronto, Seattle, Oxford, Prag: Hogrefe.

Lowe, C. F., Horne, P. J., Tapper, K., Bowdery, M. & Egerton, C. (2004). Effects of a peer modelling and rewards-based intervention to increase fruit and vegetable consumption in children. European Journal of Clinical Nutrition, 58: 510-522.

McGuire, W. J. (1989). Theoretical foundations of campaigns. In R. E. Rice & C. K. Atkin (Hrsg.), Public communication campaigns (2. Auflage, S. 43-65). Newbury Park: Sage.

McKee, N., Aghi, M., Carnegie, R. & Shahzadi, N. (2004). Cartoons and comic books for changing social norms: Meena, the South Asian girl. In A. Singhal, M. J. Cody, E. M. Rogers & M. Sabido (Hrsg.), Entertainment-education and social change. History, research, and practice (S. 331-350). Mahwah, NJ: Lawrence Erlbaum.

Mensink, G. B. M., Richter, A., Stahl, A., Vohmann, C. & Heseker, H. (2009). Bestandsaufnahme: Nährstoffversorgung und Lebensmittelverzehr von Kindern und Jugendlichen in Deutschland. In M. Kersting (Hrsg.), Kinderernährung Aktuell. Schwerpunkte für Gesundheitsförderung und Prävention (S. 40-64). Sulzbach im Taunus: Umschau Zeitschriftenverlag.

Moyer-Gusé, E. (2008). Toward a theory of entertainment persuasion: Explaining the persuasive effects of entertainment-education messages. Communication Theory, 18: 407-425.

Müller, M. J., Landsberg, B. & Plachta-Danielzik, S. (2009). Prävalenz und Prävention von Übergewicht und Adipositas im Kindesalter. In M. Kersting (Hrsg.), Kinderernährung Aktuell. Schwerpunkte für Gesundheitsförderung und Prävention (S. 118-126). Sulzbach im Taunus: Umschau Zeitschriftenverlag.

Olien, C. N., Tichenor, P. J. & Donohue, G. A. (1975). A systems evaluation of purposive message: The "Mulligan Stew" ETV project. Report, University of Minnesota.

Pigeot, I., Buck, C., Herrmann, D. & Ahrens, W. (2010). Übergewicht und Adipositas bei Kindern und Jugendlichen. Die weltweite Situation. Bundesgesundheitsblatt – Gesundheitsforschung – Gesundheitsschutz, 53: 653-665.

Plachta-Danielzik, S., Pust, S., Asbeck, I., Czerwinski-Mast, M., Langnase, K., Fischer, C., ..., Muller, M. J. (2007). Four-year follow-up of school-based intervention on overweight children: The KOPS study. Obesity, 15: 3159-3169.

Pudel, V., Borchardt, A., Ellrott, T., Maaß, P., Mensink, B. & Spirik, J. (2000). Essverhalten und Ernährungszustand von Kindern und Jugendlichen – eine Repräsentativerhebung in Deutschland. In Deutsche Gesellschaft für Ernährung (Hrsg.), Ernährungsbericht 2000 (S. 115-146). Frankfurt: Druckerei Henrich.

Rössler, P., Lücke, S., Linzmaier, V., Steinhilper, L. K. & Willhöft, C. (2006). Ernährung im Fernsehen. Darstellung und Wirkung: eine empirische Studie. München: Verlag Reinhard Fischer.

Sabido, M. (2004). The origins of entertainment-education. In A. Singhal, M. J. Cody, E. M. Rogers & M. Sabido (Hrsg.), Entertainment-education and social change. History, research, and practice (S. 61-74). Mahwah, NJ: Lawrence Erlbaum.

Schulz, P. J., Keller, S. & Hartung, U. (2010). Versteckte Botschaften: Lebensmittelwerbung im Kinderfernsehen. Schweizer Zeitschrift für Ernährungsmedizin, 2: 20-25.

Sherry, J. L. (2002). Media saturation and entertainment-education. Communication Theory, 12: 206-224.

Singhal, A., Cody, M. J., Rogers, E. M. & Sabido, M. (Hrsg.) (2004). Entertainment-education and social change: History, research, and practice. Mahwah, NJ: Lawrence Erlbaum.

Singhal, A. & Rogers, E. M. (1999). Entertainment-education a communication strategy for social change. Mahwah, NJ: Lawrence Erlbaum.

Sood, S. (2002). Audience involvement and entertainment-education. Communication Theory, 12: 153-172.

Sood, S., Menard, T. & Witte, K. (2004). The theory behind entertainment-education. In A. Singhal, M. J. Cody, E. M. Rogers & M. Sabido (Hrsg.), Entertainment-education and social change. History, research, and practice (S. 117-152). Mahwah, NJ: Lawrence Erlbaum.

Valente, T. W., Murphy, S., Huang, G., Gusek, J., Greene, J. & Beck, V. (2007). Evaluating a minor storyline on ER about teen obesity, hypertension, and 5 A Day. Journal of Health Communication, 12: 551-566.

Valente, T. W., Paredes, P. & Poppe, P. R. (1998). Matching the message to the process the relative ordering of knowledge, attitudes, and practices in behavior change research. Human Communication Research, 24: 366-385.

Van Horn, B. E., Flanagan, C. A. & Thomson, J. S. (1999). Changes and challenges in 4-H (Part 2). Journal of Extension, 37: o.S. Online: http://www.joe.org/joe/1999february/comm1.php (15.03.2013).

Wang, H. & Singhal, A. (2009). Entertainment-education through digital games. In U. Ritterfeld, M. J. Cody & P. Vorderer (Hrsg.), Serious games: Mechanisms and effects (S. 271-292). New York: Routledge.

Zenzen, W. & Kridli, S. (2009). Integrative review of school-based childhood obesity prevention programs. Journal of Pediatric Health Care, 23: 242-258.

Hannah Früh & Eva Baumann

Riskant oder gefährlich? Dimensionen und Herausforderungen einer rezipientenzentrierten gesundheitsbezogenen Risikokommunikation

Abstract

Viele Ansätze der Risiko- und Gesundheitskommunikation befassen sich mit Risikowahrnehmungen, um über ein Verständnis dieser Wahrnehmungen das Verhalten von Menschen beeinflussen zu können. In unserem integrativen Ansatz führen wir Aspekte der Gesundheitskommunikation mit Überlegungen der Risikokommunikation zusammen. Besonderen Stellenwert hat hierbei die Unterscheidung von Risiken und Gefahren anhand der Dimension der Kontrollierbarkeit eines Ereignisses oder seiner Folgen. Basierend auf dieser Differenzierung lassen sich sowohl Risikokommunikationsstrategien als auch Gefahrenkommunikationsstrategien konzipieren, die Menschen zu gesundheitsförderlichem Verhalten bewegen könnten.

Schlagwörter

Risikokommunikation, Gefahr, Risiko, Unsicherheit, Kontrollierbarkeit, Botschaftsstrategien

1 Einführung

Gesundheitsrelevantes Verhalten ist in vielen Fällen mit einer mehr oder weniger stark ausgeprägten Risikowahrnehmung verbunden. Neben anderen Faktoren kann das wahrgenommene Risiko einen Einfluss darauf haben, „[...] ob Kranke ihre Medikamente nehmen, ob Menschen sich medizinischen Eingriffen unterziehen oder ob sie gesundheitsschädliche Verhaltensweisen ändern" (Rossmann & Brosius 2012: 118). Daher zielen persuasive Kommunikationsbemühungen zur Prävention und Intervention häufig auf die Risikowahrnehmung der Rezipienten ab.

In der Gesundheitskommunikation wird die Wahrnehmung des Risikos einer Erkrankung bzw. einer gesundheitlichen Beeinträchtigung zwar als wichtiger Faktor des Gesundheitsverhaltens berücksichtigt, jedoch wird die Risikowahrnehmung häufig eher pauschal im Sinne der wahrgenommenen Wahrscheinlichkeit des (negativen) Ereignisses betrachtet. Noch seltener wird auf der nächsten Ebene differenziert, indem zwischen der wahrgenommenen Verwundbarkeit („susceptibility") und ihrem Schweregrad (‚severity'; z. B. Janz & Becker 1984) sowie zwischen ‚objektivem' und ‚subjektiv wahrgenommenem' Risiko (z. B. Renner et al. 2007) unterschieden wird. Um verschiedene Zielgruppen kommunikativ erfolgreich ansprechen zu können, scheint jedoch gerade für Gesundheitskontexte eine dritte Differenzierungsebene relevant, die unterschiedliche Formen des individuellen Umgangs mit wahrgenommenen Risiken und damit die Adressierbarkeit mit Präventionsbotschaften beeinflussen kann: die Unterscheidung zwischen Risiken oder Risikobestanteilen, die – zumindest prinzipiell – in ihrer Eintrittswahrscheinlichkeit berechenbar bzw. vorhersehbar – und damit auch *kontrollierbar* – sind, und Bedrohungen bzw. potenziellen Gesundheitsproblemen, die in ihrer Eintrittswahrscheinlichkeit unabwägbar und ungewiss – damit *kaum kontrollierbar* – erscheinen. Wir möchten daher in diesem Beitrag einige Überlegungen aus der Risikokommunikation in die Gesundheitskommunikation einbringen und eine Modellierung vorschlagen, die die Mehrdimensionalität der Risikowahrnehmung näher in den Blick nimmt.

1.1 Unterscheidung von Risiken und Gefahren

In der Literatur zur Risikokommunikation ist die Differenzierung von ‚Risiken im engeren Sinne' und ‚Gefahren' anhand der *Kontrollierbarkeit* recht häufig anzutreffen (z. B. Luhmann 1991, 2003). Kontrollierbarkeit bezieht sich hierbei in erster Linie darauf, bestimmte Faktoren einer Bedrohung zu identifizieren, die diese reduzieren oder erhöhen können. Darauf aufbauend lassen sich für einzelne Bedrohungen *Eintrittswahrscheinlichkeiten* berechnen. In zweiter Linie bezieht sich Kontrollierbarkeit auf die Zurechenbarkeit von Risiken zu menschlichen *Entscheidungen*: Wenn Risikofaktoren bekannt sind, kann man durch entsprechendes Handeln ein Risiko erhöhen oder auch reduzieren (Beck 1986, 2007, Luhmann 1991, 2003, Renn 1992). Diese Unterscheidung lässt sich anhand der *Entstehung des Risikobegriffs* illustrieren: Solange Menschen sich der Natur oder Gott mehr oder weniger hilflos ausgesetzt sahen, gab es (vermutlich) noch kein Risikoverständnis im oben beschriebenen Sinn, denn dem Menschen war die Zukunft vorherbestimmt. Menschen konnten allenfalls ein gottgefälliges Leben führen und auf Glück oder Gnade hoffen (vgl. Luhmann 2003: 16 ff.). Daher hat sich vermutlich erst mit der Säkularisierung und der Aufklärung ein Risikobegriff herausgebildet, da man im Zuge dessen begann, durch wissenschaftliche Erkenntnis Kausalzusammenhänge zu formulieren, um Einfluss auf zukünftige Ereignisse zu nehmen (vgl. Renn 2010: 1). Aus diesem Geist heraus entstand beispielsweise das Versicherungswesen: Mit der Entdeckung neuer Kontinente und der Kolonialisierung wurden die Handelswege länger und die Gefahr hoher Verluste durch Überfälle oder Unfälle größer. Um diese Einbußen für Handeltreibende zu minimieren, mussten verschiedene Risiken identifiziert werden, die im Schadensfall einen finanziellen Ausgleich über eine Versicherung ermöglichen sollten (vgl. Münkler 2010).

Aus diesen kurzen historischen Anmerkungen lassen sich folgende Charakteristika von Risiken im engeren Sinne ableiten: Der Risikobegriff ist eng an menschliches Handeln, Entscheiden bzw. an die Vorstellung der Kontrollierbarkeit möglicher zukünftiger Ereignisse gebunden. Diese *Kontrollüberzeugung* ermöglicht es auch, Risiken freiwillig einzugehen, um einen Gewinn zu erzielen, da man durch gezieltes Vermeiden bestimmter Faktoren die Eintrittswahrscheinlichkeit eines negativen Ereignisses zu minimieren versucht oder weil man sich gegen mögliche Schäden absichern kann.

Im Folgenden unterscheiden wir daher mit Blick auf Bedrohungen der gesundheitlichen Unversehrtheit zwischen *Risiko* (im engen Sinne) einerseits und *Gefahr* andererseits. Beide Begriffe verweisen auf *Bedrohungen*, d. h. auf möglicherweise eintretende negative Ereignisse in der Zukunft, die sich in ihrer objektiv gegebenen (bzw. empirisch zu ermittelnden) sowie in ihrer subjektiv wahrgenommenen Kontrollierbarkeit unterscheiden können. Die Intensität der wahrgenommenen Kontrollierbarkeit ist dabei nicht nötigerweise an das wahrgenommene Ausmaß der Bedrohung gekoppelt. Das heißt, auch sehr gravierende Bedrohungen können – ebenso wie eher geringe Bedrohungen – als mehr oder weniger kontrollierbar empfunden werden. Somit kann es sein, dass eine Person, die davon überzeugt ist, mit den Konsequenzen eines Ereignisses umgehen zu können, tendenziell auch größere Risiken akzeptiert (Slovic et al. 2000). Da Risiken im Vergleich zu Gefahren zu einem gewissen Grad kontrollierbar erscheinen, versuchen Menschen, diese durch eigenes Handeln abzuwenden, während sie Gefahren lediglich ausweichen (können). Eine Möglichkeit der Risikokontrolle ist das Berechnen von bedingten Risikofaktoren und Eintrittswahrscheinlichkeiten (vgl. z. B. Ruhrmann 2003: 539). Für Gefahren hingegen lassen sich meist keine subjektiv bedeutsamen Wahrscheinlichkeiten berechnen, da die Randbedingungen, aus denen sich diese Wahrscheinlichkeiten ergeben würden, zu abstrakt oder weitgehend unklar sind (vgl. auch LeRoy & Singell 1987).

1.2 Individuelle Wahrnehmung von Risiken und Gefahren

Sowohl der Gefahren- als auch der Risikobegriff beinhalten eine Mikro- und eine Makroperspektive (Fisk 2001: 133):

Die *Makroperspektive* betrachtet beispielsweise Risiken und Gefahren als abstrakte gesellschaftliche Kategorien (vgl. Beck 2007: 20); demzufolge sind Risiken und Gefahren überindividuelle Größen, die eine Gesellschaft prägen. Unter einer Makroperspektive fassen wir aber auch jene Ansätze, die zumindest teilweise auf einer Aggregatperspektive beruhen, etwa der *Mental Models Approach* (Morgan et al. 2002: 21 f.): Auf der Basis von repräsentativen Aggregatdaten schätzen Experten verschiedene – häufig technische – Risiken ein und bewerten diese etwa nach ihrem Schweregrad und der relativen Häufigkeit ihres Auftretens. Häufig werden diese kriteriengeleiteten Experteneinschätzungen von Risiken auch als ‚objektive Risiken' bezeichnet (z. B. Renner et al. 2007: 254), denen sich subjektive Gefahren und Risiken auf Mikroebene gegenüberstellen lassen.

Die *Mikroperspektive* beschäftigt sich mit den individuellen Bedrohungswahrnehmungen von Personen (Renn 2010: 163) und kann sich von den Aggregatbetrachtungen deutlich unterscheiden (Morgan et al. 2002: 22). Überdies wird die Kontrollierbarkeit interindividuell teilweise sehr unterschiedlich wahrgenommen: Was für den einen ein Risiko darstellt, das er bewusst und freiwillig eingeht (zum Beispiel die Teilnahme am Straßenverkehr oder Passivrauchen), mag für den anderen eine Gefahr bedeuten, der er sich ausgeliefert sieht (Beck 2007: 277). Aber selbst wenn Einigkeit darüber besteht, dass es sich bei einer Bedrohung um ein Risiko handelt und damit um ein zumindest teilweise kontrollierbares negatives Ereignis, differieren die Einschätzungen der Bedrohlichkeit teilweise stark. Diese Differenzen können interindividuell zufällig streuen; sie können jedoch auch systematisch sein, wie der bereits erwähnte *Mental Models Approach* zeigt. Faktoren, die sich aus der Differenz zwischen objektiven Risikobestimmungen und subjektiven Risikowahrnehmungen ergeben, führen zu den so genannten „fright factors" (Bennett et al. 2010: 8 f.): Risiken werden von Individuen (im Vergleich zu Experten) vor allem dann als bedrohlicher wahrgenommen, wenn diese beispielsweise unfreiwillig eingegangen werden und ungerecht, unausweichbar, unerwartet, menschengemacht, irreversibel schädigend, langfristig und wissenschaftlich unerklärbar erscheinen, wenn die Opfer identifizierbar sind oder wenn Verantwortliche oder Experten sich bezüglich des befürchteten Ereignisses widersprechen. Renner et al. (2007) verdichten diese Faktoren weiter auf die Dimensionen

,Schrecklichkeit' und ,Unbekanntheit'. Auf beiden Dimensionen haben technologische Risiken unabhängig von ihrer empirisch gestützten Eintrittswahrscheinlichkeit eine tendenziell höhere Ausprägung als vom individuellen Verhalten abhängende Risiken. Ein Beispiel ist die Neigung von Menschen, das Risiko eines Flugzeugabsturzes zu überschätzen, während sie gleichzeitig das Risiko eines Autounfalls unterschätzen, von dem sie annehmen, ein höheres Maß an Kontrolle durch eigenes Verhalten ausüben zu können. Diese Fehleinschätzung kann fatale Folgen haben, wie eine Studie zur Flugvermeidung nach dem 11. September 2001 durch vermehrtes Autofahren zeigt: Aus Angst, Opfer eines Flugzeugattentats zu werden, haben die Menschen bevorzugt das Auto genutzt, um zu reisen. Infolge dessen sind die Todeszahlen durch Autounfälle deutlich angestiegen und überstiegen bei weitem die Zahl wahrscheinlicher Opfer durch Flugzeugattentate (Gigerenzer 2004).

Die Differenzierung von Risiken und Gefahren hat insbesondere auf Mikroebene große Bedeutung: Volz und Gigerenzer (2012: 2) konnten mit Hilfe neuropsychologischer Verfahren zeigen, dass Entscheidungen in wahrgenommenen Risikosituationen in anderen Gehirnregionen getroffen werden als in wahrgenommenen Unsicherheitssituationen (die wir hier als Gefahrensituationen auffassen).

Somit lässt sich zusammenfassend festhalten, dass sowohl Gefahren als auch Risiken Bedrohungen darstellen, die sich auf möglicherweise eintretende negative Ereignisse beziehen, dabei jedoch tendenziell unterschiedliche Aspekte im Vordergrund stehen. Es ist anzunehmen, dass Menschen (evolutionär bedingt) Bedrohungen im Sinne negativer Ereignisse im Vergleich zu Antizipiationen positiver Ereignisse bevorzugt wahrnehmen (*Negativismus-Bias,* vgl. Shoemaker 1996), um rechtzeitig einen drohenden Schaden abwenden oder vermeiden zu können. Anhand der Kontrollierbarkeit eines als mehr oder weniger bedrohlich wahrgenommenen Ereignisses lässt sich (graduell) differenzieren zwischen *Gefahren* (als prinzipiell unkontrollierbare Bedrohungen, beispielsweise Erdbeben oder Vulkanausbrüche) und *Risiken* (als in Teilen kontrollierbare Bedrohungen, etwa ein Verkehrsunfall, der sich durch einen angepassten Fahrstil vermeiden ließe, oder die Diagnose einer Krebserkrankung im fortgeschrittenen Stadium, die durch eine regelmäßige Teilnahme an Früherkennungsuntersuchungen vielleicht früher gestellt worden wäre und damit die Überlebenschancen erhöht hätte).

Mit dem Aspekt der Kontrollierbarkeit verweist die Differenzierung zwischen dem Risiko- und Gefahrenbegriff auch auf das Konstrukt der

Berechenbarkeit. Diese wiederum lässt sich sowohl auf Makro- als auch auf Mikroebene weiter differenzieren. Auf Makroebene verweist die Berechenbarkeit auf die mathematische Ermittlung von Eintrittswahrscheinlichkeiten für einzelne Ereignisse auf Basis von Aggregatdaten (vgl. hierzu auch z. B. Ruhrmann 2003: 539, Viswanath 2008: 2.079). Diese (aggregatdatenbasierten) Wahrscheinlichkeiten können wiederum auf verschiedene Bezugsobjekte unterschiedlicher Größe heruntergerechnet werden (z. B. die Wahrscheinlichkeit eines Erdbebens, bezogen auf ein Land, einen größeren Landstrich oder ein kleines Dorf). Bei dieser Bestimmung von Ereigniseintrittswahrscheinlichkeiten für einzelne Elemente eines Aggregats handelt es sich allerdings nur um eine mathematische Transformation, die den Einzelfall aus der abstrakten Perspektive des Aggregats betrachtet. Diese Eintrittswahrscheinlichkeiten können somit unabhängig sein von der subjektiven Wahrnehmung und ihrer Handlungsrelevanz für das Individuum (vgl. bereits Knight 1921): Die auf der Mikroebene vorgenommenen Berechnungen von Eintrittswahrscheinlichkeiten sind durch die individuellen Einschätzungen von Individuen determiniert, die aus der Interpretation der eigenen Situation und einer individuellen Informationsgrundlage resultieren. In diese Situationsdeutungen können (auch) Informationen der Berechnung der ‚objektiven' Eintrittswahrscheinlichkeit einfließen, sie können jedoch auch auf ganz anderen Heuristiken basieren. Knight (1921: 224-225) bezeichnet diese ‚Berechnungen' auf Mikroebene daher auch als „estimates". Im Vergleich zu Risiken lassen sich Gefahren mathematisch nur schwer berechnen, da hier die Kontrollierbarkeit des Ereignisses im Bereich des kaum definierbar Möglichen liegt und auch die Randbedingungen, anhand derer sich eine ‚Gefahreneintrittswahrscheinlichkeit' bemessen würde, diffus oder unbekannt sind (vgl. Volz & Gigerenzer 2012); Knight (1921) würde diese als „uncertainties" (1921: 224 f.) bezeichnen, die sich streng genommen nicht berechnen, sondern lediglich ‚abschätzen' ließen. Nun könnte man einwenden, dass sich aus Aggregatdaten auch für Erdbeben (als prinzipiell unkontrollierbare Gefahren) Eintrittswahrscheinlichkeiten berechnen lassen; allerdings sind diese – insbesondere aus der Mikroperspektive betrachtet – für konkretes Handeln wenig aussagekräftig: Das Ereignis lässt sich erstens nicht beeinflussen, denn es ist selbst weder genauer prognostizier- noch abwendbar; zweitens beziehen sich diese Berechnungen auf aggregierte Erfahrungswerte, und es stellt sich die Frage, welche konkrete Handlungsrelevanz sich aus einer Aussage z. B. über die Wahrscheinlichkeit eines Erdbebens im Landstrich X in den nächsten Y Jahren in Höhe von Z Prozent für ein Individuum, eine Familie oder ein ganzes Dorf zu einem bestimmten Zeitpunkt konkret ergeben sollte. Trotz dieser Abstraktheit können Individuen derartige Berechnungen aber auch für ihre eigenen Risikobeurteilungen heranziehen (vgl. auch Aven & Renn 2009, Knight 1921: 224 f., LeRoy & Singell 1987).

Zusammenfassend lässt sich somit festhalten, dass sich die Differenzierung von Risiken und Gefahren sowohl auf Gesellschaften als auch auf Individuen (bzw. deren Wahrnehmungen) beziehen kann. Aggregatbetrachtungen von Risiken (auf Makroebene) können sich dabei aus diversen Gründen deutlich von individuellen Wahrnehmungen unterscheiden (etwa aufgrund des so genannten *Unrealistic Optimism* bzw. *Optimistic Bias* (vgl. Weinstein 1980), und auch individuelle Wahrnehmungen müssen eine Bedrohung nicht übereinstimmend als Gefahr oder Risiko einschätzen. Dies trifft nicht einmal für vermeintlich eindeutige Gefahren zu, wie die Verurteilung von Erdbebenforschern nach einem Erdbeben in Italien verdeutlicht, die für die Schäden durch das vorangegangene Erdbeben zur Verantwortung gezogen wurden, womit letztlich der Vorwurf einer nicht erfolgten Kontrolle eines weitgehend unkontrollierbaren Ereignisses erhoben wurde (vgl. z. B. Fountain 2011).

2 Kommunikation von Risiken und Gefahren

Ein wichtiger Teilbereich der Gesundheitskommunikation richtet sich auf Persuasionsstrategien, die darauf abzielen, Menschen zu gesundheitsförderlichem Verhalten zu bewegen (z. B. Fromm et al. 2011: 90 f.). Da Gesundheitsverhalten in der Regel die Folge einer individuellen Situations- und Problemdeutung ist, stellt entsprechend die individuelle Wahrnehmung eines Gesundheitsproblems einen sinnvollen Ansatzpunkt für Botschaftsstrategien dar (vgl. Hastall 2011).

Neben bereits bekannten Determinanten der Gesundheitsrisikowahrnehmung (vgl. im Überblick Hoffmann & Faselt 2012) möchten wir eine aus der Risikokommunikation stammende graduelle Differenzierung gesundheitlicher Bedrohungen zwischen (kontrollierbaren) Risiken und (unbeeinflussbaren) Gefahren vornehmen. Dies ist insbesondere für die individuelle Informationsverarbeitung von Bedeutung (Volz & Gigerenzer 2012).

Unsere Grundannahmen sind in Abbildung 1 zusammengefasst. Wie bereits erwähnt, bauen diese Annahmen auf bereits bestehenden Modellen auf, beispielsweise auf dem aus der Risikoforschung stammenden Modell des *Social Amplification of Risk Framework* (Kasperson et al. 2003), das auch Elemente des Risikowahrnehmungsansatzes von Slovic (1987) integriert. Aus dem Bereich der Gesundheitspsychologie sind hier insbesondere Elemente aus linearen Modellen des Gesundheitsverhaltens (vgl. z. B. Fishbein & Cappella 2006, Hoffmann & Faselt 2012, Armitage & Conner 2000) wiederzufinden, vor allem der Aspekt der wahrgenommenen Bedrohlichkeit (zum Beispiel im *Health Belief Model* von Janz & Becker 1984 sowie in der *Protection Motivation Theory* von Rogers 1975). Darüber hinaus finden sich in dem nachfolgend beschriebenen Modell Grundgedanken des *Framing* wieder, insbesondere des *Gain- und Loss-Framing* der *Prospect Theory* von Kahneman und Tversky (1984) sowie des in der politischen Kommunikation gelegentlich verwendeten *Value Framing* (vgl. Borah 2011). Überschneidungen und Abgrenzungen werden im Anschluss an unsere Modellbeschreibung kurz diskutiert.

2.1 Gefahr und Risiko als Determinanten des Gesundheitsverhaltens: Modellbeschreibung

Wir konzentrieren uns im Folgenden vorwiegend auf die Wahrnehmung gesundheitsbezogener Bedrohungen durch Individuen (vgl. Abbildung 1). Unser Modell unterscheidet drei Ebenen: eine Ereignis-, eine Informationsverarbeitungs- und eine Verhaltensebene. Auf der Ereignisebene verorten wir Bedrohungen mit mehr oder weniger faktischen Eigenschaften (‚objektive Merkmale'), die auf den Menschen einwirken und von ihm als mehr oder weniger stark ausgeprägt wahrgenommen werden. Die Bedrohung wird dabei auf einem ‚Risiko-Gefahren-Kontinuum' als mehr oder weniger gut kontrollierbar eingeschätzt. Dabei folgt die Wahrnehmung keiner rein kognitiven Konstruktion, sondern sie ist auch von ‚objektiven Ereignis-Merkmalen' beeinflusst (das Modell des *Social Amplification of Risk Framework* von Kasperson et al. (2003) bezeichnet diese beispielsweise als *Risk Signals*). Den Begriff des Ereignisses muss man hier allerdings recht weit fassen, da Bedrohungen keine bereits eingetretenen, sondern in der Zukunft liegende, befürchtete Ereignisse darstellen. Voraussetzung für eine weitere Beschäftigung des Individdums mit einer Bedrohung ist natürlich, dass diese auch als subjektiv relevant (und nicht nur abstrakt) betrachtet wird (vgl. auch Janz & Becker 1984, Schwarzer 2004).

Abbildung 1: Modell zur individuellen Bedrohungswahrnehmung

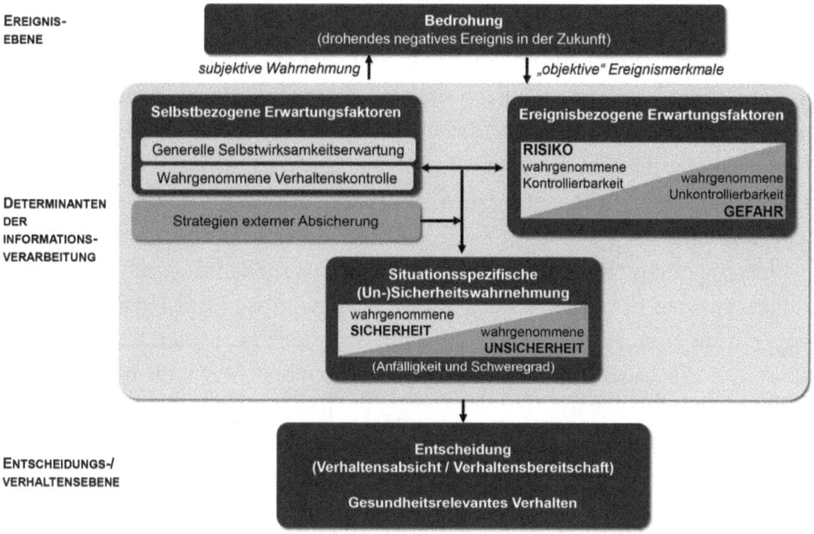

(Eigene Darstellung, erstellt u. a. auf Basis der oben erwähnten Ansätze und Modelle.)

Wird eine Bedrohung eher als ein Risiko eingeschätzt, lassen sich Rahmenbedingungen (zum Beispiel Risikofaktoren) bestimmen und gegebenenfalls individuell anpassen: Rauchen mag ein wichtiger Risikofaktor für Lungenkrebs sein, wenn jedoch jemand nicht raucht, entfällt dieser Faktor und ein anderer, z. B. das Einatmen von Schadstoffen am Arbeitsplatz, kann für das Individuum an Gewicht gewinnen. Wird Lungenkrebs dagegen als Gefahr wahrgenommen, sind die Randbedingungen dem Individuum entweder vollkommen unklar und diffus oder die Person hält sie zumindest nicht für beeinflussbar, wie das z. B. bei einer genetischen Vorbelastung oder bei fatalistischen Vorstellungen über Krebserkrankungen der Fall sein kann (z. B. Lee et al. 2012). Hier kann allenfalls manchmal die Entscheidung getroffen werden, ob man mit einer Gefahr leben möchte oder nicht. Aus Bedrohungen, die wegen ihres (antizipierten) Ereignischarakters als unkontrollierbar wahrgenommen werden, resultiert ein Unsicherheitsempfinden gegenüber dieser diffusen, mehrdeutigen, komplexen, unvorhersehbaren Situation, in der entweder keine sicheren oder inkonsistente Informationen verfügbar sind (Brashers 2001: 478). Anpassungsprozesse mit dem Ziel einer Unsicherheitsreduktion können in Form einer Informationssuche erfolgen, um möglicherweise etwas, das zunächst aus individueller Perspektive als Gefahr wahrgenommen wurde, in ein Risiko zu verwandeln (vgl. Atkin 1973: 205 f., Dervin et al. 1982: 439). Oder diese Unsicherheit mündet in ein Vermeidungsverhalten – entweder gegenüber neuen Informationen, die einem die Gefahr, gegen die man nichts tun kann, immer wieder vor Augen führen und hierdurch kognitive Dissonanz verursachen könnte (*Ignoranzverhalten*; vgl. Brashers et al. 2002: 259) oder indem man versucht, die Gefahrensituation zu verlassen, ohne jedoch die Gefahr selbst reduzieren zu können (zum Beispiel durch Wegzug aus einer Erdbebenregion).

Nun mag man einwenden, dass auch Risikowahrnehmungen trotz Vorstellungen über die Kontrollierbarkeit von Ereignissen mit Unsicherheitsempfindungen verbunden sein könnten, da niemand in der Lage ist, mit Sicherheit Aussagen über die Zukunft zu machen und weil niemals alle Parameter bekannt sein können. Wir gehen allerdings davon aus, dass sich dieses Empfinden im Zusammenhang mit Risiken eher als Ungewissheit äußert, die nicht so diffus und unberechenbar erscheint wie eine Unsicherheitswahrnehmung; Ungewissheit drückt sich eher in Form eines ‚Noch-Nicht-Wissens' (Lau & Böschen 2001) als in einem mit der Unsicherheit verbundenen diffusen Gefühl des ‚Nichts-Tun-Könnens' und Ausgeliefertseins aus. Um also zu verdeutlichen, dass bei Risikowahrnehmungen Kontrollierbarkeitsvorstellungen im Vordergrund stehen, während Gefahren eher als unkontrollierbar erscheinen, möchten wir den Unsicherheitsbegriff für den Bereich reservieren, in dem die Gefahrenwahrnehmung im Vordergrund steht.

Neben der *ereignisbezogenen Bedrohungseinschätzung*, hinter der die ‚objektiven' Merkmale antizipierter Ereignisse stehen, wirken *selbstbezogene Erwartungsfaktoren* des Individuums (siehe Abbildung 1) auf die situative Unsicherheitswahrnehmung und damit auch auf die Entscheidungsfindung von Menschen. Auch sie sind in unterschiedlicher Weise in gängigen Modellen des Gesundheitsverhaltens zu finden, beispielsweise der *Theory of Planned Behavior* (Ajzen 1991), dem *Health Belief Modell* (Janz & Becker 1984), dem *Sozial-Kognitiven Prozessmodell des Gesundheitsverhaltens* (Schwarzer 2004) oder dem *Risk Perception Attitude Framework* (Rimal & Real 2003): Während die *Selbstwirksamkeitswahrnehmung* das *generelle* Vertrauen von Personen in ihre eigenen Fähigkeiten bezeichnet, schwierige Situationen selbst meistern zu können, bezieht sich die *wahrgenommene Verhaltenskontrolle* stärker auf die subjektive Einschätzung von Personen, wie leicht oder schwer es ihnen fällt, ein *spezifisches* Problem durch eine eigene Handlung zu bewältigen (vgl. Bandura 2001, 2004, Ajzen 1991, Rossmann 2011). Wir möchten unserem

Modell darüber hinaus einen weiteren Faktor hinzufügen, nämlich *Strategien externer Absicherungen*. Mit ihrer Hilfe versucht man, das Schädigungspotenzial des Risikos zu reduzieren, beispielsweise durch Abschließen von Versicherungen zwecks Kompensation möglicher Schäden oder durch Hilfsmittel (wie Helme etc.), von denen man sich im Ereignisfall eine Abmilderung des Schadens erhofft. Sie sind somit häufig das Ergebnis vorangegangener selbst- oder ereignisbezogener Bedrohungseinschätzungen und dienen im Wesentlichen dazu, die Folgen einer möglichen Schädigung zu kompensieren.

Aus den unterschiedlichen Kombinationen von ereignis- bzw. verhaltensbezogenen Risiko- und Gefahrenwahrnehmungen des Individuums (also der Intensität einer wahrgenommenen grundsätzlichen Kontrollierbarkeit des Ereignisses und seiner Rahmenbedingungen) und den selbstbezogenen Erwartungsfaktoren im Hinblick auf dieses Ereignis oder Verhalten resultieren Wahrnehmungskonstellationen, die sich auf einem Kontinuum subjektiv wahrgenommener (Un)Sicherheit verorten lassen (siehe Abbildung 1). Je nachdem, welcher Faktor (wahrgenommene generelle (Un)Kontrollierbarkeit des Ereignisses, Konstellation der selbstbezogenen Erwartungsfaktoren) die (Un)Sicherheit in welchem Maß prägt, ergeben sich unterschiedliche Qualitäten bzw. Bezugsgrößen und Intensitäten dieser (Un)Sicherheit. Diese können helfen, die Erklärung und Prognose des gesundheitsbezogenen Verhaltens, das sich auf die Person des Handelnden selbst sowie auf dessen Umwelt beziehen kann (Hammelstein et al. 2006: 63 ff.), besser zu differenzieren und auf dieser Grundlage bei den Rezipienten auf kommunikativem Weg eine Veränderung ihres Gesundheitsverhaltens zu erreichen.

2.2 Abgrenzungen zu bestehenden Modellen

Wie bereits erwähnt, sind die Annahmen dieses Modells nicht vollkommen neu, vielmehr integriert es Grundannahmen verschiedener Modelle der Gesundheits- und Risikokommunikation:

Lineare Modelle des Gesundheitsverhaltens (im Überblick z. B. Hoffmann & Faselt 2012, Armitage & Conner 2000), die auch Ansatzpunkte für Kommunikationsstrategien liefern, betonen etwa die Bedeutung der Bedrohungseinschätzung. Trotz Überschneidungen ergeben sich allerdings zwei Unterschiede zu unserer Bedrohungsdefinition: Erstens handelt es sich bei diesen motivationalen Modellen um (rationale) Erwartungs-Wert-Modelle, die letztlich vom Ziel (der Erwartung) aus denken; das Risiko ist somit maßgeblich nicht nur von der Hoffnung auf das Ausbleiben eines (negativen) Ereignisses bestimmt, sondern auch durch das, was man sich durch die eigene Risikobereitschaft zu erzielen erhofft. Wir hingegen möchten am Ausgangspunkt des Entscheidungsverhaltens – der Bedrohung – ansetzen, auf die sich ereignisbezogene und selbstbezogene Erwartungsfaktoren beziehen. Folgt man der *Ankerheuristik* (Kahneman & Tversky 1984), so bestimmt der Ausgangspunkt einer Entscheidung maßgeblich die Art der Entscheidung: Hat ein Autofahrer nur vor Augen, pünktlich sein Ziel zu erreichen, fährt er möglicherweise anders, als wenn er Überlegungen über die Kontrollierbarkeit der Situation trifft. Zweitens wird der Bedrohungsbegriff in diesen Modellen oft weniger im Sinne eines antizipierten Ereignisses als in der Bedeutung des *Involvement* verwendet, wenn auch beides sich sicherlich nicht vollständig voneinander trennen lässt. Durch die im oben beschriebenen Modell vorgenommene analytische Trennung zwischen ereignis- und selbstbezogenen Wahrnehmungsaspekten, die durch ihr Zusammenwirken unterschiedliche Formen des (Un)Sicherheitsempfindens hervorbringen können, versuchen wir, Ansatzpunkte für passgenauere Formen der kommunikativen Ansprache zu finden.

Auch zeigen sich deutliche Bezüge zu verschiedenen Framing-Ansätzen, beispielsweise dem *Risky-Choice-Framing* im Rahmen der *Prospect Theory* von Kahneman und Tversky (1984) oder dem hiermit verbundenen Konzept des *Gain- vs. Loss-Framing* (z. B. Rothman et al. 2006). Dennoch gibt es auch hierzu konzeptionelle Unterschiede: Ansätze, die sich auf die Grundannahmen der *Prospect Theory* stützen, betrachten in der Regel nur zwei Arten von Entscheidungssituationen, nämlich „risky situations“, in denen der Ausgang eines Ereignisses mit einer Wahrscheinlichkeit beziffert werden kann (z. B. eine Wahrscheinlichkeit von 50 Prozent, x Euro zu gewinnen) und „riskless situations“, in denen der Ausgang eines Ereignisses festgelegt ist, etwa eine Vertragsvereinbarung oder ein sicherer Gewinn von x Euro (Kahneman & Tversky 1984: 341). Ist eine Risikoentscheidung zu treffen, lässt sich derselbe Ereignisausgang stets sowohl positiv (z. B. durch Hilfsaktion werden Leben gerettet) als auch negativ (z. B. trotz Hilfsaktion werden Menschen sterben) ausdrücken – insofern findet sich hier auch der bereits erwähnte Erwartungs-Wert-Ansatz wieder. Neben der grundsätzlichen Frage, ob es sich tatsächlich immer um dieselben antizipierten Ereignisse handelt, wenn man sie positiv oder negativ ausdrückt (vgl. Borah 2011), betrachtet der Ansatz keine Bedrohungen explizit, für die sich keine konkreten Wahrscheinlichkeiten berechnen lassen, weil beispielsweise die

Randbedingungen unbekannt sind (vgl. im weiteren Sinne auch Volz & Gigerenzer 2012). Darüber hinaus ist zu überlegen, ob Bedrohungen, die sich auf noch nicht eingetretene Ereignisse beziehen, sich genauso behandeln lassen wie bereits eingetretene Ereignisse. So liegen die faktischen Elemente von Bedrohungen vermutlich eher in der Überzeugung, dass die Schäden, sofern sie eintreten, real sind; darüber hinaus stellt bereits die Antizipation einen Teil faktischer Realität dar (vgl. Beck 2007: 270 f.): Die Angst vor einem noch nicht eingetretenen Flugzeugabsturz kann zu der letztlich fatalen Entscheidung führen, das Auto als Verkehrsmittel zu bevorzugen – mit wiederum realen Folgen (vgl. Gigerenzer 2004). Somit muss eine Lösung dafür gefunden werden, dass antizipierte Ereignisse *spezifische* Ereignismerkmale haben, die sich jedoch unter Umständen nur schwer vom klassischen Verständnis eines Frames trennen lassen (vgl. im weitesten Sinne auch Borah 2011). Hinzu kommt, dass viele Framing-Ansätze die individuellen Determinanten der Risikowahrnehmung zugunsten der Ereignisdarstellung vernachlässigen (vgl. z. B. Coleman et al. 2011, Viswanath & Emmons 2006).

Überschneidungen des Modells bestehen insbesondere mit den sogenannten *Risk Signals* bzw. *Hazard Characteristics*, wie sie beispielsweise im *Social Amplification of Risk Framework* von Kasperson et al. (2003) verwendet werden. Hier finden wir die Ereignisebene wieder, mit der die Bedrohungswahrnehmung verbunden ist. Dieses integrative Modell entstammt der Risikokommunikationsforschung und wird jedoch vergleichsweise selten in der Gesundheitskommunikation verwendet, da es durch seine Ausrichtung auf die Erklärung (sozialer) Verstärkermechanismen in der Risikokommunikation einen für viele Anwendungsfelder der Gesundheitskommunikation zu hohen Allgemeinheitsgrad aufweist.

2.3 Ansatzpunkte der strategischen Gesundheitskommunikation

Aufgabe der strategischen Gesundheitskommunikation ist es, die Wahrnehmung der Rezipienten bezüglich einer Bedrohung zu antizipieren, um diese in Richtung gesundheitsförderlicher Verhaltensdispositionen zu beeinflussen. Die Gesundheitskommunikation kann unserem Modell folgend vor allem an zwei Punkten im Prozess der Entstehung von verhaltensrelevanten (Un)Sicherheitsempfindungen des Individuums ansetzen. Der eine Ansatzpunkt ist die ereignisbezogene Einschätzung und Bewertung der Bedrohungssituation. Für wie kontrollierbar hält also das Individuum ein möglicherweise drohendes Ereignis bzw. wie gut abschätzbar scheinen ihm die hiermit verbundenen Handlungsfolgen? Den anderen Ansatzpunkt bilden die selbstbezogenen Erwartungsfaktoren, die kommunikativ so adressiert werden sollten, dass sie in Kombination mit der ereignisbezogenen Bedrohungseinschätzung zu einem (Un)Sicherheitsempfinden führen, welches eine Verhaltensänderung in die gewünschte Richtung wahrscheinlich macht. Deshalb sollte man beispielsweise bei einem sich selbst überschätzenden Raser die wahrgenommene Unkontrollierbarkeit der Bedrohung auf der Straße verstärken und die wahrgenommene Selbstwirksamkeit drosseln, um hierüber schließlich die subjektive Unsicherheit zu steigern; eine Risikoperson hingegen, die eine mögliche Krebserkrankung für ein unabwendbares Übel hält, sollte in ihrem Sicherheitsempfinden in der Weise gestärkt werden, dass ihr die vorhandenen Möglichkeiten der grundsätzlichen Kontrollierbarkeit dieses Ereignisses veranschaulicht werden und sie darin bestärkt wird, selbst z. B. durch kleinere Veränderungen des eigenen Lebensstils etwas zur Verbesserung der eigenen Situation beizutragen.

Kampagnenstrategien lassen sich unter dem Gesichtspunkt ihres (impliziten) Bezuges zur individuellen Bedrohungswahrnehmung ihrer Zielgruppen dementsprechend zu zwei Typen bündeln. Kampagnen, die primär auf Information und Aufklärung zielen, versuchen in der Regel, bestehende Unsicherheiten – also das Gefühl der Unkontrollierbarkeit – zu reduzieren, indem sie dem Individuum nicht nur die Relevanz des Themas für die eigene Person, sondern auch Handlungsmöglichkeiten aufzeigen, wie er oder sie mit der potenziellen Bedrohungssituation umgehen kann. Entsprechend wird hier *Risikokommunikation* betrieben, die auf die individuellen Ressourcen zur Kontrollierbarkeit des Schadens und auf die Stärkung der wahrgenommenen Verhaltenskontrolle abzielen. Bleibt jedoch, wie es bei stark emotionalisierenden Furchtappellen (zum Beispiel Schock-Appellen) häufig der Fall ist (vgl. z. B. Witte 1994), diese Komponente der bedrohungsreduzierenden Handlungsempfehlungen in der Kommunikation aus, handelt es sich um eine Form der Bedrohungskommunikation, die wir hier eher als *Gefahrenkommunikation* bezeichnen würden, da implizit eher die Unkontrollierbarkeit eines Ereignisses betont wird. Dies erweist sich nur unter bestimmten Voraussetzungen als funktional, so z. B. wenn Personen ihr individuelles Gefahrenpotenzial unter- bzw. ihre Handlungskompetenz und Selbstwirksamkeit – und damit ihre Sicherheit – überschätzen. In diesen Fällen hofft man, über Furchterregung eine Verunsicherung und darüber einen Handlungsimpuls auszulösen.

3 Fazit

Aufbauend auf bestehenden Modellen (zum Beispiel linearen Modellen zum Gesundheitsverhalten, vgl. z.B. Hoffmann & Faselt 2012, Armitage & Conner 2000) schlagen wir hier vor, die in der Risikokommunikation häufig getroffene Unterscheidung zwischen kontrollierbaren Risiken und unkontrollierbaren Gefahren in die Erklärungsansätze gesundheitsbezogener Verhaltensintentionen und Handlungen einzubeziehen. Hierzu differenzieren wir in unserem Modell zur Bedrohungswahrnehmung zwischen Ereignis- bzw. Bedrohungsmerkmalen und ihrer wahrgenommenen generellen Kontrollierbarkeit, woraus sich die Einschätzung einer Situation als eher ‚riskant' oder eher ‚gefährlich' ergibt (vgl. auch Knight 1921, Luhmann 2003, Beck 2007). Diese Einschätzung interagiert mit den auf die konkreten Bedrohungen gerichteten selbstbezogenen Erwartungsfaktoren des Individuums, woraus ein mehr oder weniger stark ausgeprägtes (Un)Sicherheitsempfinden resultiert.

In der Gesundheitskommunikation könnte man sich diese Differenzierung zunutze machen: Je nachdem, ob eine Bedrohung grundsätzlich eher als Gefahr oder eher als Risiko eingeschätzt wird, muss die Persuasionsstrategie darauf abzielen, entweder die grundsätzliche Kontrollierbarkeit eines möglichen Ereignisses in den Vordergrund zu stellen oder aber die Unkontrollierbarkeit einer Bedrohung zu betonen. Wir gehen davon aus, dass diese grundsätzliche Bedrohungseinschätzung der Bedrohungswahrnehmung im konkreten Problemkontext vorgelagert ist und sie beeinflusst: Wer eine Krebserkrankung als unabwendbares Schicksal betrachtet, wird wenig empfänglich sein für Vorsorge- und Genesungsinformationen, ganz gleich, ob er sich selbst ansonsten eine hohe Problemlösungskompetenz zuschreibt.

Das Potenzial einer solchen Differenzierung zeigt sich aber nicht nur in Bereichen der Prävention, die Gesundheit oder Krankheit explizit und unmittelbar betreffen (etwa die Krebsprävention), sondern auch in Lebensbereichen mit einem mittelbaren und oft nur impliziten Gesundheitsbezug, zum Beispiel dem Autofahren: Betrachtet ein Fahrer das Autofahren als eine problemlos zu kontrollierende Situation, unterschätzt er möglicherweise das Unfallrisiko für sich und auch die Gefährdung anderer. Jede Risikokommunikation, die ihm die Kontrollmöglichkeiten der Situation erneut vor Augen führt, könnte ihn in dieser Überzeugung bestärken. Anders wäre es, wenn in Form einer Gefahrenkommunikation versucht wird, Einfluss auf die Bedrohungseinschätzung zu nehmen, um dem Agierenden die

Gefahrensituation und ihre damit verbundene Unkontrollierbarkeit vor Augen zu führen. In einem gewissen Maße zielt eine derartige Kommunikation also darauf ab, die wahrgenommene *ereignisbezogene* Unsicherheit zu erhöhen (ohne jedoch die Adressaten bezüglich ihrer selbstbezogenen Kontrollüberzeugungen zu verunsichern).

Die hier formulierten Gedanken sind nicht neu, und sie finden sich in verschiedenen theoretischen Modellen und empirischen Umsetzungen wieder. Im Unterschied zu vielen anderen Modellen, die sich auf die Erklärung von konkretem Gesundheitsverhalten fokussieren, haben wir versucht, über den Prozess der Entstehung individueller Verhaltensintentionen hinaus der Rolle von ereignisbezogenen Bedrohungswahrnehmungen (und damit verbundenen Unsicherheitswahrnehmungen) ein stärkeres Gewicht zu geben. Die gewählten Beispiele sollten verdeutlichen, dass die graduellen Unterschiede zwischen Risiko- und Gefahrenwahrnehmung ein sinnvoller Bezugspunkt persuasiver Botschaftsstrategien sein könnten. Wir gehen dabei davon aus, dass die wahrgenommene (Un)Sicherheit sowohl von der Art der (faktischen) Bedrohung bzw. dem vor allem in seiner Antizipation faktischen Ereignischarakter abhängig ist, als auch inter- und intraindividuell in Abhängigkeit selbstbezogener Erwartungen variiert und damit entsprechend unterschiedliche Formen der kommunikativen Ansprache erfordert. Inwiefern die mit dieser Modellierung verbundenen Annahmen tragfähig sind, müssen spezifische Abgrenzungen von verwandten Konzepten – etwa dem *Value Framing* (vgl. Borah 2011) – und empirische Überprüfungen zeigen.

Literatur

Ajzen, I. (1991). The theory of planned behavior. Theories of cognitive self-regulation. Organizational Behavior and Human Decision Processes, 50: 179-211.

Armitage, C. J. & Conner, M. (2000). Social cognition models and health behaviour: A structured review. Psychology & Health, 15: 173-189.

Atkin, C. K. (1973). Instrumental utilities and information seeking. In P. Clarke (Hrsg.), New models for mass communication research (S. 205-242). Beverly Hills/London: Sage.

Aven, T. & Renn, O. (2009). The role of quantitative risk assessments for characterizing risk and unvcertainty and delineating appropriate risk management options, with special emphasis on terrorism risk. Risk Analysis, 29: 587-600.

Bandura, A. (2001). Social cognitive theory of mass communication. Media Psychology, 3: 265-299.

Bandura, A. (2004). Health promotion by social cognitive means. Health Education & Behavior, 31: 143-164.

Beck, U. (1986). Risikogesellschaft. Auf dem Weg in eine andere Moderne. Frankfurt a. M.: Suhrkamp.

Beck, U. (2007). Weltrisikogesellschaft. Frankfurt a. M.: Suhrkamp.

Bennett, P., Calman, K. C., Curtis, S. & Fischbacher-Smith, D. C. (2010). Understanding pubic responses to risk: Policy and practice. In P. Bennett, K. C. Calman, S. Curtis & D. C. Fischbacher-Smith (Hrsg.), Risk communication and public health (2. Aufl., S. 3-22). Oxford; New York: Oxford University Press.

Borah, P. (2011). Conceptual issues in framing theory: A systematic examination of a decade's literature. Journal of Communication, 61: 246-263.

Brashers, D. E. (2001). Communication and uncertainty management. Journal of Communication, 51: 477-497.

Brashers, D. E., Goldsmith, D. J. & Hsieh, E. (2002). Informations seeking and avoiding in health contexts. Human Communication Research, 28: 258-271.

Coleman, R., Thorson, E. & Wilkins, L. (2011). Testing the effect of framing and sourcing in health news stories. Journal of Health Communication: International Perspectives, 16: 941-954.

Dervin, B., Jocobson, T. L. & Nilan, M. S. (1982b). Measuring Aspects of Information Seeeking: A Test of a Quantitative/Qualitative Methodology. In M. Burgoon (Hrsg.), Communication Yearbook 6 (S. 419-444). Bevery Hills: Sage.

Fishbein, M. & Cappella, J. N. (2006). The role of theory in developing effective health communications. Journal of Communication, 56: S1-S17.

Fisk, D. (2001). Perception of risk - is the public propably right? In P. Bennett & K. Calman (Hrsg.), Risk communication and public health (S. 133-139). Oxford: Oxford University Press.

Fromm, B., Baumann, E. & Lampert, C. (2011). Gesundheitskommunikation und Medien. Ein Lehrbuch. Stuttgart: Kohlhammer.

Fountain, H. (2012, October 3, 2011). Trial over earthquake in Italy puts focus on probability and panic. Online: http://www.nytimes.com/2011/10/04/science/04quake.html (29.10.2012).

Gigerenzer, G. (2004). Dread risk, September 11, and fatal traffic accidents. Psychological Science, 15: 286-287.

Hammelstein, P., Pohl, J., Reimann, S. & Roth, M. (2006). Persönlichkeitsmerkmale. In B. Renneberg & P. Hammelstein (Hrsg.), Gesundheitspsychologie (S. 61-105). Heidelberg: Springer Medizin.

Hastall, M. (2011). Kommunikation von Gesundheitsrisiken in Massenmedien. Der Einfluss von Informations- und Rezipientenmerkmalen auf die Botschaftszuwendung und -vermeidung. Baden-Baden: Nomos.

Hoffmann, S. & Faselt, F. (2012). Gesundheitspsychologie: Sozialkognitive Ansätze zur Erklärung des Gesundheitsverhaltens von Konsumenten. In Hoffmann, S., Schwarz, U. & Mai, R. (Hrsg.), Angewandtes Gesundheitsmarketing (S. 32-44). Wiesbaden: Springer.

Janz, N. K. & Becker, M. H. (1984). The health belief model: A decade later. Health Education & Behavior, 11: 1-47.

Kasperson, X. J., Kasperson, R., E., Pidgeon, N. & Slovic, P. (2003). The social amplification of Risk: Assessing fifteen years of research and theory. In N. Pidgeon, R. Kasperson, E. & P. Slovic (Hrsg.), The social amplification of risk (S. 13-46). Cambridge: Cambridge University Press.

Kahneman, D. & Tversky, A. (1984). Choices, values, and frames. American Psychologist, 39: 341-350.

Knight, F. H. (1921; 2002). Risk, uncertainty and profit. Washington D.C.: BeardBooks.

Lau, C. & Böschen, S. (2001). Möglichkeiten und Grenzen der Wissenschaftsfolgeabschätzung. In U. Beck & W. Bonß (Hrsg.), Modernisierung der Moderne (S. 122-136). Frankfurt a.M.: Suhrkamp.

Lee, C.-J., Niederdeppe, J. & Freres, D. (2012). Socioeconomic disparities in fatalistic beliefs about cancer prevention and the Internet. Journal of Communication, 62: 972-990.

LeRoy, S. F. & Singell, L. D. J. (1987). Knight on risk and uncertainty. Journal of Political Economy, 95: 394-406.

Luhmann, N. (1991; 2003). Soziologie des Risikos. Berlin: de Gruyter.

*Morgan,*M.G., Fischhoff, B., Bostrom, A. & Atman, C.J. (2002). Risk communication. A mental models apprach. Cambridge: Cambridge University Press.

Münkler, H. (2010). Sicherheit und Freiheit. Eine irreführende Oppositionssemantik der politischen Sprache. In H. Münkler, M. Bohlender & S. Meurer (Hrsg.), Handeln unter Risiko (S. 13-32). Bielefeld: transcript.

Renn, O. (1992). Concepts of risk: A classification. In S. Krimsky & G. Golding (Hrsg.), Social theories of risk (S. 53-79). Westport u.a.: Praeger.

Renn, O. (2010). Risk governance. Coping with uncertainty in a complex world. London u.a.: Earthscan.

Renner, B., Panzer, M. & Oeberst, A. (2007). Gesundheitsbezogene Risikokommunikation. In U. Six, U. Gleich & R. Gimmler (Hrsg.), Kommunikationspsychologie – Medienpsychologie (S. 251-270). Weinheim/Basel: Beltz PVU.

Rimal, R. N. & Real, K. (2003). Perceived risk and efficacy beliefs as motivators of change: Use of the risk perception attitude (RPA) framework to understand health behaviors. Human Communication Research, 29: 370-399.

Rogers, R. W. (1975): A protection motivation theory of fear appeals and attitude change. Journal of Psychology, 91: 93-114.

Rothman, A. J., Bartels, R. D., Wlaschin, J. & Salovey, P. (2006). The strategic use of gain- and loss framed messages to promote healthy behavior: How theory can inform practice. Journal of Communication, 56 (Suppl. 1): S202-S220.

Rossmann, C. (2011). Theory of reasoned action. Theory of planned behavior. Baden-Baden: Nomos.

Rossmann, C. & Brosius, H.-B. (2012). Die Risiken der Risikokommunikation und die Rolle der Massenmedien. Bundesgesundheitsblatt – Gesundheitsforschung – Gesundheitsschutz, 56 (1): 118-123.

Ruhrmann, G. (2003). Risikokommunikation. In G. Bentele, H.-B. Brosius & O. Jarren (Hrsg.), Öffentliche Kommunikation. Handbuch Kommunikations- und Medienwissenschaft (S. 539-549). Wiesbaden: VS Verlag.

Schwarzer, R. (2004). Psychologie des Gesundheitsverhaltens. Einführung in die Gesundheitspsychologie (3. Aufl.). Göttingen u.a.: Hogrefe.

Shoemaker, P. J. (1996). Hardwired for news: Using biological and cultural evolution to explain the surveillance function. Journal of Communication, 46: 32-47.

Slovic, P. (1987). Perception of risk. Science, 236: 280-285.

Slovic, P., Fischhoff, B. & Lichtenstein, S. (2000). Facts and fears: Understanding perceived risk. In Slovic, P. (Hrsg.), The perception of risk. London u.a.: Earthscan.

Viswanath, K. (2008). Health communication. In W. Donsbach (Hrsg.), The international encyclopedia of communication (Vol. V, S. 2073-2087). Malden/Oxford/Charlton: Blackwell Publishing.

Viswanath, K. & Emmons, K. M. (2006). Message effects and social determinants of health: Its application to cancer disparities. Journal of Communication, 56: S238-S264.

Volz, K. G. & Gigerenzer, G. (2012). Cognitive processes in decisions under risk are not the same as in decisions under uncertainty. Frontiers in Neuroscience, 6: 1-6.

Weinstein, N. D. (1980). Unrealistic optimism about future life events. Journal of Personality and Social Psychology, 39: 806-820.

Witte, K. (1994). Fear control and danger control: A test of the extended parallel process model (EPPM). Communication Monographs, 61: 113-134.

Sabine Glock, Simone M. Ritter & Barbara C. N. Müller

Gute Absicht, kein Erfolg? Intendierte und nichtintendierte Wirkungen von Warnhinweisen auf Zigarettenschachteln

Abstract

Warnhinweise auf Zigarettenschachteln sollen Personen über die Risiken des Rauchens aufklären und gleichzeitig über Furchtinduktion Nichtraucher abschrecken, mit dem Rauchen anzufangen und Raucher dazu bewegen, mit dem Rauchen aufzuhören. In Deutschland müssen seit 2003 verbindlich textuelle Warnhinweise auf den Packungen aufgedruckt werden. Die graphischen Warnhinweise, die mit abschreckenden und drastischen Bildern arbeiten, werden zur Einführung in Deutschland diskutiert. In anderen Ländern wie Kanada oder Australien sind diese bereits eingeführt. Ihnen wird ein größeres Wirkungspotenzial als den textuellen Warnhinweisen zuschrieben, da sie die gesundheitsschädlichen Folgen des Rauchens mittels drastischer und abschreckender Bilder stärker betonen. Der vorliegende Beitrag bietet einen Überblick über die Forschung zu den aktuellen und graphischen Warnhinweisen und zeigt auf, dass diese oftmals nichtintendierte Wirkungen haben. Deshalb geht dieser Beitrag auch der Frage nach, inwiefern sich Warnhinweise in anderer Form als effektiver erweisen könnten.

Schlagwörter

Rauchen, Warnhinweise, Reaktanz, Verteidigungsreaktionen, Risikowahrnehmung

1 Einführung

Warnhinweise auf Zigarettenschachteln arbeiten, wie viele Gesundheitskampagnen, mit bedrohlicher gesundheitsbezogener Information (Witte & Allen 2000). Dabei wird davon ausgegangen, dass bedrohliche Botschaften eine systematische und intensive kognitive Verarbeitung auslösen, die als notwendige Voraussetzung für eine Veränderung des Verhaltens gilt (Witte 1992). Jedoch ist das Gefühl von Bedrohung und Angst allein nicht ausreichend, damit eine Verhaltensänderung stattfinden kann. Personen müssen zusätzlich das Gefühl haben, dass sie dazu fähig sind, die Verhaltensänderung durchzuführen (Witte 1992). Somit kann die Verhaltensänderung über das Zusammenspiel wahrgenommener Bedrohung und wahrgenommenen Selbstvertrauens, dass die Person diese Verhaltensänderung durchführen kann, entstehen. Damit sich Warnhinweise als wirksam erweisen sollten noch weitere Faktoren berücksichtigt werden. Dabei spielt zum einen die Art, wie die Botschaften formuliert sind, eine Rolle. Botschaften, die den Gewinn der Verhaltensänderung und nicht den Verlust durch die Beibehaltung des schädlichen Verhaltens in den Vordergrund rücken, sollten sich als wirksamer erweisen (O'Keefe & Jensen 2009). Weitere Faktoren sind Verweise auf wichtige Menschen in der Umgebung, die unter der Beibehaltung des Verhaltens Schaden nehmen könnten (Strahan et al. 2002), sowie Verweise auf Hilfestellen. All dies soll die Wirksamkeit der Warnhinweise erhöhen (Witte & Allen 2000). In den EU-Warnhinweisen auf deutschen Zigarettenpackungen sind all diese Vorschläge verwirklicht. Die Warnhinweise sollen die Wahrnehmung der mit dem Rauchen verbundenen Risiken erhöhen und über die Auslösung von Gefühlen wie Angst oder Bedrohung in der Motivation resultieren, das Rauchen aufzugeben (Kempf & Harmon 2006). Je bedrohlicher und drastischer die Information präsentiert wird, desto effektiver sollen Warnhinweise wirken. Dabei wird angenommen, dass graphische, drastische Information stärker wirkt als reine Textinformation (Jansen et al. 2006, Kees et al. 2006, Witte & Allen 2000), die zwar die gleiche Botschaft wie die graphischen Warnhinweise enthält, aber diese plakativer darstellt. Somit wird den geplanten – und in einigen Ländern bereits eingeführten – graphischen Warnhinweisen eine höhere Wirksamkeit als den aktuellen textuellen Warnhinweisen zugeschrieben.

Diese Annahme und die Einführung der graphischen Warnhinweise in beispielsweise Kanada oder Australien haben empirische Forschung angeregt, die sich in zwei Bereiche aufgliedern lässt. Ein Teil setzt sich aus korrelativer Forschung zusammen, die mittels großer und repräsentativer Stichproben, zumeist anhand von Interviews und Umfragen, die Effektivität der Warnhinweise untersucht. Der zweite Teil besteht aus experimenteller Forschung, die unter kontrollierten Bedingungen und durch systematische Manipulationen Aussagen über die Effektivität der Warnhinweise ableitet. In diesem Beitrag soll nun zuerst ein Überblick über die korrelative Forschung gegeben werden. Diese ist zumeist nicht vergleichende Forschung; hier wurde oftmals lediglich die Wirkung der graphischen Warnhinweise nach deren Einführung erfragt. Daran anschließend erfolgt ein Überblick über die experimentelle Forschung, die auf den Vergleich der Wirksamkeit textueller und graphischer Warnhinweise fokussiert und zusätzlich deren Effektivität dagegen testet, wie der Raucher darauf reagiert, wenn er nicht mit Warnhinweisen konfrontiert wird. Im dritten Teil zeigt dieser Beitrag Forschung auf, die Alternativen zu den gesundheitsbezogenen Warnhinweisen auf deren Wirksamkeit untersucht hat.

2 Korrelative Forschung zu Warnhinweisen

Viele der durchgeführten Studien sind korrelative Studien, die jedoch keine kausalen Schlussfolgerungen zulassen und oftmals Zusammenhänge, die über den Einfluss von Drittvariablen zustande kommen, unberücksichtigt lassen. Da diese aber zumeist mit großen und repräsentativen Stichproben arbeiten, können die berichteten Zusammenhänge erste Hinweise auf die Wirkungsweise der Warnhinweise liefern. In Europa wurden die textuellen Warnhinweise auf Zigarettenschachteln in 2003 verpflichtend und eine gewisse Größe der Warnhinweise musste eingehalten werden. Eine niederländische Studie überprüfte die Wirkung dieser textuellen Warnhinweise und fand, dass sie die Attraktivität der Zigarettenschachteln insbesondere bei den Rauchern reduzierten, die bereits beabsichtigten, das Rauchen aufzugeben (Willemsen 2005). Ein Fünftel der befragten Raucher gab an, dass sich durch die Warnhinweise ihre Absicht, mit dem Rauchen aufzuhören, erhöhte. Ein Zehntel der Raucher berichtete, aufgrund der Warnhinweise mit dem Rauchen aufgehört zu haben (Willemsen 2005). Die Warnhinweise wurden als auffällig bezeichnet und auch als hilfreich für Raucher, die die Absicht hatten, aufzuhören (Devlin et al. 2005). Eine spanische Studie befragte Studenten zu ihrer Wahrnehmung der rauchbezogenen Risiken vor und nach Konfrontation mit den größeren textuellen Warnhinweisen (Portillo & Antoñanzas 2002). Nach Präsentation der Warnhinweise schrieben sie dem Rauchen größere gesundheitliche Risiken zu als zuvor und zwar unabhängig davon, ob es sich um Raucher, Exraucher oder Nichtraucher handelte (Portillo & Antoñanzas 2002). In Großbritannien wurde gezeigt, dass die neuen Größenvorschriften der EU, im Vergleich zu den kleineren Textformaten in den USA, zu mehr Aufmerksamkeit und einer tieferen Verarbeitung der Warnhinweise führten (Hassan et al. 2008). Die textuellen Warnhinweise in den USA wurden als nutzlos für Jugendliche angesehen und eine bessere Kenntnis der Warnhinweise ging mit erhöhter Anzahl an gerauchten Zigaretten einher (Robinson & Killen 1997). Eine andere Studie verglich die textuellen mit den geplanten graphischen EU-Warnhinweisen in ihrem Einfluss auf jugendliche Griechen (Vardavas et al. 2009). Nichtraucher empfanden die graphischen Warnhinweise als effektiver als die textuellen, während vor allem jüngere Jugendliche den graphischen Warnhinweisen mehr Wirksamkeit zuschrieben. Die Autoren schlossen daraus, dass die graphischen Warnhinweise gerade bei der Raucherprävention effektiv sein könnten (Vardavas et al. 2009). Auch in Spanien konnte dieser Zusammenhang gezeigt werden (Crespo et al. 2008). In Frankreich wurde festgestellt, dass Raucher nicht mehr auf die textuellen Warnhinweise reagierten, da diese schon zu lange eingeführt waren (Gallopel-Morvan et al. 2011). Die graphischen Warnhinweise zeigten sich als effektiver, wobei es allerdings auf den Inhalt der Warnhinweise ankam. Dabei erwiesen sich gesundheitsbezogene Warnhinweise und solche, die auf soziale Normen verwiesen, als am effektivsten (Gallopel-Morvan et al. 2011). In Russland forderten 87 Prozent der befragten Bevölkerung graphische Warnhinweise auf Zigarettenschachteln und auch 80 Prozent der Raucher stimmten dafür (Wade et al. 2011). Die Autoren kommen zudem zu dem Schluss, dass die Warnhinweise in Russland drastisch und abschreckend sein sollten (Wade et al. 2011).

Ein weiterer Teil der Forschung stammt aus Kanada und Australien, da diese Vorreiter bei der Einführung von Warnhinweisen waren. In Australien wurden bereits 1995 die textuellen Warnhinweise eingeführt. Eine Umfrage, die sowohl vor als auch nach Einführung durchgeführt wurde, belegte, dass ein Drittel der befragten Raucher weniger rauchten und über die Warnhinweise nachdachten (Borland & Hill 1997). Weiterhin erhöhte sich das Wissen um die gesundheitlichen Folgen des Rauchens (Borland & Hill 1997). Weitere Forschung zeigte, dass die Warnhinweise Raucher dazu brachten, über die negativen Folgen nachzudenken (Borland 1997). Die Einführung der graphischen Warnhinweise in Kanada und Australien regte weitere Forschung an. Eine Telefonumfrage mit kanadischen Rauchern belegte, dass sich fast alle Raucher mit den graphischen Warnhinweisen beschäftigten und gut über die Risiken des Rauchens informiert waren (Hammond et al. 2003). Raucher, die weiterhin angaben, dass sie sich mit den Warnhinweisen auseinandersetzten und diese mit anderen Personen diskutierten, berichteten über eine höhere Absicht, mit dem Rauchen aufzuhören. In einer Nacherhebung nach drei Monaten zeigte sich, dass gerade diese Raucher das Rauchen aufgegeben hatten, einen Versuch aufzuhören gewagt oder wenigstens die Anzahl der gerauchten Zigaretten reduziert hatten. In einer weiteren Telefonumfrage (Hammond et al. 2004) berichteten Raucher von erhöhtem negativem Affekt wie Angst und Ekel aufgrund der graphischen Warnhinweise. Gerade die Raucher, die von diesen Emotionen stärker betroffen waren, versuchten eher mit dem Rauchen aufzuhören, reduzierten die gerauchte Menge oder hatten aufgehört. Ein Drittel in einer Telefonumfrage befragter Exraucher berichtete, aufgrund der Warnhinweise mit dem Rauchen aufgehört zu haben (Hammond et al. 2004). In einem Vergleich, der die Informiertheit der Raucher über die gesundheitlichen Folgenschäden des Rauchens in den USA, in Kanada,

Australien und Großbritannien untersuchte, konnte gezeigt werden, dass Raucher, die in den Ländern lebten, in denen die graphischen Warnhinweise auf Zigarettenschachteln bereits abgedruckt waren (Kanada), am besten über die Risiken des Rauchens aufgeklärt waren . In einer Online-Umfrage wurden die graphischen Warnhinweise als abschreckender bewertet als textuelle Warnhinweise (O'Hegarty et al. 2006). Weiterhin empfanden Raucher das Überzeugungspotenzial von graphischen Warnhinweisen als höher. Graphische Warnhinweise motivierten nach Meinung der befragten Raucher eher zum Aufhören und führten auch eher dazu, dass Personen nicht mit dem Rauchen anfingen. Ebenso berichteten die Raucher von größeren Gesundheitssorgen aufgrund des Rauchens, wenn sie mit den graphischen Warnhinweisen konfrontiert waren. In Australien konnte gezeigt werden, dass mehr Raucher versuchten, mit dem Rauchen aufzuhören, als die graphischen Warnhinweise im Jahr 2006 eingeführt wurden (Borland et al. 2009). Von dem Einfluss der graphischen Warnhinweise auf die Abschreckung von Nichtrauchern und auch auf die Motivation von Rauchern, mit dem Rauchen aufzuhören, schienen jedoch aktuelle Raucher selbst weniger überzeugt zu sein als Ex-Raucher (Koval et al. 2005). Auch Raucher, die noch am Experimentieren waren, also noch nicht täglich rauchten, waren davon überzeugt, dass die Warnhinweise Nichtraucher abschreckten und Raucher dazu motivierten, eine Aufhörabsicht zu bilden. Australische Forschung, die über sechs Monate, in denen die graphischen Warnhinweise neu eingeführt wurden, Jugendliche befragte, konnte zeigen, dass die Jugendlichen seit Einführung der graphischen Warnhinweise diese Warnhinweise auf Zigarettenschachteln eher lasen, ihnen mehr Aufmerksamkeit widmeten, mehr über sie nachdachten und mit anderen über sie diskutierten als vor deren Einführung über die textuellen Warnhinweise (White et al. 2008). Ebenso verringerten sich die Absichten, mit dem Rauchen anzufangen. Die Autoren schlossen daraus, dass die graphischen Warnhinweise von der Mehrheit der Jugendlichen wahrgenommen werden, tiefer verarbeitet werden und dass diese die Absicht, mit dem Rauchen anzufangen, verringern. Bei Einführung der graphischen Warnhinweise in Australien wurde auf einem Hinweis die Nummer einer Hotline, die bei dem Aufhören mit dem Rauchen behilflich ist, abgedruckt. Die Anzahl der Anrufe auf dieser Hotline wurde für vier Jahre überwacht, zwei Jahre vor und zwei Jahre nach der Einführung der graphischen Warnhinweise (Miller et al. 2009). Im Jahr der Einführung 2006 waren zweimal mehr Anrufe bei der Hotline eingegangen als in den beiden Jahren zuvor. Obwohl im zweiten Jahr nach der Einführung die Anzahl der Anrufe wieder sank, war sie dennoch höher als vor der Einführung. In Neuseeland erhöhten sich zwar nicht die Anrufe, aber mehr als ein Drittel der Anrufenden berichteten, über die Warnhinweise die Nummer gewählt zu haben (Wilson et al. 2010).

In Malaysia konnte gezeigt werden, dass die Warnhinweise Gedanken an das Aufhören anregten, was danach wiederum zu der tatsächlichen Absicht, mit dem Rauchen aufzuhören, führte und dass die Warnhinweise die Raucher in ihrem Vertrauen bestärkten, dass sie erfolgreich aufhören könnten (Fathelrahman et al. 2009). Auch in China wurde bestätigt, dass die graphischen Warnhinweise einen größeren Effekt auf Raucher hatten als die textuellen Warnhinweise (Fong et al. 2010).

Jedoch muss bei Furchtappellen wie den Warnhinweisen auch mit nicht-intendierten Reaktionen gerechnet werden. Eine dominante Reaktion auf Furchtappelle besteht in einer Verteidigungsreaktion, vor allem dann, wenn die wahrgenommene Bedrohung hoch, aber das Selbstvertrauen in die Verhaltensänderung niedrig ist (Witte & Allen 2000). Eine Studie aus Brasilien untersuchte Verteidigungsreaktionen unter Rauchern aufgrund der Warnhinweise (Nascimento et al. 2008). Keine der gezeigten graphischen Warnhinweise konnte einen Erregungslevel induzieren, der zu einer Verteidigungsreaktion geführt hätte und alle Warnhinweise wurden als unangenehm bewertet (Nascimento et al. 2008). Auch Hammond und Kollegen (2004) kamen zu dem Schluss, dass die graphischen Warnhinweise nicht zu Verteidigungsreaktionen führten, sondern zu genau den Reaktionen, die intendiert waren.

Insgesamt scheint die korrelative Befundlage die Wirkung von Warnhinweisen auf Zigarettenschachteln zu stützen. Die textuellen Warnhinweise zeigten sich nach Einführung und Veränderung der Größe als wirksam und die graphischen Warnhinweise wiesen ein noch größeres Wirkungspotenzial auf. Jedoch müssen einige kritische Punkte angemerkt werden. Die Befunde beruhen alle auf Selbstberichten von Rauchern und der Zusammenhang zwischen berichtetem und tatsächlichem Verhalten ist oftmals gering (Ruiter & Kok 2005). Gerade aus den Berichten über Verhaltensintentionen können keine Verhaltensänderungen abgeleitet werden. Korrelative Forschung zeigt Zusammenhänge auf und gerade diese Zusammenhänge sind schwierig zu interpretieren, da diese nicht eindeutig auf den Einfluss der Warnhinweise zurückgeführt werden. Andere Drittvariablen, die nicht Gegenstand der Untersuchung waren, könnten die Effekte ebenso verursacht haben. So wurde bei vielen Studien, die über längere Zeiträume oder etwas länger nach Einführung der Warnhinweise durchgeführt wurden, andere Veränderungen in der Raucherpolitik außer Acht gelassen. In vielen Ländern erhöhte sich im Gleichzug mit der Einführung der Warnhinweise die Tabaksteuer und auch die Einführung von Rauchverboten an bestimmten Plätzen fand gleichzeitig statt. Insbesondere die kanadische Forschung ist durch solche Drittvariablen konfundiert (Mahood 2004). Experimentelle Forschung erlaubt eine Kontrolle von Drittvariablen und somit auch kausale Schlussfolgerungen. Auf die experimentelle Forschung zu den Warnhinweisen wird im Folgenden näher eingegangen.

3 Experimentelle Forschung zu Warnhinweisen

Die Einführung graphischer Warnhinweise hat auch in der experimentellen Forschung zu Studien geführt, welche die Wirksamkeit textueller und graphischer Warnhinweise verglichen haben. Einige der Studien haben darüber hinaus die Effektivität von Warnhinweisen mit einer Kontrollgruppe verglichen, das heißt mit einer Gruppe von Rauchern, die nicht mit Warnhinweisen konfrontiert wurde.

Kempf und Harmon (2006) haben in einer Online-Studie unter 467 US-Studenten die Wirksamkeit textueller und graphischer Warnhinweise verglichen und gezeigt, dass Studenten, die graphischen Warnhinweisen ausgesetzt waren, sich die Informationen besser einprägen konnten. Darüber hinaus wurden die Argumente als stärker wahrgenommen und es fand eine tiefere Verarbeitung der Warnhinweise statt. In einer Studie von Peters und Kollegen (2007) wurden sowohl Raucher als auch Nichtraucher mit textuellen und graphischen Warnhinweisen konfrontiert. Die Ergebnisse zeigen, dass Raucher und Nichtraucher die graphischen Warnhinweise freiwillig länger betrachteten als die textuellen Warnhinweise, und dass die graphischen Warnhinweise zu erhöhtem negativen Affekt führten. Auch nahm nach der Betrachtung der graphischen Warnhinweise die Bereitschaft zu, Initiativen, das Kaufalter für Zigaretten zu erhöhen, zu unterstützen. Eine mexikanische Studie zeigt (Trasher et al. 2007), dass erwachsene Raucher Zigarettenpackungen mit graphischen Warnhinweisen weniger Wert zuschrieben als Zigarettenpackungen, die nur textuelle Warnhinweise enthielten: Für Zigarettenpackungen mit rein textuellen Warnhinweisen waren Raucher bereit, 18.43 Mexikanische Pesos auszugeben, wohingegen sie für Zigarettenpackungen mit graphischen Warnhinweisen nur 15.22 Mexikanische Pesos ausgeben wollten. Der Unterschied entsprach zu diesem Zeitpunkt ungefähr 0.30 US-amerikanischen Dollar.

Kees und Kollegen (2006) haben zusätzlich zur Effektivität von graphischen und textuellen Warnhinweisen auch die Wirkung von Zigarettenpackungen untersucht, auf die sowohl textuelle als auch graphische Warnhinweise aufgedruckt waren. Packungen mit graphischen Warnhinweisen wurden nicht nur als weniger attraktiv beurteilt, sondern führten auch zu mehr negativem Affekt und einer erhöhten Absicht, mit dem Rauchen aufzuhören. In einer weiteren Studie mit mehr als 500 Rauchern haben Kees und Kollegen (2010) die Auswirkung von Variationen in der graphischen Darstellung untersucht. Die explizitere graphische Darstellung der durch das Rauchen verursachten Gesundheitsfolgen führte zu zunehmender Angst und stärkte die Absicht, mit dem Rauchen aufzuhören.

Die Ergebnisse der hier beschriebenen experimentellen Studien unterstützen die Annahme, dass graphische Warnhinweise auf Zigarettenschachteln ein größeres Wirkungspotenzial aufweisen als textuelle Warnhinweise. Auffallend ist jedoch, dass in keiner der Studien das Rauchverhalten direkt gemessen wurde und auch nur eine einzige Studie untersucht hat, ob graphische Warnhinweise die Absicht von Rauchern erhöhen, mit dem Rauchen aufzuhören (Kees et al. 2006). Obwohl diese Messung dem tatsächlichen Rauchverhalten am nächsten kommt, muss ihr mit der nötigen Vorsicht begegnet werden. Die Fokussierung auf selbstberichtete Absichten anstelle von echtem und messbarem Rauchverhalten ist problematisch angesichts des geringen Zusammenhangs zwischen berichteten Absichten und tatsächlichem Verhalten, vor allem bei sozial unerwünschten Verhaltensweisen (Fazio & Towles-Schwen 1999). Ein weiterer Schwachpunkt der beschriebenen Studien ist, dass zwar graphische und textuelle Warnhinweise in ihrer Wirksamkeit verglichen wurden, diese jedoch nicht mit einer Gruppe von Rauchern verglichen wurden, die keinen Warnhinweisen ausgesetzt waren. Dadurch können keine Rückschlüsse über die generelle Effektivität von Warnhinweisen gezogen werden.

Petersen und Lieder (2006) präsentierten 336 Rauchern textuelle oder graphische Warnhinweise auf Zigarettenpackungen, während eine Kontrollgruppe keine Warnhinweise erhielt. Die Autoren fanden keinen Einfluss der Warnhinweise auf die rauchbezogene Risikowahrnehmung. Ebenso hat sich das berichtete Selbstvertrauen der Probanden, mit dem Rauchen aufhören zu können, nicht erhöht. Auch das Rauchverhalten wurde durch die Konfrontation mit den Warnhinweisen nicht verändert.

Eine weitere Studie überprüfte die rauchbezogene Risikowahrnehmung vor und nach Konfrontation mit den textuellen und graphischen Warnhinweisen (Glock & Kneer 2009) und konnte zeigen, dass Raucher nach der Ansehen der Warnhinweise – unabhängig von deren Präsentationsform (Text oder Bild) – eine niedrigere Risikowahrnehmung berichteten als zuvor, wohingegen in einer Kontrollgruppe, der keine Warnhinweise präsentiert wurde, die Risikowahrnehmung unverändert hoch blieb. Dieser Befund konnte in einer jüngeren Studie repliziert werden (Glock et al. 2013).

Diese Ergebnisse implizieren, dass die textuellen und graphischen Warnhinweise möglicherweise nicht beabsichtigte Effekte haben. Rauchen ist für viele Menschen ein zentraler Bestandteil ihrer Identität (Putte et al. 2009) und Raucher können Warnhinweise auf Zigarettenpackungen als eine Bedrohung ihrer Autonomie und Wahl- und Handlungsfreiheit erleben (Erceg-Hurn & Steed 2011). Warnhinweise sollen Positives erreichen, allerdings können sie auch nichtintendierte Wirkung haben. Werden Raucher vor den Folgen des Rauchens so gewarnt, dass sie sich in ihrer Identität angegriffen fühlen, entziehen oder wehren sie sich, um ihre Identität zu verteidigen. Wie Shoham und Kollegen (2004: 177) vor einigen Jahren schon anmerkten: „Raucher können die wohlmeinende Hilfe von anderen als Bedrohung ihrer Freiheit interpretieren, und dies kann Reaktanz hervorrufen" (Übersetzung der Autoren). Bedrohungen in Bezug auf die wahrgenommene Verhaltensfreiheit können zu Reaktanz führen (Brehm & Brehm 1981) und damit bewirken, dass die Person eine Ansicht oder Haltung annimmt, die gegensätzlich zu dem ist, was intendiert war. Psychologische Reaktanz besteht aus vier Elementen: (a) Freiheit, (b) Bedrohung der Freiheit, (c) Reaktanz und (d) Wiederherstellung der Freiheit (Brehm & Brehm 1981). Menschen glauben in der Regel, dass sie frei darin sind, ihre eigenen Entscheidungen zu treffen. Wird diese Freiheit aber bedroht, versuchen sie, dieser Bedrohung zu entgegnen, beispielsweise durch Auflehnung. Der Umfang der Reaktanz hängt von der Bedeutung der bedrohten Freiheit und von der Deutlichkeit der Bedrohung ab.

Reaktanz und Rauchen sind eng miteinander verbunden. Miller und Kollegen (2006) haben gezeigt, dass Reaktanz einer der wichtigsten Risikofaktoren für Jugendliche ist, um mit dem Rauchen zu beginnen. Darüber hinaus haben Erceg-Hurn und Steed (2011) in einem experimentellen Design 250 australische Raucher mit graphischen oder textuellen Warnhinweisen konfrontiert und dann die Reaktanz der Teilnehmer gemessen, um zu untersuchen, ob Warnhinweise auf Zigarettenpackungen Reaktanz auslösen und ob der Grad der Reaktanz, der durch graphische Warnhinweise hervorgerufen wird, die Reaktanz überschreitet, die textuelle Warnhinweise verursachen. Die Wahrscheinlichkeit, ein erhöhtes und extremes Reaktanzniveau zu erreichen, war wesentlich höher für Raucher, die mit graphischen Warnhinweisen konfrontiert wurden. Diese Ergebnisse stehen im Einklang mit jüngeren Studien, die darauf hinweisen, dass graphische Warnhinweise negative psychologische Reaktionen auslösen können (Erceg-Hurn & Steed 2011, Glock & Kneer 2009). Da die Möglichkeit besteht, dass Warnhinweise auf Zigarettenpackungen, insbesondere graphische Warnhinweise, Reaktanz hervorrufen können, ist es wichtig zu prüfen, welche Auswirkungen die Reaktanz auf das Rauchverhalten hat. Die Reaktanztheorie (Brehm & Brehm 1981) prognostiziert, dass Raucher, die durch graphische Warnhinweise das Gefühl erhalten, ihre Freiheit zu verlieren, versuchen, ihre Freiheit wiederherzustellen. Dies kann dazu führen, dass Raucher mit unbeabsichtigtem Verhalten reagieren, zum Beispiel mit einer Zunahme des Zigarettenkonsums, oder dass die Wahrscheinlichkeit abnimmt, dass sie mit dem Rauchen aufhören (Wolburg 2006).

Korrelative Forschung belegt die Wirksamkeit der Warnhinweise, vor allem die der graphischen Warnhinweise. Experimentelle Forschung jedoch zeigt, dass diese Befunde der korrelativen Forschung lediglich Zusammenhänge belegen, während experimentelle Forschung auf der Suche nach einer kausalen Beziehung keine hohe Effektivität der Warnhinweise finden kann. Im günstigsten Fall sind die Warnhinweise ohne Wirkung (Ruiter & Kok 2005), aber oftmals führen sie zu nichtintendierten und paradoxen Wirkungen wie Verteidigungsreaktionen, Reaktanz und auch einer verringerten Wahrscheinlichkeit, dass mit dem Rauchen aufgehört wird. Diese Befunde haben weitere Forschung angeregt, die versucht, bessere Alternativen für die Warnhinweise zu finden und diese auf ihre Wirksamkeit hin zu überprüfen.

4 Studien zur Erhöhung der Effektivität von Warnhinweisen

Zunehmend mehr Forschung zielt darauf ab, den Inhalt von Warnhinweisen zu verändern und so deren Effektivität zu steigern. Dabei werden vor allem Techniken eingesetzt, die als weniger konfrontierend und bedrohend empfunden werden. Sutton und Kollegen (1987) konnten zeigen, dass Raucher, die konkrete und spezifische Argumente bezüglich der Aufgabe des Rauchens formulierten, eine höhere Bereitschaft zeigten, mit dem

Rauchen aufzuhören als Raucher, deren Argumente vage und ungenau formuliert waren. Darauf aufbauend wurde demonstriert, dass Raucher, die Gründe notierten, warum Rauchen schädlich ist, länger auf die nächste Zigarette verzichteten als Raucher, die die Gründe lediglich lasen (Müller et al. 2009). Dieser Effekt kann durch die höhere Einbindung der Raucher in die Argumentfindung erklärt werden. Diese verhindert eine Verteidigungsreaktion auf die negativen Informationen. Auch wenn diese Erkenntnisse sehr vielversprechend sind, ist es jedoch schwierig, diese Methode in Anti-Raucher Kampagnen zu implementieren, die nicht in einer therapeutischen Umgebung zum Einsatz kommen. Um die praktische Anwendung dieser Methode zu erhöhen, erforschten Glock und Kollegen (2013), ob sich die Effektivität von Warnhinweisen steigern lässt, indem textuelle Warnhinweise durch Fragen ersetzt wurden. Fragen sollen dabei zum Nachdenken anregen. In dieser Studie wurden vier verschiedene Warnhinweisformen verglichen. Raucher wurden entweder mit textuellen oder graphischen Warnhinweisen konfrontiert. Einer anderen Gruppe von Rauchern wurden Warnhinweise in Frageform präsentiert und eine vierte Gruppe erhielt als Kontrollgruppe keinerlei Warnhinweise. Die rauchbezogene Risikowahrnehmung war in der Gruppe, die Warnhinweise als Frageform erhielt, höher als in den Gruppen, denen die textuellen oder graphischen Warnhinweise gezeigt wurden. Eine weitere Studie konnte darüber hinaus zeigen, dass Werbeblöcke, in denen Warnhinweise als Fragen formuliert waren, dazu führten, dass Raucher länger auf die nächste Zigarette verzichteten als Werbeblöcke, in denen die textuellen Warnhinweise präsentiert wurden (Ritter et al. 2013). Aus den Ergebnissen dieser drei Studien kann geschlossen werden, dass Warnhinweise, die als Fragen formuliert sind, überzeugender sind als textuelle und graphische Warnhinweise. Die Frageform führte sowohl zu einer Erhöhung der rauchbezogenen Risikowahrnehmung als auch zu einer Reduzierung im tatsächlichen, kurzzeitigen Rauchverhalten. Das Hinzufügen der Frageform zu den aktuellen Warnhinweisen könnte die Effektivität der Warnhinweise erhöhen.

Eine Reihe von weiteren Studien hat sich darauf konzentriert, den Inhalt der Warnhinweise auf eine andere Weise zu ändern: Anstatt die negativen Gesundheitsfolgen hervorzuheben, wurden den sozialen und stressreduzierenden Erwartungen an das Rauchen widersprochen (z. B. „Rauchen ist uncool"; Glock et al. 2013). Diese Warnhinweise haben einige Vorteile gegenüber den gesundheitsbezogenen. Sie beziehen sich direkt auf die Gründe, warum Raucher überhaupt anfangen zu rauchen beziehungsweise weiterrauchen und ihr Inhalt ist weniger bedrohlich, was Verteidigungsreaktion überflüssig macht. Warnhinweise, die den sozialen und stressreduzierenden Erwartungen an das Rauchens widersprechen, reduzierten positive implizite Einstellungen und die Erwartungen an das Rauchen. Weiterhin verringerten sie die Anzahl der gerauchten Zigaretten in den darauffolgenden 24 Stunden. Aber nicht nur kurzzeitiges Rauchverhalten wurde reduziert. Raucher, die über einen Zeitraum von fünf Tagen mit diesen Warnhinweisen konfrontiert waren, rauchten weniger als Raucher, die gesundheitsbezogene Warnhinweisen sahen (Glock et al. 2012). Im Einklang mit diesen Studien steht die Implementierung von Selbstbestätigungstechniken als effektivem Mittel, um Warnhinweise zu verbessern (Dillard et al. 2005). Diese Warnhinweise werden als ernsthafter, akkurater und effektiver wahrgenommen und führen so zu weniger Verteidigungsreaktionen.

Wie dieser Überblick über die Forschung zu der Wirkung von textuellen und graphischen Warnhinweisen zeigt, ist deren Effektivität nicht sehr eindeutig belegt. Obwohl gerade experimentelle Forschung oftmals nichtintendierte Wirkungen findet, werden auch die graphischen Warnhinweise zur Einführung kommen. Allerdings zeigen gerade die Studien, die andere Gestaltungs- und Inhaltsformen überprüften, dass die textuellen und graphischen Warnhinweise anderen Ansätzen unterlegen sind. Jedoch kommt den Warnhinweisen ein hoher Stellenwert bei der Aufklärung über die gesundheitlichen Folgen des Rauchens zu (Strahan et al. 2002): Raucher sind heute über die Folgeschäden ihres Verhaltens informiert (Glock & Kneer 2009). Deshalb sollten diese natürlich nicht abgeschafft werden, aber eine Hinzunahme von anderen Gestaltungs- und Inhaltsformen könnte insgesamt die Effektivität der Warnhinweise erhöhen.

Literatur

Borland, R. (1997). Tobacco health warnings and smoking-related cognitions and behaviors. Addiction, 92: 1427-1438.

Borland, R. & Hill, D. (1997). Initial impact of the new Australian tobacco health warnings on knowledge and beliefs. Tobacco Control, 6: 317-325.

Borland, R., Yong, H.-H., Wilson, N., Fong, G. T., Hammond, D., Cummings, K. M., Hosking, W. et al. (2009). How reactions to cigarette packet health warnings influence quitting: Findings from the ITC four-country survey. Addiction, 104: 669-75.

Brehm, S. S. & Brehm, J. W. (1981). Psychological reactance: A theory of freedom and control. New York: Academic Press.

Crespo, A., Barrio, A., Cabestrero, R. & Hernández, O. (2008). Cognitive processing and assessment of anti-smoking combined warning labels proposed by the European Commission: An empirical study with a Spanish sample. Psychology in Spain, 12: 26-36.

Devlin, E., Anderson, S., Hastings, G. & Macfadyen, L. (2005). Targeting smokers via tobacco product labelling: Opportunities and challenges for Pan European health promotion. Health Promotion International, 20: 41-49.

Dillard, A. J., McCaul, K. D. & Magnan, R. E. (2005). Why is such a smart person like you smoking? Using self-affirmation to reduce defensiveness to cigarette warning labels. Journal of Applied Biobehavioral Research, 10: 165-182.

Erceg-Hurn, D. M. & Steed, L. G. (2011). Does exposure to cigarette health warnings elicit psy-chological reactance in smokers? Journal of Applied Social Psychology, 41: 219-237.

Fathelrahman, A. I., Omar, M., Awang, R., Borland, R., Fong, G. T., Hammond, D. & Zain, Z. (2009). Smokers' responses toward cigarette pack warning labels in predicting quit in-tention, stage of change, and self-efficacy. Nicotine & Tobacco Research, 11: 248-253.

Fazio, R. H. & Towles-Schwen, T. (1999). The MODE model of attitude-behavior processes. In S. Chaiken & Y. Trope (Hrsg.), Dual process theories in social psychology (S. 97-116). New York: Guilford Press.

Fong, G. T., Hammond, D., Jiang, Y., Li, Q., Quah, A. C. K., Driezen, P. & Yan, M. (2010). Perceptions of tobacco health warnings in China compared with picture and text-only health warnings from other countries: An experimental study. Tobacco Control, 19: i69-i77.

Gallopel-Morvan, K., Gabriel, P., Le Gall-Ely, M., Rieuier, S. & Urien, B. (2011). The use of vis-ual warnings in social marketing: The case of tobacco. Journal of Business Research, 64: 7-11.

Glock, S. & Kneer, J. (2009). Are deterrent pictures effective? The impact of warning labels on cognitive dissonance in smokers. Applied Psychology: Health and Well-Being, 1: 356-373.

Glock, S., Müller, B. C. N. & Ritter, S. (2013). Warning labels formulated as questions positively influence smoking-related risk perception. Journal of Health Psychology, 18: 252-262.

Glock, S., Ritter, S. M., Engels, R. C. M. E., Dijksterhuis, A., van Baaren, R. B. & Müller, B. C. N. (2013). "Smoking kills" vs. "Smoking makes restless": Effectiveness of different warning labels on smoking behaviour. Zur Veröffentlichung eingereichtes Manuskript.

Glock, S., Unz, D. & Kovacs, C. (2012). Beyond fear appeals: Contradicting positive smoking outcome expectancies to influence smokers' implicit attitudes, perception, and behavior. Addictive Behaviors, 37: 548-551.

Hammond, D., Fong, G. T., McDonald, P. W., Brown, K. S. & Cameron, R. (2004). Graphic Canadian cigarette warning labels and adverse outcomes: Evidence from Canadian smokers. American Journal of Public Health, 94: 1442-1445.

Hammond, D., Fong, G. T., McDonald, P. W., Cameron, R. & Brown, K. S. (2003). Impact of the graphic Canadian warning labels on adult smoking behavior. Tobacco Control, 12: 391-395.

Hammond, D., Fong, G. T., McNeill, A., Borland, R. & Cummings, K. M. (2006). Effectiveness of cigarette warning labels in informing smokers about the risks of smoking: Findings from the International Tobacco Control (ITC) four country survey. Tobacco Control, 15: 19-25.

Hammond, D., McDonald, P. W., Fong, G. T., Brown, K. S. & Cameron, R. (2004). The impact of cigarette warning labels and smoke-free bylaws on smoking cessation. Canadian Journal of Public Health, 95: 201-204.

Harris, P. R., Mayle, K., Mabbott, L. & Napper, L. (2007). Self-affirmation reduces smokers' defensiveness to graphic on-pack cigarette warning labels. Health Psychology, 26: 437-446.

Hassan, L. M., Shiu, E., Thrasher, J. F., Fong, G. T. & Hastings, G. (2008). Exploring the effec-tiveness of cigarette warning labels: Findings from the United States and United Kingdom arms of the International Tobacco Control (ITC) four country survey. International Journal of Nonprofit and Voluntary Sector Marketing, 13: 263-274.

Jansen, C., den Berg, M., Buurman, C. & Smits, M. (2006). The scarier, the better? Effects of adding images to verbal warnings on cigarette packages. In S. Carliner, J. P. Verckens & C. DeWaele (Hrsg.), Information and document design: Varieties on recent research (S. 129-147). Amsterdam: John Benjamins.

Kees, Jeremy, Burton, S., Andrews, J. C. & Kozup, J. (2006). Test of graphic visuals and cigarette package warning combinations: Implications for the framework convention on tobacco control. Journal of Public Policy and Marketing, 25: 212-223.

Kees, J., Burton, S., Andrews, J. C. & Kozup, J. (2010). Understanding how graphic pictorial warnings work on cigarette packaging. Journal of Public Policy & Marketing, 29: 265-276.

Kempf, D. S. & Harmon, S. K. (2006). Examining the effectiveness of proposed cigarette package warning labels with graphic images among US college students. Academy of Marketing Studies Journal, 10: 77-93.

Koval, J. J., Aubut, J. L., Pederson, L. L., O'Hegarty, M. & Chan, S. S. H. (2005). The potential effectiveness of warning labels on cigarette packages. Canadian Journal of Public Health, 96: 353-356.

Mahood, G. (2004). Canada's tobacco package label or warning system: Telling the truth about tobacco product risks. Geneva, Switzerland: World Health Organization.

Miller, C. H., Burgoon, M., Grandpre, J. R. & Alvaro, E. M. (2006). Identifying principal risk factors for the initiation of adolescent smoking behaviors: The significance of psychological reactance. Health Communication, 19: 241-252.

Miller, C. L., Hill, D. J., Quester, P. G. & Hille, J. E. (2009). Impact on the Australian Quitline of new graphic cigarette pack warnings including the Quitline number. Tobacco Control, 18: 235-237.

Müller, B. C. N., van Baaren, R. B., Ritter, S. M., Woud, M. L., Bergmann, H., Harakeh, Z., Engels, R. C. M. E. et al. (2009). Tell me why... The influence of self-involvement on short term smoking behavior. Addictive Behaviors, 34: 427-431.

Nascimento, B. E. M., Oliveira, L., Vieira, A. S., Joffily, M., Gleiser, S., Pereira, M. G., Cavalcante, T., et al. (2008). Avoidance of smoking: The impact of warning labels in Brazil. Tobacco Control, 17: 405-409.

O'Hegarty, M., Pederson, L. L., Nelson, D. E., Mowery, P., Gable, J. M. & Wortley, P. (2006). Reactions of young adult smokers to warning labels on cigarette packages. American Journal of Preventive Medicine, 30: 467-473.

O'Keefe, D. J. & Jensen, J. D. (2009). The relative persuasiveness of gain-framed and loss-framed messages for encouraging disease detection behaviors: A meta-analytic review. Journal of Communication, 59: 296-316.

Peters, E., Romer, D., Slovic, P., Jamieson, K. H., Wharfield, L., Mertz, C. K. & Carpenter, S. M. (2007). The impact and acceptability of Canadian-style cigarette warning labels among U.S. smokers and nonsmokers. Nicotine & Tobacco Research, 9: 473-81.

Petersen, L.-E. & Lieder, F. (2006). Die Effektivität von schriftlichen und graphischen Warnhinweisen auf Zigarettenschachteln. Zeitschrift für Sozialpsychologie, 37: 245-258.

Portillo, F. & Antoñanzas, F. (2002). Information disclosure and smoking risk perceptions: Po-tential short-term impact on Spanish students of the new European Union directive on tobacco products. European Journal of Public Health, 12: 295-301.

Putte, B., Yzer, M., Willemsen, M. C. & de Bruijn, G. J. (2009). The effects of smoking self-identity and quitting self-identity on attempts to quit smoking. Health Psychology, 28: 535-544.

Ritter, S. M., Müller, B. C. N., Glock, S., van Baaren, R. B., Engels, R. C. M. E. & Dijksterhuis, A. (2013). Reformulating smoking-related warning statements into questions enhances the effectiveness of anti-smoking media campaigns. Zur Veröffentlichung eingereichtes Manuskript.

Robinson, T. N. & Killen, J. D. (1997). Do cigarette warning labels reduce smoking? Paradoxical effects among adolescents. Archives of Pediatrics & Adolescent Medicine, 151: 267-272.

Ruiter, R. A. C. & Kok, G. (2005). Saying is not (always) doing: Cigarette warning labels are useless. European Journal of Public Health, 15: 329-330.

Shoham, V., Trost, S. E. & Rohrbaugh, M. J. (2004). From state to trait and back again: Reactance theory goes clinical. In A. Wright, J. Greenberg & S. Brehm (Hrsg.), Motivation and emotion in social contexts (S. 167-186). New Jersey: Lawrence Erlbaum.

Strahan, E. J., White, K., Fong, G. T., Fabrigar, L. R., Zanna, M. P. & Cameron, R. (2002). Enhancing the effectiveness of tobacco package warning labels: A social psychological per-spective. Tobacco Control, 11: 183-190.

Sutton, S., Marsh, A. & Matheson, J. (1987). Explaining smokers' decisions to stop: Test of an expectancy-value approach. Social Behaviour, 2: 35-49.

Thrasher, J. F., Rousu, M. C., Anaya-Ocampo, R., Reynales-Shigematsu, L. M., Arillo-Santillán, E. & Hernández-Avila, M. (2007). Estimating the impact of different cigarette package warning label policies: The auction method. Addictive Behaviors, 32: 2916-2925.

Vardavas, C. I., Connolly, G., Karamanolis, K. & Kafatos, A. (2009). Adolescents perceived ef-fectiveness of the proposed European graphic tobacco warning labels. European Journal of Public Health, 19: 212-217.

Wade, B., Merrill, R. M. & Lindsay, G. B. (2011). Cigarette pack warning labels in Russia: How graphic should they be? European Journal of Public Health, 21: 366-372.

White, V., Webster, B. & Wakefield, M. (2008). Do graphic health warning labels have an impact on adolescents' smoking-related beliefs and behaviours? Addiction, 103: 1562-1571.

Willemsen, M. C. (2005). The new EU cigarette health warnings benefit smokers who want to quit the habit: Results from the Dutch Continuous Survey of Smoking Habits. European Journal of Public Health, 15: 389-392.

Wilson, N., Li, J., Hoek, J., Edwards, R. & Peace, J. (2010). Long-term benefit of increasing the prominence of a quitline number on cigarette packaging: 3 years of Quitline call data. The New Zealand Medical Journal, 123: 109-111.

Witte, K. (1992). Putting the fear back into fear appeals: The extended parallel process model. Communication Monographs, 59: 329-349.

Witte, K. & Allen, M. A. (2000). A meta-analysis of fear appeals: Implications for effective public health campaigns. Health Education and Behavior, 27: 591-615.

Wolburg, J. M. (2006). College students' responses to antismoking messages: Denial, defiance, and other boomerang effects. Journal of Consumer Affairs, 40: 294-323.

Doreen Reifegerste

Gesundheit ist das Wichtigste – oder nicht? Die Bedeutung sozialer Motive für die Kampagnenplanung

Abstract

Soziale Motive haben für das Gesundheitsverhalten eine nicht zu unterschätzendende Bedeutung. Dies gilt insbesondere für Jugendliche, bei denen aus evolutionären Gründen weniger die langfristige Gesundheit, sondern eher das Streben nach Anerkennung bei Gleichaltrigen im Vordergrund steht. Dies führt dazu, dass klassische Elemente von Präventionskampagnen wie massenmediale Furchtappelle mitunter unwirksam sind, schlimmstenfalls aber Reaktanz- oder Bumerangeffekte auslösen.

Die Berücksichtigung dieser sozialen Motive kann Auswirkungen auf die gesamte Kampagnenplanung, vom Botschaftsinhalt über die Wahl der Darstellungsform bis zum Vermittlungskanal, haben. Bisher existiert noch kein Modell hierfür, aber zahlreiche Befunde der kommunikationswissenschaftlichen Forschung deuten darauf hin, dass jeweils motivationsspezifisch bestimmte Auswahlkriterien relevanter sind und damit zu besseren Wirkungen führen können. Daher wird die Erweiterung des Funktionalmodells für Präventionsbotschaften auf Präventionskampagnen vorgeschlagen.

Schlagwörter

Soziale Appelle, Kampagnenstrategie, Jugendliche, Motive, Evolutionspsychologie

1 Einführung

Kampagnenkommunikation ist besonders dann effektiv, wenn die entsprechenden Motivationen der Zielgruppe berücksichtigt werden (Süss et al. 2002), denn meist fehlt es nicht an den entsprechenden Informationen, um gesundheitsförderliches Verhalten auszuführen, sondern es mangelt an der Motivation (Marstedt & Amhof 2008). Daher kann es nützlich sein, die zugrunde liegenden Motive für gesundheitsrelevantes Verhalten näher zu beleuchten und daraus abzuleiten, welche Kommunikation sich für die jeweilige Zielgruppe eignet.

Insbesondere bei Betrachtung des jugendlichen Risikoverhaltens wird deutlich, dass vor allem soziale Motive eine wichtige Rolle für das gesundheitsrelevante Handeln spielen. Bisher wurde allerdings kaum berücksichtigt, welche Implikationen dies für die Planung der verschiedenen Bestandteile einer Kampagne hat. Für eine effektive Gesundheitskommunikation ist es nicht nur notwendig, geeignete Botschaftsinhalte zu entwickeln, sondern es gilt auch entsprechende Darstellungsformen und Kommunikationskanäle zu finden. In den theoretischen Ansätzen und der experimentellen Forschung wurde der Fokus vor allem auf die einzelnen Bestandteile einer Kampagne gelegt. Die separate Beforschung einzelner Abschnitte hat zur Folge, dass nur getrennte Aussagen darüber möglich sind, welche Inhalte, Darstellungstechniken und Vermittlungskanäle sich für eine bestimmte Zielgruppe eignen, aber keine ganzheitliche Betrachtung des gesamten Kommunikationsprogramms erfolgt. Vergleichbar wäre die getrennte Entwicklung eines Produkt, seiner Verpackung und seiner Distributionsstrategie.

Die Berücksichtigung der sozialen Motivation in einem Ansatz für die gesamte Kommunikationskette soll dabei helfen, geeignete Kampagnendesigns für die jeweiligen Zielgruppen zu finden, um deren gesundheitsrelevantes Verhalten zu beeinflussen. Dies soll insbesondere dazu dienen, die bestehenden Theorien der Gesundheitspsychologie (Lippke & Renneberg 2006) zu ergänzen, die ihren Fokus bisher vor allem auf die Gesundheitsmotivation gerichtet haben. Damit ist eine strategische, zielgruppenorientierte Kampagnenplanung möglich, die die Zusammenhänge zwischen den einzelnen Kommunikationsbestandteilen und der zugrunde liegenden Motivation berücksichtigt. Ähnliche Ansätze (Donsbach & Mothes 2012), die Kommunikation aus der motivationalen Perspektive betrachtet haben, konnten zeigen, dass die zugrunde liegende Motivation einen wesentlichen Einfluss auf die Medienzuwendung und -wirkung aufweist.

2 Soziale Motive und Gesundheitsverhalten

Neben der Motivation zum gesunden Verhalten spielt vor allem die soziale Motivation eine große Bedeutung für das gesundheitsrelevante Handeln (Hill & Durante 2011, Campis et al. 1989). Bischof (2008) nennt in seinem Zürcher Modell der sozialen Motivation neben der generellen Motivation zur Bindung insbesondere die Paarungsmotivation als relevante Komponente dieses Motivbündels. Auch Griskevicius et al. (2011) zählen in ihrem Fundamental Motives Framework neben dem Selbstschutz auch Bindung, Status und den Aufbau und Erhalt einer Paarbeziehung zu den wichtigen Funktionsbereichen eines sozialen Tieres, wie es der Mensch ist. Die Formen sozialer Motivation lassen sich nach ihrer Einschätzung vor allem auf die sexuelle Selektion zurückführen.

Da Weisfeld und Coleman (2005) die Adoleszenz als die Zeit des intensivsten Partnerwettbewerbs einschätzen, lässt sich vermuten, dass Jugendlichen die sozialen Folgen ihres Verhaltens (z. B. die Anerkennung der Gleichaltrigen) häufig wichtiger sind als die Gesundheit (Schoenbachler & Whittler 1996, Smith & Stutts 2003). Zudem ist aus der Entwicklungspsychologie bereits bekannt, dass für Jugendliche und junge Erwachsene die Steigerung der Partnerattraktiviät und die Anerkennung von Freunden bedeutsame Entwicklungsaufgaben darstellen (Dreher & Dreher 1985). Das Risikoverhalten in dieser Altersgruppe ist in fast allen Gesundheitsbereichen vergleichsweise hoch (Pinquart et al. 2004). Es tritt vor allem dann auf, wenn Gleichaltrige anwesend sind (Gardner & Steinberg 2005), jene dieses Verhalten ebenso ausführen (Roth &Petermann 2006) oder durch die Wahrnehmung einer sozialen Norm vermutet wird, dass sie dies tun (Rimal 2008). Aber auch wenn die Betroffenen einen sexuellen Partner suchen (Pettijohn et al. 2011) oder sich gegenüber anderen gleichgeschlechtlichen attraktiven Personen beweisen müssen (Hill & Durante 2011) wird die Risikobereitschaft erhöht. Die Tatsache, dass hierfür hormonelle Ursachen vorliegen und dieses Phänomen kulturübergreifend gefunden wurde (Zuckerman 2007), deutet darauf hin, dass die Risikobereitschaft zum Teil evolutionär bedingt ist.

Daraus können entsprechende Zielkonflikte mit der Gesundheitsmotivation entstehen und somit zu vermeintlich irrationalem Verhalten führen, welches erst aus einer evolutionären Betrachtung funktional erscheint (Reifegerste 2012, Saad & Peng 2006). Die Jugendlichen nutzen Risikoverhalten (wie Alkohol, Tabak- und Drogenkonsum), um ihren Mut zu zeigen und damit ihren sozialen Status und somit letztlich auch ihre Attraktivität beim anderen Geschlecht zu erhöhen (Bundeszentrale für gesundheitliche Aufklärung 2009, Chang 2009). Vereinzelt kann freilich auch gesundheitsförderliches Verhalten wie Körperpflege und Diätverhalten die Partnerattraktivität steigern (Lohaus & Klein-Heßling 2008) und steht damit nicht in Konkurrenz zur Paarungsmotivation.

3 Theoretische Grundlagen

Soziale Motive stehen aber nicht nur mit dem Gesundheitsverhalten in engem Zusammenhang, sondern spielen auch für die Aufmerksamkeitssteuerung, das Medienverhalten und vor allem die Persuasion eine wichtige Rolle. In den klassischen Modellen, die für Gesundheitskampagnen verwendet werden, der Theorie der Schutzmotivation (Rogers 1983) und dem Extended Parallel Process Model (Witte 1992), sind allerdings soziale Risiken nicht explizit vorhanden. Verschiedene Autoren (Ho 1998, Smith et al. 2007) haben sie daher für die Verwendung in Jugendkampagnen um Komponenten sozialer Risiken ergänzt. Auch bemängeln Forscher, dass „there has not been enough focus on understanding how social threat may be perceived by communities that are collectivistic in nature" (Cheah 2005: 214).

In einigen psychologischen Gesundheitsmodellen wurde die Bedeutung der sozialen Motivation aber auch bereits explizit formuliert. Die Theorie des geplanten Verhaltens (Ajzen 1991) und die Theory of Normative Social Behavior (Rimal 2008) modellieren den Einfluss sozialer Normen auf das Gesundheitsverhalten und geben damit wichtige Anhaltspunkte für die Gestaltung von Botschaftsinhalten. Die sozial-kognitive Theorie von Bandura (2004) beschreibt wichtige Einflussfaktoren für das Lernen durch Verhaltensmodelle und liefert somit insbesondere Hinweise für die Auswahl der Darstellungstechnik und des Vermittlungskanals.

Das Funktionalmodell für Präventionsbotschaften (Reifegerste 2012) zeigt explizit Möglichkeiten auf, wie bei Zielgruppen mit hoher sozialer Motivation Botschaftsinhalte so gestaltet werden können, dass sie zu höherer Risikowahrnehmung und Selbstwirksamkeit führen können. Nationale Jugendkampagnen gegen Rauchen und zu hohen Alkoholkonsum der Gesundheitsbehörden z. B. in Deutschland, Großbritannien und den USA orientieren sich bereits an der sozialen Motivation der jugendlichen Zielgruppe (Strüber et al. 2009, Zielmann 2006, Cohen et al. 2007), bislang existiert aber kein kommunikationswissenschaftliches Modell, welches die einzelnen Kampagnenbestandteile (Botschaftsinhalte, Darstellungstechniken und Vermittlungskanal) mit den sozialpsychologischen Ansätzen zu den motivationalen Grundlagen verknüpft und damit eine Übertragbarkeit auf andere Zielgruppen und Gesundheitsthemen ermöglicht.

4 Implikationen für Präventionskampagnen

Die soziale Motivation sollte bei der Entwicklung des Kommunikationsprogramms sowohl eine Rolle für die Botschaftsinhalte (sog. inhaltsbezogene Frames), für die Darstellungstechnik (sog. formal-abstrakte Frames,

z. B. Scheufele 2003) und auch für die Vermittlungskanal spielen (siehe Tabelle 1). Dabei existieren bisher kaum gezielte Untersuchungen zu den Wechselwirkungen der einzelnen Kommunikationsbestandteile einer Kampagne mit sozialen Appellen. Ansätze zur strategischen Kommunikationsplanung machen aber deutlich, dass eine integrierte Ausrichtung des Kommunikationsprogramms notwendig ist, um die gewünschten Wirkungen zu erreichen (Dürig & Delic 2008).

Fromm et al. (2011) haben bereits die Phase, in der sich eine Person aufgrund ihres Gesundheitsverhaltens befindet (vgl. Prochaska et al. 2004) als relevanten Faktor für die Kampagnenplanung beschrieben: „Je weiter eine Person auf dem Weg der Verhaltensänderung ist, desto spezifischere Informationen und desto mehr Interaktionsmöglichkeiten werden hierzu benötigt." (Fromm et al. 2011: 156). Jugendliche befinden sich meist in der Phase der Sorglosigkeit, in der allgemein eine massenmediale Ansprache empfohlen wird. Allerdings ist diese möglicherweise nicht per se geeignet, soziale Informationen zu vermitteln und damit die „Selektionshürden" (Fromm et al. 2011: 156) von Jugendlichen auch zu überwinden.

4.1 Botschaftsinhalte

In einer Kommunikationskampagne, die das Problembewusstsein bestimmter Zielgruppen fördern und deren Einstellungen und Verhaltensweisen positiv beeinflussen soll (Bonfadelli & Friemel 2010), werden typischerweise verschiedene Arten von Botschaftsinhalten eingesetzt, um dieses Ziel zu erreichen. Dabei können neben der Darstellung von gesundheitlichen Risiken (z. B. Krebs) auch soziale Konsequenzen aufgezeigt werden. Letztere appellieren dabei direkt oder indirekt an die sozialen (insbesondere die sexuellen) Motive, indem sie Schäden für die Attraktivität (Mahler et al. 2007), einen Verstoß gegen soziale Normen (Campo et al. 2004), die Ablehnung von Freunden oder potentiellen Partnern oder einen Statusverlust (Pechmann et al. 2003) androhen. Nicht immer ist dabei eine eindeutige Abgrenzung von Gesundheitsappellen möglich, da die meisten gesundheitlichen Folgen auch mit sozialen einhergehen (z. B. Stigmata bei AIDS: Smith et al. 2007, Attraktivität bei Mundgeruch: Smith & Stutts 2003).

Eine Metaanalyse von Keller und Lehmann (2008) konnte zeigen, dass Botschaften, die soziale Risiken aufzeigen, bei Jugendlichen wirksamer sind als Furchtappelle, um Einstellungen und Verhalten zu beeinflussen. Auch wenn die Einzelbefunde aus verschiedenen Gründen sehr unterschiedlich sind, zeigt sich doch insgesamt, dass vor allem das Aufzeigen von Attraktivitätsverlusten zur Hautkrebsprävention bei Frauen effektiv sein kann (Williams et al. 2013). Vor dem Hintergrund evolutionärer Partnerwahlmechanismen sollten besonders solche Appelle wirksam sein, die eine Bedrohung für die Beziehung zu Gleichaltrigen bzw. potentiellen Partnern darstellen (siehe Abbildung 1). Appelle, die vor allem Gesundheitsrisiken aufzeigen, können dagegen zwar meist Furcht induzieren, dadurch lösen sie aber oft Reaktanz aus (Hastall 2012) oder erhöhen eher den Anreiz für das Risikoverhalten (sog. Forbidden-Fruit-Phänomen; Pechmann et al. 2003).

Abbildung 1: Beispiele für soziale Appelle

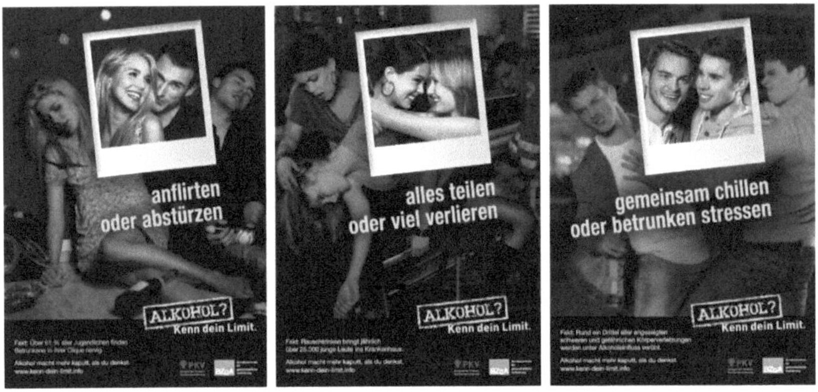

Quelle: Bundeszentrale für gesundheitliche Aufklärung (2012).

Im Funktionalmodell für Präventionsbotschaften (Reifegerste 2012) wurde jedoch deutlich gemacht, dass es nicht ausreicht, nur die positiven und negativen sozialen Konsequenzen des Risikoverhaltens aufzuzeigen, sondern es auch notwendig ist, funktionale Alternativen für die Erreichung der sozialen Motive zu nennen.[1] Ähnlich wie beim Furchtappell, der durch eine Schutzempfehlung ergänzt werden sollte (Witte 1992), ist auch hierbei davon auszugehen, dass es erst dann eine Gefahrenverarbeitung und nicht lediglich eine Furchtkontrolle stattfindet:

1 Analog werden funktionale Alternativen im Rahmen des Uses- & Gratificationsansatzes in der Mediennutzungsforschung als alternative Mittel zur Bedürfnisbefriedigung (neben Medien) verstanden (Rubin 2000).

> „Alternative Handlungsmöglichkeiten für den Jugendlichen zu finden, die seinem Wunsch nach Sinnesstimulation ebenso nachkommen wie der Teilhabe an der Peergruppe, dürfte die entscheidende Präventionsaufgabe darstellen" (Petermann & Roth 2006: 115).

So sehen Petermann und Roth (2006) beispielsweise erlebnispädagogische Aktivitäten und Erlebnisse als funktionale Alternativen zum Drogenkonsum. Diesen Ansatz verfolgt z. B. auch das Projekt „HALT", welches mit Kletter- und Tauchangeboten sekundärpräventiv gegen erneuten Alkoholmissbrauch vorzugehen versucht (Kuttler & Lang 2005). Ein von Hinz (2007) entwickeltes schulisches Programm versucht explizit das Bedürfnis der Jugendlichen nach „erotisch-sexueller Kommunikation auf gesundheitsfördernde Weise" (ebd.) mit funktionalen Äquivalenten zu befriedigen. Dies wurde u. a. durch Flirttrainings und Übungen zur verbesserten Körperwahrnehmung umgesetzt. Allerdings muss es gelingen, diesen Teil der Botschaft nicht nur in schulbasierter oder sekundärpräventiver interpersonaler Kommunikation zu verbreiten, sondern auch in reichenweitenstärkeren Vermittlungskanälen (s. u.).

In Kommunikationsmaterialien zur Hautkrebsprävention wurden bereits körperliche Betätigung, Mode (Hillhouse et al. 2008) und Bräunungscremes (Pagoto et al. 2010) als funktionale Alternativen untersucht. Dies gilt es, für weitere Gesundheitsthemen anzuwenden.

4.2 Darstellungstechniken

Es gilt nun den Appell an die sozialen Motive so zu verpacken, dass er die intendierte Wirkung bei der angestrebten Zielgruppe erreichen kann und keine Reaktanz auslöst. Bislang existieren wenig Untersuchungen, die diesen Zusammenhang von sozialen Appellen und der Art der Ansprache gezielt untersuchen, allerdings deutet sich durch experimentelle Kombinationen in einigen Studien an, dass sich bestimmte Darstellungstechniken (wie Fallbeispiele oder positives Framing) besser eignen, um Botschaftsinhalte zu transportieren, die soziale Motivationen ansprechen (Loroz 2007, Greene et al. 2010, vgl. auch den Beitrag von Hastall & Sukalla in diesem Band). Daher werden im Folgenden einige Darstellungstechniken vorgestellt, um deutlich zu machen, welche Kriterien für die Auswahl relevant sein können. Die Liste ist aber keineswegs als erschöpfend zu betrachten.

Grundsätzlich haben vor allem Botschaften, die emotionale Reaktionen auslösen, das Potenzial, damit auch interpersonale Diskussionen anzuregen (Dunlop 2008: 62-63), wodurch wiederum soziale Informationen vermittelt werden können (siehe Kapitel 4.3). Allerdings ist hierbei zu berücksichtigen, welche Emotionen sich eignen, um soziale Motive am effektivsten anzusprechen. So werden insbesondere soziale Emotionen wie Schuld als effektiv angesehen (Lindsey 2005). Da diese sozialen Emotionen immer mit Beziehung zu anderen Menschen in Zusammenhang steht, spielen generell Personalisierungen eine wichtige Rolle bei der Vermittlung von Botschaften mit sozialen Konsequenzen.

Daher kann die Darstellung von Fallbeispielen (Reifegerste 2010, Hastall 2011) oder auch Narrationen (Green 2006) einerseits dazu führen, dass soziale Vergleichsprozesse stattfinden und damit Normen vermittelt werden. Andererseits ist auch das Lernen am Modell (Bandura 2004) möglich. Beides ist insbesondere bei hoher sozialer Ähnlichkeit des Dargestellten, z. B. aufgrund Alter, Geschlecht, Schicht (Edelmann 2000) und bei enger sozialer Bindung (Steffes & Burgee 2009) gegeben. Umso höher diese beiden Faktoren sind, desto relevanter sind die entsprechenden Informationen. „A message containing a personal account provided by a similar other, such as a peer group member, may be more difficult to discount than prevalence data" (De Wit et al. 2008: 114).

Daher ist der Einsatz von Prominenten, bei denen Aussehen und Attraktivität im Vordergrund stehen (nicht deren Expertentum) eine relevante Technik, um soziale Botschaften zu vermitteln. Sie werden zwar vor allem eingesetzt, um Aufmerksamkeit zu erzielen, dienen aber gleichzeitig auch als Rollenmodell und dem Imagetransfer (Gierl 2007). In ähnlicher Weise verfolgt auch der Ansatz der unterhaltsamen Gesundheitsbildung (sog. Entertainment Education) das Ziel, Aufmerksamkeit zu erzeugen, um durch parasoziale Interaktion die Beobachtung und Imitation von Rollenvorbildern zu ermöglichen (Papa & Singhal 2009, Baumann & Möhring 2005: 103, vgl. auch den Beitrag von Arendt in diesem Band). Daher sind es vor allem gleichaltrige Persönlichkeiten aus der Musik- und Filmbranche, Sportler und weniger Politiker oder Wissenschaftler bzw. Mediziner, die hierbei zum Einsatz kommen sollten. Bei letzterem stehen Experten- und Faktenwissen im Vordergrund, die vermutlich eher für Rezipienten mit vorrangig gesundheitlicher Motivation relevant sind.

Schließlich lassen sich aus der Berücksichtigung der sozialen Motive auch Ableitungen für die Bebilderung der Kampagnen treffen. So werden neben Abbildungen der beschriebenen alltäglichen oder prominenten Einzelpersonen bei den Jugendkampagnen der Bundeszentrale für gesundheitliche Aufklärung Gruppen und Pärchen dargestellt (siehe Abbildung 1). Damit lässt sich einerseits das Risiko der Ausgrenzung und anderseits das Motiv der Partnerwahl ansprechen.

4.3 Kommunikationskanal

Ein weiterer wichtiger Schritt in der Kampagnenplanung ist die Auswahl des Kanals, durch den die Botschaften mit der entsprechenden Darstellungstechnik vermittelt werden (Bonfadelli & Friemel 2010). Dabei weisen die verschiedenen Verbreitungsmöglichkeiten unterschiedliche Ausprägungen verschiedener kampagnenrelevanter Eigenschaften wie z. B. Reichweite, Informationstiefe oder Glaubwürdigkeit auf (Fromm et al. 2011). Nicht immer muss dabei die direkte Reichweite als wichtigstes Auswahlkriterium gesehen werden, denn je nach Botschaftsinhalt und angesprochener Motivation können auch andere Faktoren der Medienwahl bedeutsamer sein. Es ist beispielsweise nicht sinnvoll, ein reichweitenstarkes Medium mit hoher Informationstiefe (wie die Zeitungen, vgl. Baumann & Möhring 2005) zu benutzen, wenn vorrangig Imagebotschaften vermittelt werden sollen. Und auch die generelle Motivation, ein bestimmtes Medium zu nutzen, ist als Identifikationsmerkmal nicht ausreichend. Vielmehr ist es notwendig, solche Kanaleigenschaften zu identifizieren, die es ermöglichen, sozial relevante Informationen zu vermitteln. Ähnlich wie bei der Darstellungstechnik spielen auch bei der Distribution sozialer Informationen die Kommunikatoren eine große Rolle. Somit sind Interpersonalität und damit auch die Interaktivität und die Glaubwürdigkeit eines Mediums von großer Relevanz für die Wahl des Kommunikationskanals.

Bereits vor der Entwicklung sozialer Medien wie Facebook waren soziale Netzwerke ein wichtiger Kommunikationskanal und die Ansprache von Meinungsführern ein erprobtes Mittel in Kampagnen, um Kommunikationsziele zu erreichen. Rice et al. (2012) setzten in dem kollektivistischen Land China Meinungsführer in AIDS-Kampagnen ein, um ihre Botschaften zu vermitteln. In ähnlicher Weise verwendet auch die BZgA in ihren Kampagnen, zusätzlich zu den massenmedialen Aktivitäten, die persönliche Ansprache durch andere Jugendliche (sog. Peer Education) und hofft damit auch, personalkommunikativ die „negativen Konsequenzen von Alkoholkonsum auf die eigene Attraktivität und Coolness zu veranschaulichen" (Strüber et al. 2009: 11).

Weitere Formen direkter Ansprache sind beispielsweise Wanderausstellungen, Theaterveranstaltungen, Parcours und Berichte von Betroffenen (Wala & Börno 2012). Der gemeinsame Besuch zusammen mit Gleichaltrigen fördert neben der direkten Erfahrung auch die interpersonale Kommunikation. Grundsätzlich gilt aber für alle personalkommunikativen Maßnahmen, dass diese durchaus auch längerfristige positive Effekte erzielen können, aber sehr kosten- und zeitaufwendig sind (Bühler & Kröger 2006). Möglicherweise können durch die Berichterstattung über die Veranstaltungen und Maßnahmen wiederum Nachahmungseffekte oder zumindest Agenda-Setting erreicht werden. Zu beachten ist für alle personalkommunikativen Formen, dass deren Umsetzung durch eine einheitliche Kommunikationsstrategie erfolgt und die ausgewählten Kommunikatoren (siehe Kapitel 4.2) auch dem Kampagnenziel entsprechen. Zum Beispiel kann der Einsatz von Lehrern bei schulbasierten Maßnahmen dazu führen, dass eher eine Ablehnung der Botschaft stattfindet (Lohaus & Klein-Heßling 2008).

Durch digitale soziale Netzwerke kann die personalkommunikative Form der Kampagnenkommunikation medienunterstützt stattfinden und damit ist wiederum kostengünstig eine schnellere und größere Verbreitung möglich, um mit der entsprechenden Interaktivität und Interpersonalität soziale Informationen auszutauschen (Kluska et al. 2011). Beispielsweise hat das amerikanische Gesundheitsministerium eine Facebook-App („I'm a Flu Fighter“) entwickeln lassen, die es Grippeschutzgeimpften ermöglicht, ihren Freunden an der Pinnwand mitzuteilen, dass sie geimpft sind (Klein 2010). Die setzt zum einen eine gewisse soziale Norm und bietet gleichzeitig auch ein Rollenmodell für das soziale Lernen, zum anderen vermittelt es auch die Botschaft, dass der Betreffende keine Ansteckungsquelle mehr darstellen kann und damit soziale Verantwortung übernimmt.

Für die Vermittlung von Botschaften und Wissen, bei denen die Gesundheitsmotive im Vordergrund stehen (z. B. Informationen über Ansteckungsgefahr, Therapieformen etc.), sind eher Kriterien wie Schnelligkeit, Glaubwürdigkeit und Informationstiefe (vgl. Fromm et al. 2011) bei der Auswahl des Kommunikationskanals zu berücksichtigen. So eignen sich hierfür vermutlich eher Artikel in Onlinezeitungen, Podcasts oder Zeitschriften. Ludwigs (2011) unterscheidet daher auch drei verschiedene Ebenen der Informationsverbreitung bei Gesundheitsthemen (Information, Interaktion und Vernetzung) und ordnet diesen Ebenen jeweils auch unterschiedliche Medienkanäle zu. Er betont zudem, welche bedeutsame Rolle das Bindungsmotiv für die Nutzung von sozialen Netzwerken hat.

Grundsätzlich haben zwar massenmediale Kampagnen das größere Reichweitenpotential, verschiedene Kampagnenevaluationen haben aber gezeigt, dass sich Individuen eher durch die interpersonale Kommunikation über die Kampagneninhalte beeinflussen lassen als durch das direkte Ansehen der Botschaft selbst, wodurch die Reichweite der Botschaft indirekt erhöht wird (Hafstad & Aaro 1997, Southwell & Torres 2006). Dies muss entsprechend in der Zielstellung und der Evaluation von Kampagnen berücksichtigt werden (Noar 2006: 34).

Bisher zeigen wenige Modelle, wie Massenmedien und interpersonale Kommunikation zusammen wirken (Southwell & Torres 2006), aber aus empirischen Erhebungen ist bereits bekannt, dass sich die interpersonale Diskussion durch die Medienagenda beeinflussen lässt (Dunlop 2008), womit das Themensetzungspotential eines Kanals ein relevantes Kriterium wird. Aber auch die Auswahl eines Kommunikationskanals, der Anschlusskommunikation sehr wahrscheinlich macht, wie beispielweise Kinowerbung, könnte ein wichtiges Selektionsmerkmal sein.

5 Fazit

Es wurde aufgezeigt, welche Rolle soziale Motivationen (insbesondere das Streben nach Anerkennung bei potentiellen Sexualpartnern und Gleichaltrigen) für die gesamte Planung des Kommunikationsprogramms spielen können (siehe Tabelle 1). Bisherige empirische Befunde bestätigen die Annahmen einer solchen motivationsbasierten Ausrichtung des Kampagnendesigns. Auch wenn es nicht immer möglich ist, alle theoretisch möglichen Kombinationen umzusetzen, so lohnt es sich dennoch, eine effektive Verknüpfung der drei Kommunikationsbestandteile vor dem Hintergrund der sozialen Motivation empirisch zu prüfen.

Allerdings ist der reine Einsatz sozialer Techniken und Vermittlungskanäle noch kein Erfolgsgarant, da beispielsweise über Unterhaltungsprogramme auch sehr viele negative Rollenbilder vermittelt werden, die fast durchweg ungesundes Verhalten zeigen (Baumann & Möhring 2005) und interpersonale Kommunikation auch den Einfluss der Massenmedien reduzieren kann, weil persönliche Gesprächspartner neue Argumente liefern (Dunlop 2008). Notwendig ist daher immer eine integrierte, strategische Kampagnenplanung. Somit lässt sich das für die Botschaftsinhalte entwickelte Funktionalmodell für Präventionsbotschaften (Reifegerste 2012) auf die Wirkungskette einer Gesamtkampagne ausweiten (siehe Abbildung 2).

Tabelle 1: Beispiele motivationsbasierter Kampagnendesigns

	Soziale Motive	Gesundheitsmotive
Botschafts-inhalte	– Konsequenzen für soziale Bewertung (Anerkennung bei Freunden, potenziellen Partnern, soziale Normen) – Funktionale Alternativen	– Kurzfristige und langfristige Konsequenzen für die Gesundheit – Handlungsempfehlungen für Vorsorge-/Schutzverhalten
Darstellungstechniken	– Personalisierung durch Fallbeispiele, Narrationen, Attraktive Promis – Gruppen- und Pärchenmotive	– Rationale Techniken, Statistiken – Experten – Furchtappelle
Kommunikations-kanal	– Interpersonale Kommunikation – Peer Education – Social Media	– Massenmediale Kommunikation – Medizinjournalismus

Abbildung 2: Funktionalmodell für Präventionskampagnen

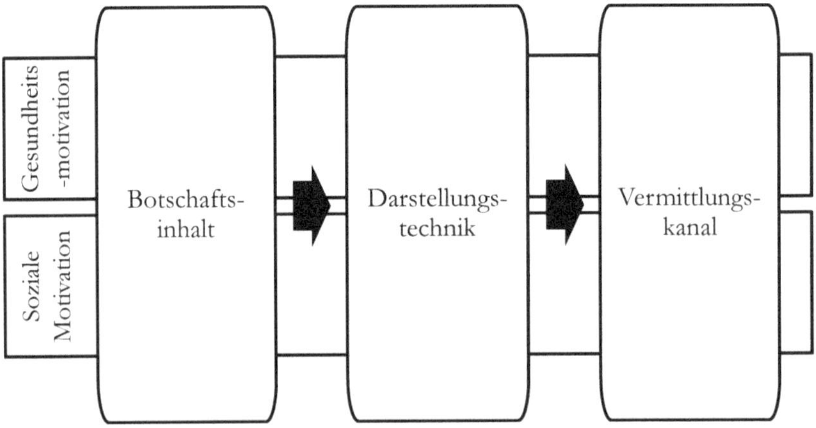

Dabei ist die Rolle der sozialen Motivation auch beim Forschungsdesign und der Kampagnenevaluation zu berücksichtigen. Neben der Wahl der entsprechenden unabhängigen Variablen (siehe Tabelle 1) und der Berücksichtigung gegebenenfalls quasiexperimenteller Faktoren wie Partnerstatus (Pettijohn et al. 2011) und der Anwesenheit von Freunden (Gardner & Steinberg 2005) bei der Wahl der Methode müssen auch entsprechende Persönlichkeitsfaktoren (Chang 2009), Kulturdimensionen (Cheah 2005), soziale Erwünschtheit, wahrgenommene Attraktivität des Kommunikators (Shadel et al. 2009) und passende abhängige Variablen wie soziale Emotionen (Dunlop 2008), die Wahrnehmung sozialer Risiken (Greene et al. 2010), interpersonale Kommunikation (Mahler et al. 2003) und Intentionen für funktionale Alternativen (Pagoto et al. 2010) erhoben werden. So konnte beispielsweise Chang (2009) zeigen, dass die soziale Orientierung (sog. self-construals) eine wichtige Moderatorvariable für die Wirksamkeit von Tabakpräventionsbotschaften ist.

Letztlich ist aber im Forschungsdesign wie in der Evaluation eine erfolgreiche Kampagne eine, der er es gelungen ist, die Gesundheit der angesprochenen Zielgruppe positiv zu beeinflussen. Zumindest aus dieser Perspektive ist Gesundheit also das Wichtigste.

Literatur

Ajzen, I. (1991). The theory of planned behavior. Organizational Behavior and Human Descision Processes, 50: 179-211.

Bandura, A. (2004). Health promotion by social cognitive means. Health Education & Behavior, 31: 143-164.

Baumann, E. & Möhring, W. (2005). Strategien massenmedialer Gesundheitskommunikation in der Primärprävention. Prävention, 28: 101-104.

Bischof, N. (2008). Psychologie. Ein Grundkurs für Anspruchsvolle. Stuttgart: Kohlhammer.

Bonfadelli, H. & Friemel, T. (2010). Konzeption und Einsatz von Kommunikationskampagnen im Gesundheitsbereich. Theoretische Modelle und empirische Befunde aus der kommunikationswissenschaftlichen Forschung. Forschungsprojekt im Auftrag des Bundesamtes für Gesundheit (BAG). Konstanz: UVK Verlagsgesellschaft.

Bühler, A. & Kröger, C. (2006). Expertise zur Prävention des Substanzmissbrauchs. Köln: Bundeszentrale für gesundheitliche Aufklärung (Forschung und Praxis der Gesundheitsförderung, 29).

Bundeszentrale für gesundheitliche Aufklärung (2012). Alkohol? Kenn dein Limit. Anzeigenmotive 2012. Online: http://www.bzga.de/pressemotive/?uid=5176bbd930b002dc1fbdd 3d960b2f7d6&id=view.56 (17.12.2012).

Bundeszentrale für gesundheitliche Aufklärung (2009). Die Drogenaffinität Jugendlicher in der Bundesrepublik Deutschland 2008: Verbreitung des Alkoholkonsums bei Jugendlichen und jungen Erwachsenen. Eine Wiederholungsbefragung der Bundeszentrale für gesundheitliche Aufklärung. Köln.

Campis, L. K., Prentice-Dunn, S. & Lyman, R. D. (1989). Coping appraisal and parents' intentions to inform their children about sexual abuse: A protection motivation theory analysis. Journal of social and clinical psychology, 8: 304-316.

Campo, S., Cameron, K. A., Brossard, D. & Frazer, M. S. (2004). Social norms and expectancy violation theories: Assessing the effectiveness of health communication campaigns. Communication Monographs, 71: 448-470.

Chang, C. (2009). Enhancing the effectiveness of antismoking messages via self-congruent appeals. Health Communication, 24: 33-40.

Cheah, W. H. (2005). Condom attitudes and risk perceptions: A test of the extended parallel processing model. Journal of Intercultural Communication Research, 34: 213–232.

Cohen, E. L., Shumate, M. D. & Gold, A. (2007). Anti-smoking media campaign messages: Theory and practice. Health Communication, 22: 91-102.

De Wit, J. F. B., Das, E. & Vet, R. (2008). What works best: Objective statistics or a personal testimonial? An assessment of the persuasive effects of different types of message evidence on risk perception. Health Psychology, 27: 110-115.

Donsbach, W. & Mothes, C. (2012). The dissonant self. Contributions from dissonance theory to a new agenda for studying political communication. In C.T. Salmon (Hrsg.), Communication Yearbook 36 (S. 3-44). New York: Routledge.

Dreher, E. & Dreher, M. (1985). Entwicklungsaufgaben im Jugendalter: Bedeutsamkeit und Bewältigungskonzepte. In D. Liepmann (Hrsg.), Entwicklungsaufgaben und Bewältigungsprobleme in der Adoleszenz. Sozial- und entwicklungspsychologische Perspektiven (S. 56-70). Göttingen: Hogrefe.

Dunlop, S. (2008). Can you feel it? Negative emotion, risk and narrative in health communication. Media Psychology, 11: 52-75.

Dürig, U. M & Delic, M. (2008): Konzeptionsarbeit in der PR-Praxis. In P. Szyszka & U. M. Dürig (Hrsg.), Strategische Kommunikationsplanung (S. 19-36). Konstanz: UVK Verlag-Ges.

Edelmann, W. (2000). Lernpsychologie. Weinheim: Beltz.

Fromm, B., Lampert, C. & Baumann, E. (2011). Gesundheitskommunikation und Medien. Ein Lehrbuch. Stuttgart: Kohlhammer.

Gardner, M. & Steinberg, L. (2005). Peer influence on risk taking, risk preference, and risky decision making in adolescence and adulthood: An experimental study. Developmental Psychology, 41: 625-635.

Gierl, H. (2007). Prominente als Modelle in der Werbung. transfer–Werbeforschung & Praxis 52: 6-23.

Green, M. C. (2006). Narratives and cancer communication. Journal of Communication, 56: 163-183.

Greene, K., Campo, S., Banerjee, S. C. (2010). Comparing normative, anecdotal, and statistical risk evidence to discourage tanning bed use. Communication Quarterly, 58: 111-132.

Griskevicius, V., Ackerman, J., Bergh, B. & Li, Y. (2011). Fundamental motives and business decisions. In G. Saad (Hrsg.), Evolutionary psychology in the business sciences (S. 17-40). Berlin: Springer.

Hafstad, A. & Aaro, L. E. (1997). Activating interpersonal influence through provocative appeals: Evaluation of a mass media-based antismoking campaign targeting adolescents. Health Communication, 9: 253-272.

Hastall, M. R. (2011). Kommunikation von Gesundheitsrisiken in Massenmedien: Der Einfluss von Informations- und Rezipientenmerkmalen auf die Botschaftszuwendung und -vermeidung. Baden-Baden: Nomos.

Hastall, M. R. (2012). Abwehrreaktionen auf Gesundheitsappelle: Forschungsstand und Praxisempfehlungen. In S. Hoffmann, R. Mai & U. Schwarz (Hrsg.), Angewandtes Gesundheitsmarketing (S. 281-296). Wiesbaden: Springer Gabler.

Hill, S. E. & Durante, K. M. (2011). Courtship, competition, and the pursuit of attractiveness: Mating goals facilitate health-related risk taking and strategic risk suppression in women. Personality and Social Psychology Bulletin, 37: 383-394.

Hillhouse, J., Turrisi, R., Stapleton, J. & Robinson, J. (2008). A randomized controlled trial of an appearance-focused intervention to prevent skin cancer. Cancer, 113: 3257-3266.

Ho, R. (1998). The intention to give up smoking: Disease versus social dimensions. Journal of Social Psychology, 138: 368-380.

Keller, P. A. & Lehmann, D. R. (2008). Designing effective health communications: A meta-analysis. Journal of Public Policy & Marketing, 27: 117-130.

Klein, A. (2010). 8 Great public health campaigns using social media. OhMyGov! Online: http://blog.ohmygov.com/blogs/general_news/archive/2010/02/05/8-great-public-health-campaigns-using-social-media.aspx (05.12.2012).

Kluska, D.; Merkel, S. & Romanowski, S. (2011). Health goes Facebook: Social Media in der Gesundheitswirtschaft. Gelsenkirchen (10/2011). Online: https://www.econstor.eu/dspace/bitstream/10419/57249/1/690179243.pdf (17.12.2012).

Lindsey, L. L. M. (2005). Anticipated guilt as behavioral motivation an examination of appeals to help unknown others through bone marrow donation. Human Communication Research, 31: 453-481.

Lippke, S. & Renneberg, B. (2006). Theorien und Modelle des Gesundheitsverhaltens. In B. Renneberg & P. Hammelstein (Hrsg.), Gesundheitspsychologie (S. 35-59). Berlin: Springer.

Lohaus, A. & Klein-Heßling, J. (2008). Gesundheitsrisiken und Gesundheitsverhalten. In R. K. Silbereisen (Hrsg.), Entwicklungspsychologie des Jugendalters (S. 663-698). Göttingen: Hogrefe.

Loroz, P. S. (2007). The interaction of message frames and reference points in prosocial persuasive appeals. Psychology & Marketing, 24: 1001-1023.

Ludwigs, S. (2011). Potenziale von Web 2.0 und Social Media für die gesundheitliche Aufklärung. Werkstattgespräche der BZgA mit Hochschulen. In Bundeszentrale für gesundheitliche Aufklärung (Hrsg.): Web 2.0 und Social Media in der gesundheitlichen Aufklärung. Werkstattgespräche der BZgA mit Hochschulen (S. 33-68) Köln: BZgA.

Mahler, H. I., Kulik, J. A., Gerrard, M. & Gibbons, F. X. (2007). Long-term effects of appearance-based interventions on sun protection behaviors. Health Psychology, 26: 350-360.

Mahler, H., Kulik, J. A., Gibbons, F. X., Gerrard, M. & Harrell, J. (2003). Effects of appearance-based intervention on sun protection intentions and self-reported behaviors. Health Psychology, 22: 199-209.

Marstedt, G. & Amhof, R. (2008). Prävention: Verhaltensrisiken werden erkannt, Verhaltensänderungen sind eher die Ausnahme. Gesundheitsmonitor: Ein Newsletter der Bertelsmann Stiftung: 1-7.

Noar, S. M. (2006). A 10-Year retrospective of research in health mass media campaigns: Where do we go from here? Journal of Health Communication, 11: 21-42.

Pagoto, S. L., Schneider K. L., Oleski J., Bodenlos, J. S. & Ma, Y. (2010). The sunless study: A beach randomized trial of a skin cancer prevention intervention promoting sunless tanning. Archives of Dermatology, 146: 979-984.

Papa, M. J. & Singhal, A. (2009). How entertainment-education programmes promote dialogue in support of social change. Journal of Creative Communications, 4: 185-208.

Pechmann, C., Zhao, G., Goldberg, M. E. & Reibling, E. T. (2003). What to convey in antismoking advertisements for adolescents: The use of protection motivation theory to identify effective message themes. Journal of Marketing, 67: 1-18.

Pechmann, C. & Knight, S. J. (2002). An experimental investigation of the joint effects of advertising and peers on adolescents' beliefs and intentions about cigarette consumption. Journal of Consumer Research, 29: 5-19.

Petermann, H. & Roth, M. (2006). Suchtprävention im Jugendalter. Interventionstheoretische Grundlagen und entwicklungspsychologische Perspektiven. Weinheim: Juventa.

Pettijohn, T. F., Pettijohn, T. F. & Gilbert, A. G. (2011). Romantic relationship status and gender differences in sun tanning attitudes and behaviors of US college students. Psychology, 2: 71-77.

Pinquart, M. & Silbereisen, R. K. (2004). Prävention und Gesundheitsförderung im Jugendalter. In K. Hurrelmann, T. Klotz & J. Haisch (Hrsg.), Lehrbuch Prävention und Gesundheitsförderung (S. 63-71). Bern: Verlag Hans Huber.

Prochaska, J. M., Prochaska, J. O., Cohen, F. C., Gomes, S. O., Laforge, R. G. & Eastwood, A. L. (2004). The transtheoretical model of change for mutli-level interventions for alcohol abuse on campus. Journal of Alcohol and Drug Education, 47: 34.

Reifegerste, D. (2010). Fallbeispiele als Instrument in Präventionskampagnen. In S. Hoffmann & S. Müller (Hrsg.), Gesundheitsmarketing: Gesundheitspsychologie und Prävention (S. 215-226). Göttingen: Huber.

Reifegerste, D. (2012). Zielgruppenspezifische Präventionsbotschaften. Implikationen evolutionärer Motive jugendlichen Risikoverhaltens. Baden-Baden: Nomos.

Rice, R. E., Wu, Z., Li, L., Detels, R. & Rotheram-Borus, M. J. (2012). Reducing STD/HIV stigmatizing attitudes through community popular opinion leaders in Chinese markets. Human Communication Research, 38: 379-405.

Rimal, R. N. (2008). Modeling the relationship between descriptive norms and behaviors: A test and extension of the theory of normative social behavior (TNSB). Health Communication, 23: 103-116.

Rogers, R. W. (1975). A protection motivation theory of fear appeals and attitude change. Journal of Psychology, 91: 93-114.

Rogers, R. W. (1983). Cognitive and physiological process in fear appeals and attitude change: A revised theory of protection. In J. T. Cacioppo (Hrsg.), Social psychophysiology. A sourcebook (S. 153-176). New York: Guilford Press.

Roth, M. & Petermann, H. (2006): Suchtprävention im Jugendalter: Interventionstheoretische Grundlagen und entwicklungspsychologische Perspektiven. Weinheim: Beltz Juventa.

Rubin, A. M. (2000). Die Uses-And-Gratification-Perspektive der Medienwirkung. In A. Schorr (Hrsg.), Publikums- und Wirkungsforschung. Ein Reader (S. 137-152). Opladen: Westdeutscher Verlag.

Saad, G. & Peng. A. (2006). Applying Darwinian principles in designing effective intervention strategies: The case of sun tanning. Psychology & Marketing, 23: 617-638.

Scheufele, B. (2003). Frames – Framing – Framing-Effekte. Theoretische und methodische Grundlegung des Framing-Ansatzes sowie empirische Befunde zur Nachrichtenproduktion. Wiesbaden: Westdeutscher Verlag.

Schoenbachler, D. D. & Whittler, T. E. (1996). Adolescent processing of social and physical threat communications. In: Journal of Advertising, 25: 37-54.

Shadel, W. G., Fryer, C. S. & Tharp-Taylor, S. (2009). Uncovering the most effective active ingredients of antismoking public service announcements: The role of actor and message characteristics. Nicotine & Tobacco Research, 11: 547-552.

Smith, K. H. & Stutts, M. A. (2003). Effects of short-term cosmetic versus long-term health fear appeals in anti-smoking advertisements on the smoking behaviour of adolescents. Journal of Consumer Behaviour, 3: 157-177.

Smith, R.A; Ferrara, M. & Witte, K. (2007). Social sides of health risks: Stigma and collective efficacy. Health Communication, 21: 55-64.

Steffes, E. M. & Burgee, L. E. (2009). Social ties and online word of mouth. Internet Research, 19: 42-59.

Strüber, E., Lieb, C. & Dorn, T. (2009). Die Alkohol-Jugendkampagne "Na toll!". Konzeptionelle Grundlagen und Umsetzung. Prävention, 32: 116-119.

Süss, D., Arx, C. von & Marxer, M. (2002). Kommunikationsstrategien in der Gesundheitsförderung. Eine Studie zur optimalen Gestaltung von Botschaften in Gesundheitsförderungskampagnen. Schlussbericht. Hochschule für Angewandte Psychologie, Zürich.

Wala, C. & Börno, J. (2012). Wandelhalle Sucht: Eine Veranstaltung zur Alkoholprävention, erarbeitet und begleitet von abstinent lebenden Abhängigkeitskranken. In S. Hoffmann, R. Mai & U. Schwarz (Hrsg.), Angewandtes Gesundheitsmarketing (S. 415-420). Wiesbaden: Springer Gabler.

Weisfeld, G. E. & Coleman, D. K. (2005). Further observations on adolescence. In R. G. Burgess & K. B. MacDonald (Hrsg.), Evolutionary perspectives on human development (S. 331-356). Thousand Oaks: Sage.

Williams, A. L., Grogan, S., Clark-Carter, D. & Buckley, E. (2013). Appearance-based interventions to reduce ultraviolet exposure and/or increase sun protection intentions and behaviours: A systematic review and meta-analyses. British Journal of Health Psychology, 18: 182-217.

Witte, K. (1992). Putting the fear back into fear appeals: The extended parallel process model. Communication Monographs, 59: 329-349.

Zielmann, S. (2006). Chancen und Hindernisse internationaler Gesundheitskampagnen. In U. Röttger (Hrsg.), PR-Kampagnen. Über die Inszenierung von Öffentlichkeit (S. 191-207). Wiesbaden: VS Verlag für Sozialwissenschaften.

Zuckerman, M. (2007). Sensation seeking and risky behavior. Washington DC: American Psychological Association.

Matthias R. Hastall & Freya Sukalla

Multiples Framing in der Gesundheitskommunikation: Annahmen und Befunde

Abstract

In diesem Beitrag werden die Potenziale des singulären Einsatzes einzelner Framing-Techniken sowie der parallelen Verwendung multipler Framing-Techniken diskutiert. Am Beispiel von vier leicht umsetzbaren Framing-Strategien – Gewinn-Verlust-Framing, Prävention-Detektion-Framing, Konsequenz-Framing und Geschlecht-Framing – werden zunächst einige grundlegende Überlegungen zu möglichen Einzeleffekten und Interaktionen vorgestellt. Im Anschluss präsentieren wir Befunde einer größeren experimentellen Studie, in der die diskutierten Annahmen empirisch geprüft wurden. Das Kapitel schließt mit einem Ausblick auf effektive und ineffektive Einsätze von Framing-Techniken im Kontext der Gesundheitskommunikation und mit Verweisen auf offene Forschungsfragen.

Schlagwörter

Gewinn-Verlust-Framing, Prävention-Detektion-Framing, Konsequenz-Framing, Geschlecht-Framing, Interaktionen

1 Einleitung

Die eigene Gesundheit gilt als eines der wertvollsten Güter, was beispielsweise an Sprichwörtern wie „Gesundheit ist nicht alles, aber ohne Gesundheit ist alles nichts“ (zit. nach Laux 2008: 6) deutlich wird. In klarem Gegensatz zu dem hohen Wert, den Menschen ihrer Gesundheit beizumessen angeben, stehen in der Regel das eigene Gesundheitsverhalten sowie die überwiegend ernüchternden Ergebnisse kommunikativer Versuche, Menschen zu einer gesünderen Lebensweise zu motivieren (z. B. Berry 2007, Thomas 2006). Eine der am häufigsten verwendeten Strategien zur Erhöhung der Effektivität von Gesundheitsbotschaften ist das *Framing*, womit die „Betonung bestimmter thematischer Aspekte der Realität auf Kosten anderer“ gemeint ist (Schemer 2013: 157). Damit wird die Erkenntnis genutzt, dass bereits relativ simple inhaltliche oder formale Änderungen einer Botschaft – z. B. die verstärkte Betonung negativer Konsequenzen – deutliche Unterschiede in der Verarbeitung dieser Botschaften sowie bei den daraus folgenden Einstellungs- und Verhaltensänderungen bewirken können (Entman 1993, Scheufele 1999). Framing-Strategien sind somit Taktiken, bei denen durch die explizite Betonung bestimmter Aspekte einer Botschaft deren Überzeugungskraft verstärkt werden soll.

2 Vier Beispiele für Framing-Techniken

Den folgenden Framing-Techniken ist gemein, dass ihr theoriegemäßer Einsatz die Akzeptanz und Überzeugungskraft von Gesundheitsbotschaften erhöhen sollte. Wie noch im Detail diskutiert wird, sind die empirischen Belege für ihre Wirksamkeit allerdings nicht eindeutig. Die drei zuerst angesprochenen Techniken können zumindest prinzipiell unabhängig von Merkmalen der Rezipienten (z. B. Geschlecht, Alter) eingesetzt werden und erscheinen daher universeller verwendbar als beispielsweise das im Abschnitt 2.4 angesprochene Geschlecht-Framing. Das heißt freilich nicht, dass Persönlichkeitsmerkmale bei der Verarbeitung und Wirkung der Frames keine wichtige Rolle spielen können (z. B. Sherman et al. 2006, Yan et al. 2012).

2.1 Gewinn-Verlust-Framing

Das Gewinn-Verlust-Framing (engl.: Gain Loss Framing) ist im Kontext der Gesundheitskommunikation die mit Abstand am häufigsten untersuchte Framing-Strategie (z. B. Gallagher & Updegraff 2012). Aufbauend auf Annahmen der Prospect Theory (Kahneman & Tversky 1979) werden Botschaften danach unterschieden, ob sie *Vorteile* der Übernahme einer Verhaltensempfehlung (z. B. „Wer das Rauchen aufgibt, verringert das Risiko tödlicher Herz- und Lungenerkrankungen“) oder *Nachteile* einer Nicht-Übernahme (z. B. „Rauchen kann zu einem langsamen und schmerzhaften Tod führen“) kommunizieren (z. B. Rothman & Salovey 1997). Grundsätzlich wird davon ausgegangen, dass Menschen unterschiedlich auf in Aussicht gestellte Belohnungen und Bestrafungen reagieren. Dies lässt sich beispielsweise durch die Existenz unabhängiger neuronaler Belohnungs- und Bestrafungssysteme begründen (z. B. Gray 1982). Im Kontext der Gesundheitskommunikation wird überwiegend davon ausgegangen, dass für das Erreichen von Einstellungs- und Verhaltensänderungen eine Betonung möglicher Nachteile und Verluste („Verlust-Framing“) effektiver ist als ein Herausstellen möglicher Vorteile („Gewinn-Framing"). Die Befunde mehrerer Meta-Analysen (z. B. Gallagher & Updegraff 2012, O'Keefe & Jensen 2006, 2007) zeigen diesbezüglich kein einheitliches Bild, sprechen insgesamt aber eher für eine tendenziell stärkere Effektivität von Gewinn-Frames. Dementsprechend postulieren wir nachfolgend einen entsprechenden Wirkungsvorteil für Gewinn-Frames. Der Begriff *Wirksamkeit* bezieht sich dabei sowohl auf (1) die Ausbildung einer Intention zur botschaftskonformen adaptiven Verhaltensveränderung als auch auf (2) ein möglichst geringes Maß ausgelöster unerwünschter Defensivreaktionen wie Reaktanz.

H1: Gesundheitsbotschaften mit einem Gewinn-Frame sind wirksamer als Botschaften mit einem Verlust-Frame.

2.2 Prävention-Detektion-Framing

Schon früh wurde die Möglichkeit diskutiert, dass die Effektivität von Gewinn-Verlust-Botschaften von der Art des empfohlenen Gesundheitsverhaltens abhängt (Rothman et al. 1993). Dabei wird zwischen Präventions- und Detektionsverhalten unterschieden: Während *Präventionsverhalten* (z. B. gesündere Ernährung) zumeist relativ risikofrei umsetzbar ist, gilt die Ausführung von *Detektionsverhalten* (z. B. Hautkrebsscreening) durch die dadurch ausgelösten Gefühle von Unsicherheit oder Furcht sowie der Gefahr eines positiven Befundes als immanent bedrohlicher. Dementsprechend wird überwiegend angenommen, dass Gewinn-Frames zur Motivation von Präventionsverhalten und Verlust-Frames zur Motivation von Detektionsverhalten geeignet sind (Banks et al. 1995, Detweiler et al. 1999, Rothman et al. 2006). Unsere Hypothesen lauten entsprechend:

H_{2a}: Verlust-geframte Gesundheitsbotschaften sind wirksamer als Botschaften mit einem Gewinn-Frame zur Motivation von Detektionsverhalten.

H_{2b}: Gewinn-geframte Gesundheitsbotschaften sind wirksamer als Botschaften mit einem Verlust-Frame zur Motivation von Präventionsverhalten.

Die bislang verfügbaren Befunde sind erneut nicht eindeutig; wiederholt wurde vermutet, dass die Wirksamkeit der Appelle vom jeweils kommunizierten Gesundheitsrisiko abhängt (Gallagher & Updegraff 2012, O'Keefe & Jensen 2006, 2007). Auf diesen Aspekt gehen wir in Abschnitt 3 näher ein.

2.3 Konsequenz-Framing

Obgleich sie als „veraltet und überholt" gilt (Lippke & Renneberg 2006: 9), ist sowohl in der Medizin wie auch der Praxis der Gesundheitskommunikation eine *biomedizinische Sichtweise* auf Gesundheit und Krankheit weit verbreitet. Biologische bzw. physiologische Aspekte stehen hier im Mittelpunkt, während psychologische Aspekte eher vernachlässigt werden (vgl. ebd.). Rezipienten können physiologischen und psychologischen Faktoren von Gesundheit und Krankheit allerdings völlig unterschiedliche Wertigkeiten zuweisen. Risikoreiches Verhalten (z. B. Rauchen oder schnelles Autofahren) wird beispielsweise oft gezeigt, da die antizipierten psychologischen Gewinne höher eingeschätzt werden als Risiken für die körperliche Gesundheit (z. B. Chang 2009). In Übereinstimmung mit bisherigen Forschungsarbeiten (z. B. Heatherton et al. 1991) differenzieren wir nachfolgend zwischen Bedrohungen der körperlichen Gesundheit (physical threats) und Bedrohungen des Selbstwertgefühls (ego threats). Mehrere Studien konnten zeigen, dass ein Framing sozialer Konsequenzen effektiver sein kann als ein Framing physischer Konsequenzen, um Veränderungen im Gesundheitsverhalten anzuregen (Schoenbachler & Whittler 1996, Smith & Stutts 2003). Als eine Erklärung hierfür lässt sich anführen, dass psychische und insbesondere soziale Risiken weniger starke Ängste auslösen und daher im Vergleich zu körperlichen Risiken weniger defensiv verarbeitet werden (Smith & Stutts 2003, siehe auch den Beitrag von Reifegerste in diesem Band). Unsere Hypothese zur Wirksamkeit des Konsequenz-Framing lautet dementsprechend:

H3: Gesundheitsbotschaften mit einem Framing psychologischer Konsequenzen sind wirksamer als Gesundheitsbotschaften, die physiologische Konsequenzen betonen.

2.4 Geschlecht-Framing

Frauen und Männer weisen nicht nur „äußerst heterogene Morbiditäts- und Mortalitätsprofile auf" (Pauli & Hornberg 2010: 631), sie unterscheiden sich auch bezüglich der Einschätzung von Risiken, dem Risikoverhalten (z. B. Harris et al. 2006, Sieverding 2000) und der Nutzung von Gesundheitsinformationen (Fox 2011, Johnson & Case 2012). In so gut wie allen Ratgebern zur Gesundheitskommunikation findet sich die Empfehlung, Botschaften an demografische oder soziale Merkmale der Rezipienten anzupassen („Targeting") oder individuell auf Rezipienten zuzuschneiden

(„Tailoring“). Als Geschlecht-Framing werden nachfolgend Strategien der Konstruktion von Gesundheitsbotschaften bezeichnet, in denen das Geschlecht der Botschaftsempfänger besonders herausgestellt wird. Dies kann beispielsweise durch die Verwendung geschlechtskongruenter Fallbeispiele („Exemplars“, Zillmann 2006) bei visuellen Darstellungen, verbalen Beschreibungen oder Zitaten erfolgen. Studien zeigen, dass eine wahrgenommene Ähnlichkeit der Rezipienten mit den dargestellten Personen die wahrgenommene Relevanz der Botschaften erhöhen und dementsprechend die Zuwendung, systematische Verarbeitung und Überzeugung fördern kann (z. B. Jensen et al. 2012, Knobloch-Westerwick & Hastall 2006, Noar et al. 2007, Rothman et al. 2006). Folglich nehmen wir an, dass ein geschlechtskonsistentes Framing einem geschlechtskonträren überlegen ist:

H4: Gesundheitsbotschaften mit einem geschlechtskonsistenten Frame sind wirksamer als Botschaften mit einem geschlechtsinkonsistenten Frame.

3 Kombinationsannahmen

Zwei Kombinationsmöglichkeiten von Frames, deren Einflüsse auf gesundheitsbezogene Einstellungen und Verhaltensweisen bislang nicht systematisch untersucht wurden, sollen nachfolgend diskutiert werden.

3.1 Kontrast- versus Integrationsframes

In bisherigen Forschungsarbeiten wurden fast ausschließlich *kontrastierende* Frames untersucht. Damit sind Analysen gemeint, in denen die Effektivität von typischerweise zwei – in konzeptioneller Hinsicht als gegensätzlich betrachteter – Framing-Optionen verglichen wurde. Prototypisches Beispiel hierfür sind Studien, in denen Botschaften mit einem Gewinn- oder Verlust-Frame hinsichtlich ihrer Effektivität verglichen wurden. Kritisch lässt sich anmerken, dass sich derartig kontrastierende Manipulationen in logischer Hinsicht oft nicht ausschließen: Ganz im Gegenteil wird es beispielsweise im täglichen Leben viele Botschaften geben, die sowohl potenzielle Risiken als auch Gewinne thematisieren.

Dies führt zu der Frage, ob bzw. unter welchen Bedingungen *kombinierte* Frames (z. B. ein kombinierter Gewinn-Verlust-Frame) effektiver sind als die jeweiligen Einzelframes. Die bislang vorherrschende dichotomische

Betrachtung von Framing-Effekten (A versus B) weicht damit einer trichotomischen Perspektive (A versus B versus A+B). Die theoretischen wie empirischen Implikationen können hier nur angerissen werden. Kombinierte Frames enthalten definitionsgemäß mehr Informationen und damit auch potenziell mehr überzeugende Argumente. Damit ist auch bereits die Gefahr einer Konfundierung des experimentellen Faktors Framing mit der Anzahl der Argumente angesprochen. Denkbar ist ebenso, dass sich die Informationen inhaltlich neutralisieren, da die Aussage weniger klar wird bzw. da mehr Elemente um die begrenzte Aufmerksamkeit der Rezipienten kämpfen. Integrierte Kontrastframes könnten sogar deutlich schlechter abschneiden als die jeweiligen Einzelframes, zumindest sind solche Interaktionen von Framing-Strategien nicht auszuschließen. Die Wirksamkeit kombinierter bzw. integrierter Frames wird somit stark von der Art der Frames sowie Eigenschaften der Rezipienten abhängen. Tests erscheinen überfällig, da bislang nicht auszuschließen ist, dass in einer Kombination zweier vermeintlicher Kontrastframes das tatsächliche Wirkungspotenzial vieler Framing-Techniken liegt. In dieser Arbeit soll erstmals ein systematischer Test entsprechend integrierter Frames erfolgen. Dafür stellen wir die explorative Forschungsfrage, ob integrative Kontrastframes effektiver sind als klassische Einzelframes:

F_{E1}: *Sind Gesundheitsbotschaften mit einem kombinierten Frame (A+B) wirksamer als Botschaften, die lediglich einen Einzelframe (A oder B) beinhalten?*

3.2 Moderationseffekte

Da Framing-Techniken auch parallel eingesetzt werden, stellt sich die Frage nach der gegenseitigen Beeinflussung erneut: Gibt es Kombinationen von Techniken, die besonders effektiv oder gar problematisch sind? Ein Beispiel für eine derartige Moderation verschiedener Framing-Techniken, nämlich zwischen Gewinn-Verlust-Framing und Prävention-Detektion-Framing, wurde bereits im Abschnitt 2.2 thematisiert. Doch wie sieht es diesbezüglich mit den anderen Framing-Strategien aus? Mangels systematischer Untersuchungen wissen wir bislang nicht, ob beispielsweise Gewinn-Frames nur wirksam sind, wenn ausschließlich psychologische Konsequenzen betont werden oder ob Detektion-Frames wirksamer sind, wenn sie mit einem gleichgeschlechtlichen Frame kombiniert werden. Diese Forschungslücke adressieren wir in Form einer weiteren explorativen Forschungsfrage:

F_{E2}: *Zeigen sich Moderationseffekte zwischen den diskutierten Framing-Techniken?*

Eine letzte Forschungsfrage betrifft die Abhängigkeit der Framing-Strategien vom kommunizierten Gesundheitsrisiko. Zwar wurde über eine solche Abhängigkeit wiederholt spekuliert (Gallagher & Updegraff 2012, O'Keefe & Jensen 2006, 2007), systematische Studien fehlen allerdings. Unsere dritte und letzte explorative Forschungsfrage adressiert diesen Punkt:

F_{E3}: *Zeigen sich Hinweise darauf, dass die Effektivität der Framing-Strategien vom thematisierten Gesundheitsrisiko abhängt?*

4 Methode

Zur Prüfung der Hypothesen wurde ein Online-Experiment mit einem 3 (Gewinn-Frame vs. Verlust-Frame vs. Gewinn- & Verlust-Frame) × 3 (Präventions-Frame vs. Detektion-Frame vs. Präventions- & Detektion-Frame) × 3 (Physische-Konsequenzen-Frame vs. Psychische-Konsequenzen-Frame vs. Physische-und-psychische-Konsequenzen-Frame) × 3 (geschlechtskonsistentes Framing vs. geschlechtsinkonsistentes Framing vs. Framing beider Geschlechter) Between-Design durchgeführt. Den Versuchsteilnehmern wurde ein entsprechend experimentell manipuliertes Gesundheitsposter zu einem von vier Gesundheitsrisiken (Bluthochdruck, Depression, Diabetes und Hautkrebs) präsentiert, wobei die Zuteilung zufällig erfolgte. Im Anschluss daran füllten sie einen Fragebogen aus, der Fragen nach gesundheitsbezogenen Verhaltensintentionen und Reaktanz enthielt.

4.1 Stichprobe

Untersuchungsteilnehmer wurden über Kurse an Universitäten und Fachhochschulen sowie über Online-Foren und soziale Netzwerke rekrutiert. Insgesamt füllten 1.787 Teilnehmer den Fragebogen vollständig aus (70,2 Prozent weiblich, Alter: M = 25,08 Jahre, SD = 6,75). Ein Chi²-Test sowie eine ANOVA ergaben, dass die Probanden weder bezüglich ihres Geschlechts noch bezüglich ihres Alters ungleich verteilt waren (p > ,05).

4.2 Stimulusmaterial und experimentelle Manipulation

Für jedes der vier Gesundheitsrisiken wurden dem experimentellen 3 × 3 × 3 × 3-Design entsprechend 81 Versionen eines Gesundheitsposters in der Größe 850 × 550 Pixel erstellt. Gewinn-Verlust-Framing wurde manipuliert, indem entweder positive Konsequenzen der Übernahme des Gesundheitsverhaltens, negative Konsequenzen einer Nicht-Übernahme oder beides gleichzeitig präsentiert wurden. Die konkret angeführten Konsequenzen hingen wiederum vom Konsequenz-Framing ab und waren daher körperlicher, psychischer oder körperlich-psychischer Natur (z. B. Verlust-Framing in Kombination mit Psychische-Konsequenz-Frame: „Bluthochdruck raubt Lebensfreude und Energie"). Prävention-Detektion-Framing wurde ebenso textlich umgesetzt (z. B. Prävention-Framing: „Vorsorge ist einfach: Ausreichende Bewegung und ausgewogene Ernährung können Bluthochdruck verhindern"). Das Geschlecht-Framing erfolgte durch den Austausch des jeweils in der Postermitte abgebildeten Fallbeispiels (ein Mann vs. eine Frau vs. Mann und Frau gemeinsam).

4.3 Abhängige Variablen

Die *Intention der Probanden zur Verbesserung ihres risikobezogenen Gesundheitsverhaltens* (nachfolgend: „Verhaltensintention") wurde durch sechs Items erhoben, die jeweils Präventionsverhalten (z. B. „Ich werde ab jetzt mehr darauf achten, meine Ernährung ausgewogen und gesund zu gestalten.") und Detektionsverhalten (z. B. „Ich werde ab jetzt mehr an Vorsorgeuntersuchungen teilnehmen.") thematisierten. Die Probanden gaben den Grad ihrer Zustimmung auf einer siebenstufigen Skala an (1 = stimme überhaupt nicht zu, 7 = stimme völlig zu). Aus den sechs Einzelantworten wurde ein Mittelwertindex berechnet (Cronbachs Alpha=.74, M=3,31, SD=1,32).

Zur Messung der *situativen Reaktanz* der Versuchsteilnehmer wurde eine aus fünf Items bestehende State-Reaktanz-Skala auf Basis der revidierten Hong-Skala psychologischer Reaktanz (Hong & Faedda 1996) erstellt (z. B. „Nach dem Betrachten des Posters würde ich am liebsten das Gegenteil von dem machen, was das Poster empfiehlt."). Der Grad der Zustimmung zu den fünf Aussagen war auf derselben siebenstufigen Skala anzugeben. Für die nachfolgenden Analysen wurde wiederum ein Mittelwertindex berechnet (Cronbachs Alpha=.79, M=2,02, SD=1,12).

5 Ergebnisse

Für beide abhängige Variablen wurde eine univariate Varianzanalyse mit den vier (im Sinne der trichotomischen Perspektive jeweils dreifach gestuften) experimentellen *Framing-Strategien* (Gewinn-Verlust-Framing, Prävention-Detektion-Framing, Konsequenz-Framing und Geschlecht-Framing) und der *Art des Gesundheitsrisikos* (Bluthochdruck, Depression, Diabetes oder Hautkrebs) als Faktoren gerechnet. Trotz überdurchschnittlich hoher Stichprobenzahl wurden keine Vierfach- und Fünffach-Interaktionen berechnet, um eine Mindestzellbesetzung von mehr als 20 Probanden pro Zelle sicherzustellen. Signifikante Mittelwertunterschiede wurden mittels Bonferroni-korrigierter Posthoc-Tests bestimmt.

5.1 Einfluss des Framings auf risikobezogene Verhaltensintentionen

Bei dieser Analyse zeigt sich zunächst ein hochsignifikanter Unterschied zwischen den thematisierten Gesundheitsrisiken in Bezug auf die Verhaltensintentionen ($F(3, 1623)=41.86$, $p<.001$, $\eta^2=.066$). Das Poster zum Risiko Hautkrebs bewirkt die mit Abstand stärksten Intentionen zu botschaftskonformen Verhaltensänderungen. Das Poster zu Depressionen führte zwar zu geringeren entsprechenden Intentionen als das Hautkrebsposter, allerdings sind selbst diese Werte noch signifikant höher als die für Diabetes und Blutdruck (Tabelle 1). Keine Interaktionen zeigten sich zwischen Gesundheitsrisiken und Framing-Strategien – alle nachfolgend berichteten Framing-Effekte sind als unabhängig vom jeweils thematisierten Gesundheitsrisiko anzusehen.

Ein Framing-Haupteffekt ergab sich allein für das Geschlecht-Framing ($F(2, 1623)=4.74$, $p=.009$, $\eta^2=.005$): Im Unterschied zu Hypothese H_4 bewirkte gleichgeschlechtliches Framing die geringsten Schutzverhalten-Intentionen, allerdings wird dieser Unterschied nur im Vergleich zur Zwei-Geschlecht-Konstellation signifikant (vgl. Tabelle 2). Dieser Befund lässt sich als zumindest tendenzielle Antwort auf die Forschungsfrage F_{E1} deuten, welcher nach der Wirksamkeit kombinierter Frames im Vergleich zu singulären Kontrast-Frames fragt.

Tabelle 1: Unterschiede zwischen Gesundheitsrisiken in Bezug auf risikobezogene Verhaltensintentionen und Reaktanz

	Thematisiertes Gesundheitsrisiko			
	Bluthochdruck (n=392)	**Depression** (n=482)	**Diabetes** (n=456)	**Hautkrebs** (n=457)
Intention zur Änderung des Gesundheitsverhaltens	$3{,}00^{ad}$	$3{,}39^{abc}$	$3{,}00^{be}$	$3{,}87^{cde}$
Reaktanz	2,01	$2{,}19^{ab}$	$1{,}97^{a}$	$1{,}85^{b}$

Dargestellt: Gruppenmittelwerte (basierend auf einer siebenstufigen Skala: 1 = stimme überhaupt nicht zu, 7 = stimme völlig zu). Werte mit gleichem Kleinbuchstaben unterscheiden sich signifikant (p<.05; Post-hoc-Test mit Bonferroni-Korrektur).

Tabelle 2: Einfluss des Geschlecht-Framings auf risikobezogene Verhaltensintentionen

	Geschlecht-Framing		
	gleiches Geschlecht (n=588)	**anderes Geschlecht** (n=603)	**Mann plus Frau** (n=596)
Intention zur Änderung des Gesundheitsverhaltens	$3{,}19^{a}$	3,32	$3{,}43^{a}$

Dargestellt: Gruppenmittelwerte. Werte mit gleichem Kleinbuchstaben unterscheiden sich signifikant (p<.05; Post-hoc-Test mit Bonferroni-Korrektur).

Eine Dreifach-Interaktion zeigte sich für die drei Framing-Strategien Gewinn-Verlust-Framing, Prävention-Detektion-Framing und Konsequenz-Framing ($F(8, 1623)=2.06$, $p=.037$, $\eta^2=.009$; vgl. Tabelle 3). In Bezug auf die Forschungsfrage F_{E1} erwies sich in zwei Konstellationen (Gewinn-Frame × Detektion-Frame; Verlust-Frame × Detektion-Frame) ein kombiniertes Framing physischer und psychologischer Konsequenzen als weniger effektiv als die alleinige Betonung physischer Konsequenzen. Ein Framing physischer Konsequenzen war auch der Betonung psychologischer Konsequenzen überlegen in der Konstellation Verlust-Frame × kombinierter Präventions- und Detektionsframe. Ein kombinierter Präventions- und Detektionsframe wiederum erwies sich einem reinen Detektionsframe überlegen in der Konstellation Verlust-Framing × kombiniertes Konsequenz-Framing, war in der Konstellation Verlust-Frame × psychische Konsequenzen allerdings einem Präventions-Frame unterlegen.

Tabelle 3: Dreifach-Interaktion von Gewinn-Verlust-Framing, Prävention-Detektion-Framing und Konsequenz-Framing (Intention)

		Konsequenz-Framing		
Gewinn-Verlust-Framing	**Prävention-Detektion-Framing**	physische Konsequenzen	psychische Konsequenzen	physische und psychische Konsequenzen
Gewinn-Framing	Prävention-Framing	3,37	3,28	3,39
	Detektion-Framing	3,63^{A}	3,16	3,07^{A}
	Prävention- und Detektion-Framing	3,19	3,54	3,27
Verlust-Framing	Prävention-Framing	3,43	3,55^{a}	3,22
	Detektion-Framing	3,61^{B}	3,25	2,96^{Bb}
	Prävention- und Detektion-Framing	3,58^{C}	2,96^{Ca}	3,52^{b}
Gewinn- und Verlust-Framing	Prävention-Framing	3,08	3,35	3,40
	Detektion-Framing	3,09	3,49	3,25
	Prävention- und Detektion-Framing	3,33	3,24	3,27

Dargestellt: Gruppenmittelwerte. Signifikante Unterschiede ($p<.05$) wurden mittels Bonferroni-adjustierter Simple-Effect-Post-hoc-Tests bestimmt. Mittelwerte mit identischem Großbuchstaben repräsentieren signifikante Unterschiede zwischen verschiedenen Bedingungen des Konsequenz-Framings innerhalb derselben Gewinn-Verlust-Framing- × Prävention-Detektion-Framing-Kondition. Mittelwerte mit identischem Kleinbuchstaben signalisieren signifikante Unterschiede zwischen verschiedenen Bedingungen des Prävention-Detektion-Framings innerhalb derselben Gewinn-Verlust-Framing- × Konsequenz-Framing-Kondition.

Die Bonferroni-korrigierte Simple-Effects-Analyse zur Bestimmung signifikanter Unterschiede fand keinen Unterschied für verschiedene Gewinn-Verlust-Framing-Bedingungen; vier der fünf Mittelwertunterschiede bei der gerade beschriebenen Dreifach-Interaktion traten jedoch in einer Verlust-Framing-Konstellation auf.

5.2 Einfluss des Framings auf Reaktanz

Auch bei dieser Analyse zeigte sich ein Haupteffekt des thematisierten Gesundheitsrisikos ($F(3, 1623)=7.23$, $p=.000$, $\eta^2=.012$), der darauf zurückzuführen ist, dass das Poster zum Gesundheitsrisiko Depression mehr Reaktanz auslöste als die Diabetes- und Hautkrebsposter (vgl. Tabelle 1). Haupteffekte zeigten sich für Gewinn-Verlust-Framing ($F(2, 1623)=3.88$,

$p=.021$, $\eta^2=.004$) und Prävention-Detektion-Framing ($F(2, 1623)=5.85$, $p=.003$, $\eta^2=.006$), allerdings verbietet sich deren Interpretation aufgrund einer parallel vorliegenden disordinalen Interaktion beider Framing-Strategien ($F(4, 1623)=3.66$, $p=.006$, $\eta^2=.008$). Doch auch diese Interaktion sowie eine Zweifach-Interaktion von Gewinn-Verlust-Framing und Geschlecht-Framing ($F(4, 1623)=2.48$, $p=.042$, $\eta^2=.005$) werden, entsprechend des Grundsatzes „interactions supersede main effects" (Carver & Nash 2012: 162), nicht separat interpretiert, da sich auch eine Dreifach-Interaktion dieser drei Framing-Faktoren (Gewinn-Verlust-Framing × Prävention-Detektion-Framing × Geschlecht-Framing) zeigt ($F(8, 1623)=2.38$, $p=.015$, $\eta^2=.010$). Die entsprechenden Mittelwerte sind in Tabelle 4 dargestellt.

Wenn ein Verlust-Framing eingesetzt wird, erzeugt ein paralleles Detektion-Framing in zwei der drei Geschlecht-Framing-Gruppen (gleiches Geschlecht sowie Mann plus Frau) mehr Reaktanz als ein Präventions- oder ein kombiniertes Präventions-Detektion-Framing. Wird hingegen ein Gewinn-Framing (bei gleichgeschlechtlichem Framing) oder ein kombiniertes Gewinn-Verlust-Framing (bei gleichgeschlechtlichem sowie Mann-plus-Frau-Framing) verwendet, fallen die Reaktanzwerte für Detektion-Frames signifikant geringer aus als beim gerade beschriebenen Verlust-Framing. Wird ein Gewinnframe mit einem kombinierten Prävention-Detektion-Frame kommuniziert, erzeugt ein Mann-plus-Frau-Framing höhere Reaktanz als die beiden anderen Geschlecht-Framing-Konditionen. Wird hingegen ein kombinierter Gewinn-Verlust-Frame mit einem kombinierten Prävention-Detektion-Frame kommuniziert, erzeugt ein gleichgeschlechtliches Framing mehr Reaktanz als die beiden anderen Geschlecht-Framing-Bedingungen.

Tabelle 4: Dreifach-Interaktion von Gewinn-Verlust-Framing, Prävention-Detektion-Framing und Geschlecht-Framing (Reaktanz)

Gewinn-Verlust-Framing	**Prävention-Detektion-Framing**	**Geschlecht-Framing**		
		gleiches Geschlecht	anderes Geschlecht	Mann plus Frau
Gewinn-Framing	Prävention-Framing	1,80	1,76	2,05
	Detektion-Framing	$1{,}95^{\dagger}$	1,90	2,10
	Prävention- und Detektion-Framing	$1{,}67^{\circ A}$	$1{,}82^{B}$	$2{,}36^{+\times AB}$

Gewinn-Verlust-Framing	**Prävention-Detektion-Framing**	**Geschlecht-Framing**		
		gleiches Geschlecht	anderes Geschlecht	Mann plus Frau
Verlust-Framing	Prävention-Framing	1,78[a]	2,07	1,98[c]
	Detektion-Framing	2,45[†#ab]	2,33	2,54[*cd]
	Prävention- und Detektion-Framing	1,91[b]	2,02	1,89[+d]
Gewinn- und Verlust-Framing	Prävention-Framing	1,90	1,96	2,08
	Detektion-Framing	1,83[#e]	2,11	2,00*
	Prävention- und Detektion-Framing	2,37[oeCD]	1,76[C]	1,72[×D]

Dargestellt: Gruppenmittelwerte. Signifikante Unterschiede ($p<.05$) wurden mittels Bonferroni-adjustierter Simple-Effect-Post-hoc-Tests bestimmt. Mittelwerte mit identischem Großbuchstaben repräsentieren signifikante Unterschiede zwischen verschiedenen Ausprägungen des Geschlecht-Framings innerhalb derselben Gewinn-Verlust-Framing- × Prävention-Detektion-Framing- Kondition. Mittelwerte mit identischem Kleinbuchstaben signalisieren signifikante Unterschiede zwischen verschiedenen Ausprägungen des Prävention-Detektion-Framings innerhalb derselben Gewinn-Verlust-Framing- × Geschlecht-Framing-Kondition. Mittelwerte mit identischem Symbol repräsentieren signifikante Unterschiede zwischen verschiedenen Ausprägungen des Gewinn-Verlust-Framings innerhalb derselben Prävention-Detektion-Framing- × Geschlecht-Framing-Kondition.

6 Zusammenfassung und Ausblick

In der vorliegenden Untersuchung wurde der Einfluss von vier Framing-Strategien auf gesundheitsbezogene Verhaltensintentionen und Reaktanz untersucht. Die jeweiligen Framing-Strategien wurden dabei nicht nur dichotomisch gegeneinander getestet (z. B. Gewinn- versus Verlust-Frame), sondern zusätzlich wurde die kombinierte Framing-Variante (z. B. kombinierter Gewinn-Verlust-Frame) auch gegen die jeweiligen Einzel-Frames getestet. Weiterhin wurde untersucht, inwieweit es Moderationseffekte zwischen verschiedenen Framing-Strategien gibt und inwieweit die Wirksamkeit verschiedener Frames vom thematisierten Gesundheitsrisiko abhängt.

6.1 Zentrale Befunde

Die Befunde zeigen, dass die untersuchten Framing-Strategien durchweg unabhängig von den vier thematisierten Gesundheitsrisiken wirken (F_{E3}). Dies spricht zunächst für ihren universell einsetzbaren Charakter. Beobachtet wurden allerdings viele Interaktionen der Framing-Strategien untereinander, was dafür spricht, dass sie typischerweise *nicht* unabhängig voneinander wirken, sondern sich stark gegenseitig beeinflussen (F_{E2}). Die gefundenen Drei-Wege-Interaktionen zeigen zudem, dass die Beeinflussungen komplex und kaum prognostizierbar ausfallen können.

Keine der fünf getesteten Hypothesen ließ sich bestätigen, was größtenteils Folge der beobachteten Interaktionseffekte war, welche eine Interpretation der Haupteffekte verboten. Entgegen Hypothese H_1 erzeugte ein Verlust-Frame in der Kondition kombiniertes Prävention-Detektion-Framing × Mann-und-Frau-Framing weniger Reaktanz als ein Gewinn-Framing. Der umgekehrte Befund zeigte sich zwar für die Kondition Detektion-Framing × gleichgeschlechtliches Framing, dennoch ist Hypothese H_1 abzulehnen. Ebenso wenig fand sich eine Bestätigung für die in den Hypothesen H_{2a} und H_{2b} postulierte Interaktion von Gewinn-Verlust-Framing und Prävention-Detektion-Framing. Die Kombination Verlust-Framing × Detektion-Framing erzeugte stattdessen besonders hohe Reaktanz und es fanden sich keine Hinweise darauf, dass Gewinn-Frames effektiver als Verlust-Frames zur Motivation von Präventionsverhalten sind. Auch Hypothese H_3 muss abgelehnt werden. Das Konsequenz-Framing beeinflusste zwar die Intention zur Verhaltensänderung, allerdings zeigte sich lediglich in einer Bedingung (Verlust-Framing × kombiniertes Prävention-Detektion-Framing) ein Unterschied zwischen physischen und psychischen Frames und im Unterschied zu Hypothese H_3 war hier das physische Framing wirksamer. Hypothese H_4 kann ebenso wenig bestätigt werden: In einer Kondition (kombiniertes Gewinn-Verlust-Framing × kombiniertes Prävention-Detektion-Framing) erzeugte ein gleichgeschlechtliches Framing sogar eine höhere Reaktanz als ein gegengeschlechtlicher Frame.

Vergleichsweise viele der gefundenen Unterschiede gehen darauf zurück, dass ein *kombiniertes* Framing signifikant andere Effekte erzeugte als die alleinige Verwendung der jeweiligen Einzel-Frames. Das Mann-plus-Frau-Framing erzeugte beispielsweise signifikant stärkere Intentionen zur Verhaltensänderung als ein gleichgeschlechtliches Framing. Tabellen 3 und 4 zeigen, dass es bei allen vier Framing-Techniken entsprechende Unterschiede gibt. Allerdings ergibt sich hier kein konsistentes Muster – kombinierte Frames sind in einigen Konstellationen überlegen, in anderen klar unterlegen.

6.2 Limitationen

Trotz der für experimentelle Studien recht großen Stichprobe konnten keine Vierfach- bzw. Fünffach-Interaktionen berechnet werden. Daher kann nicht ausgeschlossen werden, dass die Framing-Effekte in der Realität noch komplexer sind, als sie sich hier zeigten. Der Test kombinierter versus Einzel-Frames erforderte es, eine mögliche Konfundierung der experimentellen Manipulation in Kauf zu nehmen (Anzahl der Argumente für Gewinn-Verlust-Framing, Prävention-Detektion-Framing und Konsequenz-Framing; Anzahl der dargestellten Personen für Geschlecht-Framing). Zur experimentellen Manipulation ist weiterhin anzumerken, dass es sich überwiegend um subtile Variationen handelte, bei der sich einige Bedingungen nur durch einzelne Wörter unterscheiden. Dementsprechend finden wir in unserer Untersuchung durchweg kleinere Effekte, allerdings können auch diese von praktischer Relevanz sein (Yeaton & Sechrest 1981).

6.3 Ausblick

Trotz der vergleichsweise subtilen Manipulation konnten wir zeigen, dass die untersuchten vier Framing-Techniken einen Einfluss auf die Intention zur Verhaltensänderung und Reaktanz haben. Dieser Einfluss zeigte sich zwar unabhängig vom kommunizierten Gesundheitsrisiko, aber stark abhängig von den jeweils simultan präsentierten Frames. Das mag banal erscheinen, da die Framing-Forschung unzählige Male demonstriert hat, dass bereits kleine Änderungen zu bedeutsamen Effekten führen können. Zwar fanden wir mehrere Haupteffekte der Framing-Strategien, allerdings zeigen die parallel erschienenen Interaktionen, dass die Haupteffekte ein *unvollständiges* und wahrscheinlich *irreführendes* Bild von der Wirksamkeit des Framings vermitteln. In der Konsequenz heißt das, dass der bisherige Fokus der Forschung auf direkte Framing-Effekte überdacht werden muss: Unsere Befunde sprechen sehr klar dafür, dass der Einfluss von Drittvariablen in theoretischer, empirischer wie praktischer Hinsicht eine deutlich stärkere Berücksichtigung erfahren muss. Hierzu zählen auch Persönlichkeitsmerkmale der Botschaftsempfänger als Moderatoren sowie diverse Rezeptionsprozesse als Mediatoren. Mehr Aufmerksamkeit verdient auch die Effektivität kombinierter Frames im Vergleich zu einzelnen Kontrast-Frames. Insgesamt hat die Untersuchung gezeigt, dass die kombinierte Betonung bestimmter Botschaftselemente zu bislang nicht klar prognostizierbaren Ergebnissen (insbesondere Reaktanz) führen kann, die es besser zu verstehen gilt, um effektive Gesundheitsbotschaften zu gestalten.

Literatur

Banks, S. M., Salovey, P., Greener, S., Rothman, A. J., Moyer, A., Beauvais, J. & Epel, E. (1995). The effects of message framing on mammography utilization. Health Psychology, 14: 178-184.

Berry, D. C. (2007). Health communication: Theory and practice. Berkshire, UK: Open University Press.

Carver, R. H & Nash, J. G. (2012). Doing data analysis with SPSS® version 18. Boston, MA: Brooks/Cole Cengage Learning.

Chang, C. (2009). Psychological motives versus health concerns: Predicting smoking attitudes and promoting antismoking attitudes. Health Communication, 24: 1-11.

Detweiler, J. B., Bedell, B. T., Salovey, P., Pronin, E. & Rothman, A. J. (1999). Message framing and sunscreen use: Gain-framed messages motivate beach-goers. Health Psychology, 18: 189-196.

Entman, R. M. (1993). Framing: Toward clarification of a fractured paradigm. Journal of Communication, 43: 51-58.

Fox, S. (2011). The social life of health information, 2011. Pew Internet & American Life Project Report. Online: http://pewinternet.org/~/media//Files/Reports/2011/PIP _Social_Life_of_Health_Info.pdf (20.1.2013).

Gallagher, K. & Updegraff, J. (2012). Health message framing effects on attitudes, intentions, and behavior: A meta-analytic review. Annals of Behavioral Medicine, 43: 101-116.

Gray, J. A. (1982). The neuropsychology of anxiety: An enquiry into the functions of the septo-hippocampal system. Oxford, UK: Oxford University Press.

Harris, C. R., Jenkins, M. & Glaser, D. (2006). Gender differences in risk assessment: Why do women take fewer risks than men? Judgment and Decision Making, 1: 48-63.

Heatherton, K. F., Herman, C. P. & Polivy, J. (1991). Effects of physical threat and ego threat on eating behavior. Journal of Personality and Social Psychology, 60: 138-143.

Hong, S.-M. & Faedda, S. (1996). Refinement of the Hong psychological reactance scale. Educational and Psychological Measurement, 56: 173-182.

Jensen, J. D., King, A. J., Carcioppolo, N. & Davis, L. (2012). Why are tailored messages more effective? A multiple mediation analysis of a breast cancer screening intervention. Journal of Communication, 62: 851-868.

Johnson, J. D. & Case, D. O. (2012). Health information seeking. New York, NY: Peter Lang Publishing.

Kahneman, D. & Tversky, A. (1979). Prospect theory: An analysis of decision under risk. Econometrica, 47: 263-293.

Knobloch-Westerwick, S. & Hastall, M. (2006). Social comparisons with news personae: Selective exposure to news portrayals of same-sex and same-age characters. Communication Research, 33: 262-284.

Laux, B. (2008). Zwischen Würde und Preis: Ethische, moralische und religiöse Aspekte von Gesundheit, Krankheit und Medizin. In T. Kingreen & B. Laux (Hrsg.), Gesundheit und Medizin im interdisziplinären Diskurs (S. 3-23). Berlin: Springer.

Lippke, S. & Renneberg, B. (2006). Konzepte von Gesundheit und Krankheit. In B. Renneberg & P. Hammelstein (Hrsg.), Gesundheitspsychologie (S. 8-12). Heidelberg: Springer.

Noar, S. M., Benac, C. N. & Harris, M. S. (2007). Does tailoring matter? Meta-analytic review of tailored print health behavior change interventions. Psychological Bulletin, 133: 673-693.

O'Keefe, D. J. & Jensen, J. D. (2006). The advantages of compliance or the disadvantages of noncompliance? A meta-analytic review of the relative persuasive effectiveness of gain-framed and loss-framed messages. In C. S. Beck (Hrsg.), Communication yearbook 30 (S. 1-43). Mahwah, NJ: Lawrence Erlbaum.

O'Keefe, D. J. & Jensen, J. D. (2007). The relative persuasiveness of gain-framed and loss-framed messages for encouraging disease prevention behaviors: A meta-analytic review. Journal of Health Communication, 12: 623-644.

Pauli, A. & Hornberg, C. (2010). Umwelt und Gesundheit: Gender-Perspektiven in Forschung und Praxis. In R. Becker & B. Kortendiek (Hrsg.): Handbuch Frauen- und Geschlechterforschung: Theorie, Methoden, Empirie (S. 644-653). Wiesbaden: VS Verlag.

Rothman, A. J., Bartels, R. D., Wlaschin, J. & Salovey, P. (2006). The strategic use of gain- and loss-framed messages to promote healthy behavior: How theory can inform practice. Journal of Communication, 56: S202-S220.

Rothman, A. J. & Salovey, P. (1997). Shaping perceptions to motivate healthy behavior: The role of message framing. Psychological Bulletin, 121: 3-19.

Rothman, A. J., Salovey, P., Antone, C., Keough, K. & Martin, C. D. (1993). The influence of message framing on intentions to perform health behaviors. Journal of Experimental Social Psychology, 29: 408-433.

Schemer, C. (2013). Priming, Framing, Stereotype. In W. Schweiger & A. Fahr (Hrsg.), Handbuch Medienwirkungsforschung. Wiesbaden: Springer.

Scheufele, D. A. (1999). Framing as a theory of media effects. Journal of Communication, 49: 103-122.

Schoenbachler, D. D. & Whittler, T. E. (1996). Adolescent processing of social and physical threat communications. Journal of Advertising, 25: 37-54.

Sherman, D., Mann, T. & Updegraff, J. (2006). Approach/avoidance motivation, message framing, and health behavior: understanding the congruency effect. Motivation and Emotion, 30: 164-168.

Sieverding, M. (2000). Risikoverhalten und präventives Verhalten im Geschlechtervergleich: Ein Überblick. Zeitschrift für Medizinische Psychologie, 9: 7-16.

Smith, K. H. & Stutts, M. A. (2003). Effects of short-term cosmetic versus long-term health fear appeals in anti-smoking advertisements on the smoking behaviour of adolescents. Journal of Consumer Behaviour, 3: 157-177.

Thomas, R. K. (2006). Health communication. New York: Springer.

Yan, C., Dillard, J. P. & Shen, F. (2012). Emotion, motivation, and the persuasive effects of message framing. Journal of Communication, 62: 682–700.

Yeaton, W. H. & Sechrest, L. (1981). Meaningful measures of effect. Journal of Consulting and Clinical Psychology, 49: 766-767.

Zillmann, D. (2006). Exemplification effects in the promotion of safety and health. Journal of Communication, 56: S221-S237.

Ines Schulz & Constanze Rossmann

Gesundheitsbotschaften im Spannungsfeld zwischen Selektion und Wirkung

Abstract

Der Informational Utility-Ansatz eignet sich gut, um die Selektion von (Gesundheits-)Informationen auf der Basis ihrer Nützlichkeit zu erklären. Es ist jedoch denkbar, dass sich die Modellannahmen des Informational Utility-Ansatzes auch auf die Beeinflussung von Kognitionen und Gesundheitsverhalten im Rahmen einer Anzeigen-Kampagne zur Diabetesprävention übertragen lassen. Um dies zu überprüfen, wurde ein 5×2-Online-Experiment durchgeführt. Konkret wurden Anzeigen hinsichtlich der Informational Utility-Dimensionen (Faktor 1: Wahrscheinlichkeit, Schweregrad, zeitliche Nähe, Selbstwirksamkeit, alle Dimensionen zusammen) sowie des Informational Utility-Grads (Faktor 2: hoch/niedrig) manipuliert. Die Ergebnisse zeigen keinen direkten Effekt einer hohen Informational Utility als Botschaftsmerkmal auf Einstellungen und Verhaltensintentionen, aber auf die wahrgenommene Informational Utility bezüglich Diabetes. Bei Personen, die eine Anzeige mit hoher Informational Utility erhalten hatten, steigerte sich also das Problembewusstsein für Diabetes. Dieses wiederum erwies sich als zentraler Einflussfaktor der Verhaltensintention, Diabetes zukünftig vorzubeugen.

Schlagwörter

Informational Utility, Selektion, Wirkung, Gesundheitsbotschaften, Kampagnen

1 Hintergrund

Die Entwicklung effektiver und kosteneffizienter Kampagnen zur Gesundheitsförderung und Prävention ist ein zentrales Thema der Gesundheitspraxis und -forschung. Betrachtet man die Forschung zu Selektion und Wirkung von medial vermittelten Gesundheitsbotschaften jedoch genauer, so zeigt sich ein Dilemma: Üblicherweise beschäftigen sich die Studien entweder mit der Zuwendung zu Botschaften oder mit ihrer Wirkung. Für eine zielführende, massenmediale Gesundheitskampagne reicht es jedoch nicht aus, entweder die Aufmerksamkeit der Rezipienten zu erregen oder auf deren Einstellungen und Verhaltensintentionen zu wirken. Eine effiziente Gesundheitsbotschaft muss beides leisten können (vgl. Hastall 2011: 284).

Dies setzt aber auch voraus, dass bei der Entwicklung von Kampagnenbotschaften nicht nur epidemiologische und gesundheitspsychologische Erkenntnisse berücksichtigt werden, sondern vor allem auch kommunikationswissenschaftliche und kognitionspsychologische Theorien und Befunde zur Selektion und Wirkung von Medienbotschaften (Fishbein & Cappella 2006, Rossmann 2010b). Über die herkömmlichen Theorien und Modelle, etwa Theorie der kognitiven Dissonanz (Festinger 1978), Elaboration-Likelihood-Modell (Petty & Cacioppo 1986), Diffusion (Rogers 1995), Framing (Scheufele 2004) oder Kultivierungsforschung (im Überblick: Rossmann 2008) hinaus (vgl. für einen Überblick auch Bonfadelli & Friemel 2010: 51 ff.), stellt vor allem der Informational Utility-Ansatz einen fruchtbaren Ansatzpunkt dar. Ursprünglich ist dieser den Selektionstheorien zuzuordnen. Es ist jedoch denkbar, dass er ebenso das Potential besitzt, Wirkungen auf gesundheitsbezogene Einstellungen und Verhaltensintentionen zu erklären.

Der Informational Utility-Ansatz geht auf die theoretischen Überlegungen zur Selektion von Informationen von Atkin (1973) zurück. Knobloch-Westerwick und Kollegen haben diese Annahmen spezifiziert und in ein Modell überführt, das die selektive Zuwendung zu einer Botschaft mit der wahrgenommenen „Nützlichkeit“ darin enthaltener Informationen erklärt (Knobloch et al. 2002, Knobloch et al. 2003, Knobloch-Westerwick et al. 2005b). Konkret hängt die Nützlichkeit einer Information demnach von vier Subdimensionen ab (Hastall 2009): dem wahrgenommenen Ausmaß bzw. Schweregrad der zu erwartenden Konsequenzen eines sozialen Problems (magnitude), der wahrgenommenen Wahrscheinlichkeit einer persönlichen Betroffenheit (likelihood), der wahrgenommenen zeitlichen Nähe des Problems (immediacy) und der wahrgenommenen Selbstwirksamkeit (efficacy), mit der das Problem beeinflusst werden kann. Die Grundidee ist, dass Botschaften mit einem hohen Nützlichkeitsgrad (d. h. Schweregrad, Wahrscheinlichkeit, zeitliche Nähe und/oder Selbstwirksamkeit sind in hoher Ausprägung enthalten) eher selektiert werden, wobei die Dimensionen additiv wirken: Je mehr Dimensionen also in hoher Ausprägung vorkommen, desto eher wird eine entsprechende Botschaft auch ausgewählt (ebd.; vgl. Abbildung 1).

Abb. 1: Das Informational Utility-Modell

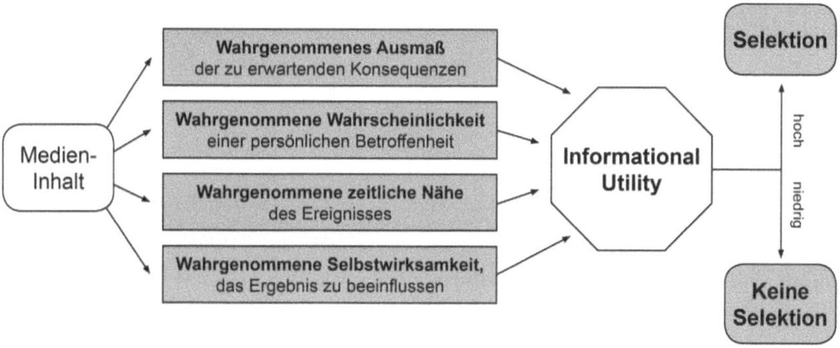

Quelle: Eigene Darstellung basierend auf Hastall (2009: 158)

Die Modellannahmen des Informational Utility-Ansatzes wurden bereits mehrmals empirisch überprüft, meist im Kontext mehrerer Themen, unter denen häufig auch mindestens ein gesundheitliches Thema auftauchte (Knobloch et al. 2002, Knobloch et al. 2003, Knobloch & Hastall 2005, Knobloch-Westerwick et al. 2005a, Hastall & Knobloch-Westerwick 2011, Hastall 2011). Bei den entsprechenden Studien handelt es sich um Online-Experimente, bei denen die Probanden mit fiktiven Online-Magazinen mit jeweils sechs bis acht Artikeln konfrontiert wurden, wobei die Hälfte der Artikel hinsichtlich ihrer Informational Utility manipuliert war. Die Versuchspersonen wurden dann gebeten, innerhalb einer begrenzten Zeit die Inhalte zu lesen, die sie interessierten. Obwohl es auch widersprüchliche Ergebnisse gibt (vgl. Hastall & Knobloch-Westerwick 2011, Hastall 2011), konnte bei diesen Experimenten größtenteils ein Einfluss der Informational Utility-Dimensionen auf die selektive Zuwendung zu (Gesundheits-)Informationen bestätigt werden (vgl. Knobloch et al. 2002, Knobloch et al. 2003, Knobloch-Westerwick et al. 2005a). Es zeigte sich also, dass Botschaften mit hoher Informational Utility mit einer stärkeren selektiven Zuwendung einhergehen als Botschaften mit niedriger Informational Utility.

Allerdings wurden bei diesen Studien meist nur die drei ursprünglichen Dimensionen (Wahrscheinlichkeit, Schweregrad, zeitliche Nähe) berücksichtigt. Für die später im Informational Utility-Ansatz ergänzte Dimension „Selbstwirksamkeit" (vgl. Knobloch-Westerwick et al. 2005b) konnten Knobloch und Hastall (2005) aber nachweisen, dass sich Personen eher mit komplexen Gesundheitsbotschaften beschäftigen, wenn diese einen hohen Schweregrad zusammen mit einer hohen Selbstwirksamkeit postulieren. Des Weiteren zeigte sich für nicht gesundheitsbezogene Themen, dass die in einer Botschaft dargestellte Selbstwirksamkeit als vierte Dimension die selektive Zuwendung zu Informationen im Sinne des Informational Utility-Ansatzes beeinflusst (vgl. Knobloch-Westerwick et al. 2005b).

Betrachtet man die Informational Utility-Dimensionen vor dem Hintergrund klassischer gesundheitspsychologischer Verhaltensmodelle, so wird deutlich: Die Dimensionen sind durchaus nicht neu und kommen in vielen dieser Modelle als Verhaltensdeterminanten vor. So finden sich im Health Belief Model (Rosenstock 1974) etwa Konstrukte, die den Dimensionen Schweregrad, Betroffenheit und zeitliche Nähe entsprechen, die Dimension der wahrgenommenen Selbstwirksamkeit findet sich in der sozial-kognitiven Theorie (z. B. Bandura 2004) und vielen anderen Modellen wieder. Vor diesem Hintergrund liegt die Vermutung nahe, dass Botschaften mit einer hohen Ausprägung der Merkmale nicht nur eher selektiert werden, sondern auch effektiver sind als Botschaften mit niedriger Ausprägung derselben Merkmale. Es kann also angenommen werden, dass typische Verhaltensdeterminanten im Gesundheitsbereich, hier Einstellungen und Verhaltensintentionen (vgl. z. B. Theory of Planned Behavior, Ajzen 1985), durch Botschaften mit einem hohen Grad and Informational Utitlity stärker beeinflusst werden. Gemäß den Erkenntnissen der bisherigen Forschung zum Informational Utility-Ansatz postulieren wir daher konkret:

H1: Gesundheitsbotschaften mit einem hohen Informational Utility-Grad wirken stärker auf (a) Einstellungen und (b) Verhaltensintentionen als entsprechende Botschaften mit einem niedrigen Informational Utility-Grad.

Auch gehen wir davon aus, dass sich Botschaften mit unterschiedlichem Informational Utility-Grad auch unterschiedlich auf die wahrgenommene Informational Utility für das kommunizierte Thema auswirken:

H2: Gesundheitsbotschaften mit einem hohen Informational Utility-Grad wirken stärker auf die wahrgenommene Informational Utility für ein Gesundheitsthema als entsprechende Botschaften mit einem niedrigen Informational Utility-Grad.

Verschiedene gesundheitspsychologische und kommunikationswissenschaftliche Modelle postulieren zudem, dass Kampagnenbotschaften nicht direkt auf Verhaltensintentionen wirken, sondern zunächst Wahrnehmungen und Einstellungen beeinflussen, die ihrerseits Verhaltensintentionen determinieren (z. B. Theory of Planned Behavior, im Überblick vgl. Rossmann 2010a). In diesem Zusammenhang stellt sich die Frage, welchen Einfluss die wahrgenommene und dargestellte Informational Utility der Botschaften über den Einfluss anderer Merkmale hinaus auf Verhaltensintentionen haben.

FF1: Welchen Einfluss haben wahrgenommene und dargestellte Informational Utility im Vergleich zu anderen Verhaltensdeterminanten auf die Verhaltensintentionen?

2 Methodisches Vorgehen

Um die Überlegungen zum Einfluss von Gesundheitsbotschaften mit unterschiedlichem Informational Utility-Grad zu testen, haben wir ein zweifaktorielles Online-Experiment (5×2-Design) durchgeführt. Kontext des Experiments ist eine fiktive Anzeigen-Kampagne zur Prävention von Diabetes mellitus Typ II. In Deutschland sind derzeit offiziell etwa 6 Millionen Menschen von dieser Stoffwechselkrankheit betroffen (Danne 2012), zudem gibt es eine hohe Dunkelziffer (vgl. Hauner 2012) und Prognosen zu Folge werden die Zahlen in den nächsten Jahren noch deutlich ansteigen (vgl. IDF 2006: 15 ff.). Dies ist vor allem deshalb alarmierend, weil es sich beim Diabetes Typ II keineswegs um eine harmlose Erkrankung handelt: Neben möglichen Folgeerkrankungen der Augen und Gliedmaßen haben Betroffene u. a. ein erhöhtes Herzinfarkt- und Schlaganfall-Risiko (Heidemann et al. 2011, Icks 2010). Die medizinisch-epidemiologische Forschung zeigt auf der anderen Seite aber auch, dass eine Änderung des Lebensstils (ausreichend körperliche Aktivität, ausgewogene Ernährung) das Diabetes-Risiko senken kann (z. B. NAFDM 2006: 13 ff.). Somit handelt es sich dabei nicht nur um ein hochrelevantes Thema, sondern auch um einen Bereich, in dem mediale Kampagnen zur Verhaltensänderung sinnvoll sind, womit sich das Thema für unser Experiment anbietet.

Konkret wurde daher als Stimulusmaterial eine zum Zweck der Untersuchung erstellte und hinsichtlich ihrer Informational Utility manipulierte Anzeigen-Kampagne zur Prävention von Diabetes entworfen. Die Anzeigen unterschieden sich zum einen im Hinblick auf die manipulierte Nützlichkeitsdimension (Faktor 1, fünfstufig: nur Wahrscheinlichkeit, nur Schweregrad, nur zeitliche Nähe, nur Selbstwirksamkeit oder alle Dimensionen) und zum anderen im Hinblick auf die Ausprägung der jeweiligen Dimension (Faktor 2, zweistufig: Nützlichkeitsgrad niedrig oder hoch). Insgesamt gab es also zehn Anzeigenversionen. Tabelle 1 gibt einen Überblick über die variierten Botschaften.

Tabelle 1: Übersicht über die als Stimulus verwendeten Botschaften

Botschaftsmerkmal	Informational Utility niedrig (n=328)	Informational Utility hoch (n=325)
Wahrscheinlichkeit, an Diabetes zu erkranken	Diabetes Typ 2 in Deutschland: Fast jeder Zehnte ist betroffen. (n=63)	Diabetes Typ 2 in Deutschland: Es kann jeden treffen. (n=62)
Schweregrad einer Diabetes-Erkrankung	Auch mit Diabetes kann man das Leben genießen – aber nur mit den richtigen Medikamenten. (n=66)	Diabetes ist eine ernstzunehmende Krankheit, die zu Herzinfarkt und Tod führen kann. (n=66)
Selbstwirksamkeit, das eigene Diabetes-Risiko zu beeinflussen	Mit einer genetischen Veranlagung für Diabetes müssen Sie viel mehr tun, um Ihr Risiko zu senken. (n=67)	Mit nur 10 Minuten Sport am Tag und einer ausgewogenen Ernährung senken Sie Ihr Diabetes-Risiko erheblich. (n=66)
Zeitliche Nähe einer Diabetes-Erkrankung	90 Prozent der Zuckerkranken in Deutschland leiden an Diabetes Typ 2 – ein Großteil davon ist über 65 Jahre alt. (n=65)	90 Prozent der Zuckerkranken in Deutschland leiden an Diabetes Typ 2 – darunter auch immer mehr junge Menschen. (n=66)
Dimensionen additiv	Alle Botschaften mit niedriger Informational Utility (n=67)	Alle Botschaften mit hoher Informational Utility (n=65)

Analog zu den Kernaussagen der jeweiligen Anzeigen wurden zudem die Bildmotive variiert. Auf den Anzeigen zur zeitlichen Nähe von Diabetes wurde beispielsweise für den niedrigen Nützlichkeitsgrad ein alter und für den hohen ein junger Mann abgebildet. Durch diese Vorgehensweise wurde eine höhere externe Validität und Glaubwürdigkeit der Anzeigen und somit eine bessere Übertragbarkeit der Ergebnisse auf die Praxis erwartet. Die beiden Anzeigen der additiven Dimension wurden wie eine Collage aus den jeweiligen vier anderen Anzeigen mit hohem bzw. niedrigem Informational Utility-Grad zusammengesetzt. Im Rahmen eines Online-Fragebogens wurden die Probanden zufällig mit einer der Anzeigen konfrontiert. Anschließend wurden mit der Prävention von Diabetes im Zusammenhang stehende gesundheitliche Einstellungen (zwei Items: „Ich finde es wichtig, sich gesund zu ernähren." und „Ich finde es wichtig, regelmäßig Sport zu treiben."; siebenstufige Likert-Skala, Cronbachs Alpha=0,78) sowie entsprechende Verhaltensintentionen (vier Items: z. B. „Ich werde mit Freunden und Bekannten über das Thema Diabetes sprechen." oder „Ich habe vor, häufiger Sport zu treiben.", siebenstufige Likert-Skala, Cronbachs Alpha=0,74) abgefragt. Die Absicht, Diabetes künftig vorzubeugen, wurde dabei über zwei Dimensionen erhoben: eine „aktive" (Umstellung

Ernährung/Sportverhalten) und eine „informationsbezogene" (über das Thema sprechen/sich informieren). Reliabilitätsanalysen zeigen jedoch, dass die Dimensionen sich nicht trennen lassen, weshalb die vier Items zu einem Konstrukt zusammengefasst wurden. Als weitere abhängige Variable wurde die wahrgenommene Informational Utility bezüglich Diabetes über eine themenspezifische Abfrage der vier Dimensionen erhoben (vier Items, z. B. „Wie wahrscheinlich ist es Ihrer Meinung nach, dass Sie das Thema Diabetes einmal selbst betrifft?" oder „Was glauben Sie, wie gut können Sie Ihr Diabetes-Risiko selbst beeinflussen?", semantisches Differenzial mit siebenstufiger Skala). Da sich die Informational Utility für ein Thema definitionsgemäß aus verschiedenen Dimensionen zusammensetzt, war der entsprechende Cronbachs Alpha-Wert für das Konstrukt mit 0,27 erwartungsgemäß niedrig. Aufgrund der theoretischen Annahme der Additivität der vier Subdimensionen wurden die Items dennoch zu einem Summenwertindex zusammengefasst.

Als Drittvariablen wurden außerdem die allgemeine Selbstwirksamkeitserwartung der Probanden (zehn Items nach Schwarzer & Jerusalem 1999, z. B. „Wenn sich Widerstände auftun, finde ich Mittel und Wege, mich durchzusetzen." oder „ Es bereitet mir keine Schwierigkeiten, meine Absichten und Ziele zu verwirklichen."; zehnstufige Likert-Skala, Cronbachs Alpha=0,89), ihre persönliche Risikowahrnehmung bezüglich Diabetes im Vergleich zu anderen Menschen (=Optimistic Bias; zwei Items, Differenz aus Selbsteinschätzung „Wie wahrscheinlich ist es, dass Sie im Laufe Ihres Lebens einmal an Diabetes leiden werden?" und Fremdeinschätzung „Und wie wahrscheinlich ist es Ihrer Einschätzung nach für andere Menschen Ihres Geschlechts und Ihres Alters, dass diese im Laufe ihres Lebens einmal an Diabetes leiden werden?"; semantisches Differenzial mit siebenstufiger Skala; keine Reliabilität ausgewiesen, da aus theoretischen Gründen divergierende Antworten erwartet werden), gesundheitsbezogene Voreinstellungen, wie das generelle Gesundheitsinvolvement (sechs Items, z. B. „Ich interessiere mich generell sehr für das Thema Gesundheit." oder „Ich bin sehr darauf bedacht, durch mein Verhalten und meine Lebensweise Krankheiten vorzubeugen.", fünfstufige Likert-Skala, Cronbachs Alpha=0,83) oder Einschätzungen zum aktuellen Gesundheitsverhalten (zwei Items: „Wie schätzen Sie sich selbst ein, ernähren Sie sich gesund oder ungesund?" und „Und wie viel Sport treiben Sie in der Regel?"; semantisches Differenzial mit siebenstufiger Skala) im Fragebogen erhoben. Die Items des letzten Konstrukts wurden dabei aufgrund eines Cronbachs Alpha-Werts von 0,45 nicht zu einem Index zusammengefasst, sondern separat mit in die Berechnungen einbezogen. Abschließend wurden die soziodemographischen Merkmale der Probanden (Alter, Geschlecht, BMI, Diabetes-Erkrankungen: selbst/in der Familie/im Freundeskreis) abgefragt.

Das Online-Experiment wurde im Juli 2011 durchgeführt. Die Probanden – die im Glauben gelassen wurden, es handle sich um eine allgemeine Studie zum Thema Gesundheit – wurden über das Socio-Scientific-Panel (SoSci-Panel) rekrutiert. Dabei handelt es sich um ein wissenschaftliches, nichtrepräsentatives Online-Panel, dessen Mitglieder sich bereit erklärt haben, unentgeltlich Forschungsprojekte an Universitäten und Hochschulen zu unterstützen (Leiner 2012). Am Ende der Feldphase standen 653 vollständig bearbeitete Fragebögen für die Auswertung zur Verfügung (neun Probanden wurden ausgeschlossen, da sie angaben, bereits an Diabetes erkrankt zu sein), was einer Rücklaufquote von 19 Prozent entspricht.

Die Stichprobe spiegelt in ihrer Struktur weitgehend die Grundgesamtheit des SoSci-Panels wider (vgl. ebd.): Etwa Zweidrittel der Probanden (65 Prozent) sind weiblich, ein Drittel (35 Prozent) männlich, das Durchschnittsalter liegt bei 32 Jahren. Das Bildungsniveau ist erwartungsgemäß überdurchschnittlich hoch. So haben 86 Prozent der Probanden (Fach-) Abitur oder einen Universitäts-, Hochschul- oder Fachhochschulabschluss. Der durchschnittliche Body-Mass-Index (BMI) der Befragten liegt bei einem Wert von 24, was im Bereich des Normalgewichts einzuordnen (vgl. Schwarzer 2004: 276) und somit im Vergleich zur Gesamtbevölkerung als relativ niedrig einzustufen ist (vgl. Statistisches Bundesamt 2012: 118). Die einzelnen Experimentalgruppen weisen bezüglich der Verteilung der soziodemographischen Merkmale keine nennenswerten Unterschiede auf.

3 Ergebnisse

Bevor mit der eigentlichen Auswertung begonnen wurde, erfolgte eine Überprüfung der Treatmentmanipulation mittels T-Tests. Dabei zeigten sich innerhalb aller fünf Anzeigenpaare (Wahrscheinlichkeit hoch/niedrig, Schweregrad hoch/niedrig, zeitliche Nähe hoch/niedrig, Selbstwirksamkeit hoch/niedrig, alle Dimensionen zusammen hoch/niedrig) signifikante Mittelwertunterschiede in der intendierten Richtung bezüglich der Wahrnehmung, der in den Anzeigen vermittelten Gesundheitsbotschaften. Probanden, die die Anzeige „Schweregrad hoch" erhalten hatten, gaben also beispielsweise eher an, dass die Anzeige einen schweren oder sehr schweren Verlauf einer Diabeteserkrankung vermittelt als Probanden, die die entsprechende Anzeige mit kommuniziertem niedrigen Schweregrad erhalten hatten. Auch die Textaussagen und die jeweilige Bildsprache sowie deren Zusammenwirken und die allgemeine Qualität der Anzeigen wurden relativ gleich und positiv bewertet. Lediglich die Anzeige „Selbstwirksamkeit niedrig“ schnitt bei der Bewertung der bildlichen Umsetzung erwartungsgemäß eher schlecht ab, da sich das Konstrukt „Wenig-tun-können“ bereits in der konzeptionellen Phase schwer in Bilder überführen ließ.

Zur Überprüfung der beiden Hypothesen wurden anschließend ebenfalls T-Tests sowie Kovarianzanalysen zur Kontrolle der Drittvariablen gerechnet. Die Ergebnisse lassen insgesamt wenig eindeutige Effekte einzelner Informational Utility-Dimensionen einer Botschaft auf (a) Einstellungen und (b) Verhaltensintentionen bezüglich Diabetes erkennen (vgl. Tabellen 2 und 3). Auch unter Kontrolle der Drittvariableneinflüsse sind hier keine weiteren Effekte feststellbar. Damit kann Hypothese 1 nicht bestätigt werden.

Tabelle 2: Einfluss der Informational Utility-Dimensionen auf Einstellungen bezüglich Diabetes-Prävention

	Informational Utility niedrig	**Informational Utility hoch**	**t**
Wahrscheinlichkeit (n=125)	5,8 (1,00)	5,5 (1,28)	1,46
Schweregrad (n=132)	5,7 (1,34)	6,0 (1,16)	1,32
Zeitliche Nähe (n=131)	5,9 (1,13)	5,8 (1,11)	0,26
Selbstwirksamkeit (n=133)	6,0 (0,97)	5,8 (1,21)	0,87
Dimensionen additiv (n=132)	5,8 (1,16)	5,6 (1,10)	1,00

n=653; n.s.; Mittelwerte basierend auf Mittelwertindex aus zwei Items mit je siebenstufiger Skala: „Ich finde es wichtig, sich gesund zu ernähren“, „Ich finde es wichtig, regelmäßig Sport zu treiben“ (jeweils: 1=„trifft überhaupt nicht zu“ bis 7=„trifft voll und ganz zu“).

Allerdings zeigte sich, dass diejenigen Probanden, die die Anzeigen mit hohem Informational Utility-Grad als Stimulus erhalten hatten, anschließend tendenziell eine höhere wahrgenommene Informational Utility für das Thema Diabetes aufwiesen als Personen, die eine der Botschaften mit niedrigem Informational Utility-Grad erhalten hatten (vgl. Tabelle 4).

Tabelle 3: Einfluss der Informational Utility-Dimensionen auf Verhaltensintentionen bezüglich Diabetes-Prävention

	Informational Utility niedrig	Informational Utility hoch	t
Wahrscheinlichkeit (n=125)	3,7 (1,21)	3,2 (1,43)	1,93
Schweregrad (n=132)	3,4 (1,29)	3,9 (1,33)	2,04*
Zeitliche Nähe (n=131)	3,6 (1,28)	3,6 (1,40)	0,77
Selbstwirksamkeit (n=133)	3,5 (1,35)	3,4 (1,15)	0,23
Dimensionen additiv (n=132)	3,7 (1,37)	3,7 (1,26)	0,06

n=653; *p<0,05; Mittelwerte basierend auf Mittelwertindex aus vier Items mit je siebenstufiger Skala: „Ich werde mit Freunden und Bekannten über das Thema Diabetes sprechen", „Ich werde mich (noch genauer) über die Stoffwechselkrankheit Diabetes informieren", „Ich habe vor, häufiger Sport zu treiben", „Ich habe vor, mehr auf meine Ernährung zu achten"; (jeweils: 1=„trifft überhaupt nicht zu" bis 7=„trifft voll und ganz zu").

Tabelle 4: Einfluss der Informational Utility-Dimensionen auf die wahrgenommene Informational Utility bezüglich Diabetes

	Informational Utility niedrig	Informational Utility hoch	t
Wahrscheinlichkeit (n=125)	16,9 (2,71)	17,2 (2,92)	0,73
Schweregrad (n=130)	16,6 (2,87)	17,3 (2,79)	1,46
Zeitliche Nähe (n=131)	17,4 (3,34)	18,0 (3,59)	0,84
Selbstwirksamkeit (n=133)	17,1 (3,21)	17,3 (3,34)	0,40
Dimensionen additiv (n=131)	17,0 (3,36)	19,3 (3,38)	3,92***

n=650; ***p<0,001; Mittelwerte basierend auf Summenwertindex aus vier Items mit je siebenstufiger Skala: „Wie wahrscheinlich ist es Ihrer Meinung nach, dass Sie das Thema Diabetes einmal selbst betrifft?" (1=„sehr unwahrscheinlich" bis 7=„sehr wahrscheinlich"), „Und was glauben Sie, wie bald können Sie selbst an Diabetes erkranken?" (1=„das kann noch sehr lange dauern" bis 7=„das kann schon sehr bald sein"), „Wie schwerwiegend sind Ihrer Meinung nach die Folgen einer Diabeteserkrankung?" (1=„überhaupt nicht schwerwiegend" bis 7=„sehr schwerwiegend"), „Und was glauben Sie, wie gut können Sie Ihr Diabetes-Risiko selbst beeinflussen?" (1=„überhaupt nicht gut" bis 7=„sehr gut").

Anders ausgedrückt: Sie hielten es nach Stimuluspräsentation beispielsweise für wahrscheinlicher, selbst an Diabetes zu erkranken, oder schätzten die Folgen von Diabetes als schwerwiegender ein. Besonders auffällig ist dieser Effekt – entsprechend der unterstellten additiven Wirkung der Informational Utility-Dimensionen – bei der Anzeige, die alle vier Diabetes-Botschaften mit hohem Nützlichkeitsgrad zusammen abbildet. Die genannten Zusammenhänge zeigen sich auch unter Kontrolle von Drittvariableneinflüssen. Hypothese 2 kann damit angenommen werden.

In einem weiteren Schritt, in dem der Einfluss diverser unabhängiger Merkmale auf die Verhaltensintention der Probanden mittels hierarchischer Regressionen untersucht wurde (vgl. Tabelle 5), zeigte sich, dass gerade diese wahrgenommene Informational Utility bezüglich Diabetes einen zentralen Einflussfaktor der Verhaltensintention darstellt, Diabetes zukünftig vorzubeugen (vgl. Forschungsfrage 1).

Tabelle 5: Determinanten der Verhaltensintention bezüglich Diabetes-Prävention

AV: Verhaltensintentionen	β
1. Schritt	
Soziodemografie (Geschlecht, Alter, Bildung, BMI)	
erklärte Varianz (R^2)	**0,04*** **
2. Schritt	
Betroffenheit Diabetes (Familie/Freunde)	
zusätzlich erklärte Varianz (R^2-Ch)	**0,01**
3. Schritt	
Relative Risikowahrnehmung Diabetes (Optimistic Bias)	-0,03
Allg. Selbstwirksamkeitserwartung	-0,01
Gesundheitsinvolvement	0,30***
Bisheriges Sportverhalten	-0,12*
Bisherige Ernährung	-0,04
zusätzlich erklärte Varianz (R^2-Ch)	**0,15*** **
4. Schritt	
Einstellungen Diabetes-Prävention (Sport/Ernährung)	0,21***
Informational Utility-Grad Treatment	-0,04
Wahrgenommene Informational Utility für Diabetes	0,23***
zusätzlich erklärte Varianz (R^2-Ch)	**0,04*** **
erklärte Gesamtvarianz (R^2)	**0,24*** **

n=569; *p<0,05, **p<0,01, ***p<0,001; hierarchische Regression: R=0,49; R^2=0,24; R^2(korr.)=0,22; Dummy-Variablen: Informational Utility-Grad (0=Anzeigen „Informational Utility-Grad niedrig“, 1=Anzeigen „Informational Utility-Grad hoch“); Geschlecht (0=weiblich, 1=männlich); Bildung (0=Hauptschulabschluss/Mittlere Reife, 1=Abitur/Hochschulabschluss); Betroffenheit (0=keine Person in der Familie/im Freundeskreis von Diabetes betroffen, 1=mind. eine Person in der Familie/im Freundeskreis von Diabetes betroffen).

Entgegen unserer Erwartung deuten unsere Befunde also weniger auf einen direkten Einfluss der Informational Utility einer Anzeige auf Verhaltensintentionen hin, immerhin jedoch auf einen indirekten Einfluss über die wahrgenommene Informational Utility. Dieser ist durchaus nachvollziehbar. So scheinen Gesundheitsbotschaften in Anzeigen also nur dann eine Wirkung zu erzielen, wenn sie es schaffen, beim Rezipienten zunächst eine entsprechende Problemwahrnehmung für das kommunizierte Thema zu erzeugen. Dies wiederum kann eher durch Botschaften erreicht werden, die im Sinne des Informational Utility-Ansatzes eine hohe Nützlichkeit für den Rezipienten aufweisen.

4 Kritik und Ausblick

Zusammenfassend liefert die Studie Hinweise darauf, dass sich der Informational Utility-Ansatz nicht nur eignet, um die selektive Zuwendung von Personen zu Gesundheitsbotschaften zu erklären, sondern dieser auch geeignet sein könnte, Effekte auf die wahrgenommene Informational Utility für das jeweilige Gesundheitsthema und somit indirekt auf entsprechende Verhaltensintentionen zu prognostizieren. Diese Erkenntnisse sind insbesondere für die Konzeption von Gesundheitskampagnen in der Praxis relevant, da sie zeigen, dass mithilfe der Informational Utility-Dimensionen gegebenenfalls sowohl die Aufmerksamkeit der Zielgruppe erregt als auch indirekt das gewünschte Verhalten bei dieser ausgelöst werden könnte. Hier bedarf es allerdings noch weiterer Forschung – insbesondere, da die Studie auch einige methodische Mängel und Limitationen aufweist, die bei der Bewertung der Ergebnisse berücksichtigt werden müssen.

Eine Einschränkung ergibt sich daraus, dass analog zum Text auch die Bilder der zehn Anzeigen variiert wurden, um die Konsistenz zwischen Bild und Textaussage zu wahren. Dies belastet die interne Validität der Befunde, da wir nicht mehr mit Sicherheit sagen können, ob Unterschiede klar auf den Text oder das Bild zurückzuführen sind. Allerdings erhöht dies die externe Validität des Experiments (Anzeigen, in denen die Aussage von Text und Bild auseinanderdriften, dürften eher unüblich sein) und die Glaubwürdigkeit der Anzeigen. So zeigte auch der Treatment-Check, dass Text und Bild konsistent wahrgenommen wurden. Des Weiteren ist die Informational Utility als Botschaftsmerkmal teilweise nicht klar von dem theoretischen Konstrukt des Furchtappells abgrenzbar (Furchtappell: Kombination der Aussage über drohende Konsequenzen mit der Angabe effektiver Handlungsempfehlungen; z. B. Witte & Allen 2000, Perloff 2003). Insbesondere wenn also die beiden Dimensionen „Schweregrad" und „Selbstwirksamkeit" in einer Botschaft in hoher Ausprägung kommuniziert werden, kann anhand der theoretischen Definitionen nicht mehr klar unterschieden werden, ob dies zu Effekten beim Rezipienten führt, da die Informationen als nützlich im Sinne des Informational Utility-Ansatzes eingestuft wurden oder aber da diese Furcht ausgelöst haben. Auch muss beim Übertragen der Ergebnisse auf die Praxis berücksichtigt werden, dass die postulierten Zusammenhänge nur für ein einzelnes Gesundheitsthema überprüft wurden. Es kann nicht ausgeschlossen werden, dass sich die Rolle der Informational Utility als Botschaftsmerkmal beispielsweise für Suchtkrankheiten anders manifestiert als dies hier für Diabetes mellitus Typ 2 der Fall war. Zudem war es im Rahmen der Studie nicht möglich, eine zweite Nachmessung durchzuführen. So konnte nicht überprüft werden, ob die Absicht einiger Probanden, Diabetes künftig vorzubeugen, später auch in tatsächliches Verhalten gemündet ist. In der Literatur wird das Problem zu geringer Zusammenhänge zwischen Intention und Verhalten unter dem Stichwort der Intentions-Verhaltens-Lücke zwar tatsächlich diskutiert (vgl. z. B. Sheeran 2002), jedoch deuten die Befunde der Theorie des geplanten Verhalten recht konsistent darauf hin, dass der Zusammenhang zwischen Intention und Verhalten durchaus stark genug ist, um Verhalten aus Intentionen vorhersagen zu können, wenn bestimmte Richtlinien zur Operationalisierung (geringer zeitlicher Abstand der Erhebung von Intention und Verhalten, gleiches Aggregationsniveau) dabei eingehalten werden (vgl. Rossmann 2010a, Sheeran 2002).

Als letzter Punkt soll hier noch erwähnt werden, dass es für das Erkenntnisziel dieser Studie natürlich ideal gewesen wäre, neben der Botschaftswirkung zusätzlich auch die Botschaftszuwendung im Hinblick auf die Informational Utility-Dimensionen zu messen. Aus forschungsökonomischen Gründen wurde hier lediglich der aus erkenntnistheoretischer Sicht neue Aspekt der Botschaftswirkung für die Informational Utility empirisch untersucht und die vorhandenen Kenntnisse hinsichtlich der Botschaftszuwendung theoretisch integriert. Allerdings ist die Wirkung der Informational Utility auf die Selektion weitgehend bestätigt, so dass auf Basis der Ergebnisse unserer Studie der Verdacht nahe liegt, dass Selektion und Wirkung hier Hand in Hand gehen und die Effekte der Informational Utility als Botschaftsmerkmal bislang unterschätzt worden sind. Vor dem Hintergrund der hohen Relevanz von Botschaftszuwendung und -wirkung für die Effektivität von Kampagnen, der vielversprechenden Befunde dieser Studie zum Einfluss von Botschaften auf die wahrgenommene Nützlichkeit und deren Bedeutung für die Botschaftswirkung, sollte die zukünftige Forschung dieses Zusammenspiel in jedem Fall näher untersuchen. Die daraus resultierenden Erkenntnisse können bei der Planung von Gesundheitskampagnen helfen, diese effektiver zu gestalten und die Wirksamkeit ihrer Botschaften zukünftig eventuell besser zu erklären.

Literatur

Ajzen, I. (1985). From intention to actions. A theory of planned behavior. In J. Kuhl & J. Beckman (Hrsg.), Action-control: From cognition to behaviour (S. 11-39). Heidelberg: Springer.

Atkin, C. (1973). Instrumental utilities and information seeking. In P. Clarke (Hrsg.), New models for mass communication research (S. 205-242). Beverly Hills: Sage.

Bandura, A. (2004). Health promotion by social cognitive means. Health Education & Behavior, 31: 143-164.

Bonfadelli, H. & Friemel, T. (2010). Kommunikationskampagnen im Gesundheitsbereich. Grundlagen und Anwendungen. Konstanz: UVK.

Danne, T. (2012). Vorwort: Diabetes – Wende zum Positiven notwendig! In DiabetesDE (Hrsg.), Deutscher Gesundheitsbericht Diabetes 2013: Die Bestandsaufnahme. Vorgelegt zum Weltdiabetestag (S. 6-9). Mainz: Kirchheim.

Festinger, L. (1978). Theorie der kognitiven Dissonanz. Bern: Huber.

Fishbein, M. & Cappella, J. N. (2006). The role of theory in developing effective health communications. Journal of Communication, 56: 1-17.

Hastall, M. R. (2009). Informational utility as determinant of media choices. In T. Hartmann (Hrsg.), Media choice: A theoretical and empirical overview (S. 149-166). New York, NY: Routledge.

Hastall, M. R. (2011). Kommunikation von Gesundheitsrisiken in Massenmedien. Der Einfluss von Informations- und Rezipientenmerkmalen auf die Botschaftszuwendung und -vermeidung. Baden-Baden: Nomos.

Hastall, M. R. & Knobloch-Westerwick, S. (2011). Selective exposure to online health information on food poisoning: Impacts of magnitude, likelihood, efficacy, and exemplification. Vortrag auf der Persuasive 2011 Konferenz (Sixth International Conference on Persuasive Technology), Columbus, OH, 02.-05. Juni.

Hauner, H. (2012). Diabetesepidemie und Dunkelziffer. In DiabetesDE (Hrsg.), Deutscher Gesundheitsbericht Diabetes 2013: Die Bestandsaufnahme. Vorgelegt zum Weltdiabetestag (S. 10-16). Mainz: Kirchheim.

Heidemann, C., Du, Y. & Scheidt-Nave. C (2011). Diabetes mellitus in Deutschland. In Robert Koch Institut (Hrsg.), GBE Kompakt: Zahlen und Trends aus der Gesundheitsberichterstattung des Bundes. Online: http://edoc.rki.de/series/gbe-kompakt/2011-8/PDF/8.pdf (03.12.2012).

Icks, A. (2010). Folgeerkrankungen des Diabetes (20 Jahre St. Vincent). In Deutsche Diabetes-Stiftung (Hrsg.), Diabetes in Deutschland. Fakten – Zahlen (S. 23-38). München: Karl M. Lipp.

IDF – International Diabetes Federation (2006). The Diabetes Atlas. Third Edition. Online: http://www.idf.org/sites/default/files/Diabetes%20Atlas%203rd%20edition.pdf (27.12.2012).

Knobloch, S., Patzig, G. & Hastall, M. R. (2002). Informational Utility. Einfluss von Nützlichkeit auf selektive Zuwendung zu negativen und positiven Online-Nachrichten. Medien & Kommunikationswissenschaft, 50: 359-375.

Knobloch, S., Carpentier, F. D. & Zillmann, D. (2003). Effects of salience dimensions of informational utility on selective exposure to online news. Journalism & Mass Communication Quarterly, 80: 91-108.

Knobloch, S. & Hastall, M. R. (2005). Effects of informational utility and exemplification on selective exposure to health news. Vortrag auf der Jahrestagung der International Communication Association (ICA), New York, 26.-30. Mai.

Knobloch-Westerwick, S., Carpentier, F. D., Blumhoff, A. & Nickel, N. (2005a). Selective Exposure Effects for positive and negative News: Testing the Robustness of the Informational Utility Model. Journalism & Mass Communication Quarterly, 82: 181-195.

Knobloch-Westerwick, S., Hastall, M. R., Grimmer, D. & Brück, J. (2005b). Informational Utility. Der Einfluss der Selbstwirksamkeit auf die selektive Zuwendung zu Nachrichten. Publizistik, 50: 462-474.

Leiner, D. (2012). SoSci Panel: The Noncommercial Online Access Panel. Poster presented at the GOR 2012, Mannheim, 05.-07. März. Online: https://www.soscisurvey.de/panel/download/SoSciPanel.GOR2012.pdf (13.12.2012).

NAFDM – Nationales Aktionsforum Diabetes mellitus (2006). Leitfaden Prävention Diabetes mellitus Typ 2. Online: http://www.bvpraevention.de/bvpg/images/Downloads/NAFDMLeitfadenNEU.pdf (31.12.2012).

Perloff, R. M. (2003). The dynamics of persuasion. Communication and attitudes in the 21th century. Mahwah: Lawrence Erlbaum.

Petty, R. E. & Cacioppo, J. T. (1986). Communication and persuasion. Central and peripheral routes to persuasion. New York: Springer.

Rogers, E. M. (1995). Diffusion of innovations. New York: The Free Press.

Rosenstock, I. (1974). The HBM and preventive health behavior. Health Education Monographs, 2: 354-386.

Rossmann, C. (2008). Fiktion Wirklichkeit. Ein Modell der Informationsverarbeitung im Kultivierungsprozess. Wiesbaden: VS.

Rossmann, C. (2010a). Theory of Reasoned Action – Theory of Planned Behavior. Baden-Baden: Nomos.

Rossmann, C. (2010b). Zur theorie-und evidenzbasierten Fundierung massenmedialer Gesundheitskampagnen. Public Health Forum, 18: 16-17.

Scheufele, B. (2004). Framing-Effekte auf dem Prüfstand. Eine theoretische, methodische und empirische Auseinandersetzung mit der Wirkungsperspektive des Framing-Ansatzes. Medien & Kommunikationswissenschaft, 52, 30-55.

Schwarzer, R. & Jerusalem, M. (1999). Skalen zur Erfassung von Lehrer- und Schülermerkmalen. Dokumentation der psychometrischen Verfahren im Rahmen der wissenschaftlichen Begleitung des Modellversuchs selbstwirksame Schulen. Berlin: Freie Universität Berlin.

Schwarzer, R. (2004). Psychologie des Gesundheitsverhaltens: Einführung in die Gesundheitspsychologie. Göttingen, Bern, Toronto, Seattle, Oxford, Prag: Hogrefe.

Sheeran, P. (2002). Intention-behavior relations: A conceptual and empirical review. European Review of Social Psychology, 12: 1-36.

Statistisches Bundesamt (2012). Statistisches Jahrbuch Deutschland 2012. Wiesbaden: Statistisches Bundesamt.

Witte, K. & Allen, M. (2000). A meta-analysis of fear appeals: Implications for effective public health campaigns. Health Education & Behavior, 27: 591-615.

IV. Potenziale und Grenzen der Onlinekommunikation

Silje Kristiansen & Heinz Bonfadelli

E-Health: Gesundheit im Internet

Abstract

Das Internet hat in den letzten Jahren für die Gesundheitskommunikation zunehmend an Relevanz erlangt, allerdings werden Vor- und Nachteile dieses neuen Mediums in der kommunikationswissenschaftlichen Literatur nach wie vor kontrovers diskutiert. Der vorliegende Beitrag basiert auf einer Sekundäranalyse von aktuellen Dokumenten, empirischer Forschung und Meta-Analysen zu Nutzung und Motiven von Gesundheitsinformationen im Internet einerseits und zum E-Health Angebot und dessen Qualität andererseits. Der Stand der Forschung wurde in einer Feasability-Studie zur Errichtung eines öffentlichen E-Health-Portals für das schweizerische Bundesamt für Gesundheit (BAG) aufgearbeitet und bilanziert, und zwar in einem internationalen Kontext, aber mit besonderem Bezug zur Schweiz.

Schlagwörter

E-Health, Internet, Informationssuche, Gesundheitsportale

1 Einleitung

Im Zentrum des Beitrags steht das neue Forschungsfeld „E-Health“, und zwar aus einer kommunikationswissenschaftlichen Perspektive. Angebote zur Gesundheit auf öffentlichen Gesundheitsportalen, auf kommerziellen Websites oder in Gesundheitsforen, aber auch die Nutzungsmotivation und die Nutzung von gesundheitsrelevanter Information haben in den letzten zehn Jahren stark zugenommen und dementsprechend sind auch die Veröffentlichungen sowie die empirische Forschung der Kommunikationswissenschaft stetig angewachsen (vgl. Rice 2001, Suggs 2006, Bonfadelli 2008, Rossmann 2010, Bonfadelli 2011). Das aber nach wie vor heterogene Feld verlangt in einem ersten Schritt, dass der Leitbegriff E-Health näher bestimmt und typologisiert sowie der kommunikationswissenschaftliche Diskurs über Vor- und Nachteile von E-Health skizziert wird. In einem zweiten Teil werden Befunde zur Motivation und Nutzung von Gesundheitsinformation im Internet präsentiert: Wie sieht das Verhalten der Bevölkerung im Umgang mit Gesundheitsinformationen und gesundheitsbezogenen Online-Diensten aus? Die Resultate basieren auf einer Literatursichtung und Synthese (Bonfadelli & Kristiansen 2011) von 15 amerikanischen (z. B. PEW-Internet 2011), europäischen (z. B. Andreassen et al. 2007) und schweizerischen Studien (z. B. Wang 2007, Schulz et al. 2011) zum Zugang und zur Nutzung des Internets für Gesundheitszwecke durch verschiedene Nutzergruppen und deren Motive. Ein dritter Teil fokussiert schließlich auf E-Health-Angebote im In- und Ausland, wobei Qualitätsfragen im Zentrum stehen. Aus Platzgründen kann auf die Wirkung von Gesundheitskampagnen und -programmen im Internet nicht eingegangen werden (siehe hierzu Bonfadelli & Kristiansen 2011 sowie den Beitrag von Krömer & Friemel in diesem Band).

1.1 E-Health: Definitionen und Klassifikationen

Die Vielfalt an Inhalten und Angebotsformen im Internet zum Thema Gesundheit ist außerordentlich groß. Obwohl in der Literatur zum Thema die Begriffe E-Health oder eHealth häufig verwendet werden, ist nicht immer explizit und eindeutig, was alles darunter verstanden beziehungsweise subsummiert wird. eHealth Suisse definiert E-Health beispielsweise als „den integrierten Einsatz von Informations- und Kommunikationstechnologien (IKT) zur Gestaltung, Unterstützung und Vernetzung aller Prozesse und Teilnehmerinnen und Teilnehmer im Gesundheitswesen" (BAG 2007: 12). E-Health soll zu neuen und besseren Prozessen führen, die Produktivität steigern und die Gesundheitskompetenz der Bevölkerung fördern. Dabei soll auf Instrumente gesetzt werden wie (öffentliche) Gesundheitsportale, elektronische Gesundheitsdatensätze, telemedizinische Leistungen oder tragbare Überwachungssysteme (BAG 2007: 12). Die Definition von Eng (2001: o.S.) wiederum versteht E-Health medientechnologisch breit als „the use of emerging information and communication technology, especially the Internet, to improve or enable health and healthcare".

E-Health umfasst somit verschiedenste Aspekte, und Rossmann (2010: 340) betont denn auch zu Recht die begriffliche Unschärfe und Vielfalt des Konzepts. Sie diskutiert verschiedene Definitionen und schlägt zur Klassifikation von Gesundheitsangeboten im Internet folgende Systematik von Analysekriterien vor (Rossmann 2010: 343): Von besonderer Relevanz sind die hinter einem Gesundheitsportal stehenden *Anbieter*, deren Interessen nicht immer transparent sind, und die anvisierten *Adressaten*. Die eher formalen Merkmale *Funktionalität* und *Interaktivitätsgrad* spielen für Behörden dann eine Rolle, wenn Interaktionsmöglichkeiten angeboten werden: Diese bedingen mehr oder weniger aufwendige Ressourcen für Feedback. Zu beachten ist auch die Funktionalität „Communities", welche speziell bei Web 2.0 Fragen bezüglich Kontrolle aufwerfen.

Tabelle 1: Klassifikation von Gesundheitsangeboten im Internet

Funktionalität	**Interaktivität**	**Interessen**	**Anbieter**	**Adressaten**
– Inhalt – Communities – Provision	– Information: einseitig – Interaktion: wechselseitig – Transaktion: wechselseitig	– Kommerziell – Nicht-kommerziell	– Gesundheitswesen – Politik – Wissenschaft – Medien – Laien	– Gesundheitswesen – Politik – Wissenschaft – Laien: Öffentlichkeit, Zielgruppen, Betroffene

Quelle: Rossmann (2010: 343) mit Modifikationen von Bonfadelli & Kristiansen (2011).

1.2 Vor- und Nachteile von E-Health

Grundsätzlich wird in der Medienöffentlichkeit, aber auch in der Fach-Community der Public Health sowie der Kommunikationswissenschaft das Internet als neuer *interaktiver Kanal* mit vielfältiger Gesundheitsinformation und *einfachem sowie kostengünstigem Zugang*, der *besser informierte Patienten* ermögliche, begrüßt, außer von manchen Ärzten, die ihr Informationsmonopol bedroht sehen. Zudem wird betont, dass das Internet eine optimale Plattform für das Erreichen spezifischer Zielgruppen (z. B. Migranten) darstelle. Trotzdem genießt das Internet eine ambivalente Reputation (vgl. Tabelle 2).

Neben weiteren positiven Argumenten wie *Anonymität* und rasche, aber auch *kostengünstige Aktualisierung* wird bezüglich seines Informationsangebots immer wieder kritisch angemerkt, dass ein Bedarf an *transparenten, vertrauenswürdigen und qualitätskontrollierten* Gesundheitsinformationsangeboten im Internet bestehe (Schmid & Wang 2003: 2134): Besondere Beachtung kommt zudem der *Kompetenz bzw. der Health Literacy im Umgang mit dem Internet* zu (Nutbeam 2009). Es ist wichtig, dass die Nutzer Gesundheitsinformationen richtig einzuschätzen und einzuordnen vermögen (Rossmann 2010: 353). Schulz, Zuffrey und Hartung (2011: 4) weisen darauf hin, dass durch das Internet falsch informierte Patienten zum Problem werden können, einerseits, weil der Arzt Zeit damit aufwenden muss, korrekte Informationen zu geben und auf falsche hinzuweisen, und anderseits, weil der Patient den Arzt als weniger glaubwürdig betrachtet. Allerdings können Ärzte im Falle von besser informierten Patienten auch auf das vorhandene Wissen aufbauen.

Tabelle 2: Vor- und Nachteile von Gesundheitsangeboten in Internet

Vorteile – Optionen – Stärken	**Nachteile – Grenzen – Risiken**
– Anbieter: kostengünstig, kontinuierlich rasche Aktualisierung – Hypertextualität: Bild-Text-Ton – Angebot: aktuell, unlimitiert, vielfältig – Zielgruppen: Tailoring & Kontextualisierung – Interaktivität: Informationsabruf und Transaktion – Nutzungsmodalität: räumliche und zeitliche Entgrenzung – Nutzer: User-Control, Feedback, Anonymität – Patient: Empowerment; Nutzer → Produser	– Angebote: Qualität, Glaubwürdigkeit, Vertrauen sind unklar – Informationsüberfluss überfordert Nutzer – Digital Divide: Ungleicher Zugang – Internet Literacy und Skills: User Navigation – Inanspruchnahme- und Wissenskluft – Medikalisierung und Healthism – Datenschutz, Sicherheit, Liability

Anmerkung: Produser: User werden im Internet zu Produzenten von Information; Medikalisierung: Tendenz, Gesundheitsprobleme (nur) mit Medikamenten zu lösen; Healthism: Verabsolutierung von Gesundheit als zentrales Lebensthema; Liability: Haftung für Folgen.

2 E-Health: Zugang, Nutzung und Motive

Bis jetzt sind verschiedenste Surveys im deutschsprachigen Raum (z. B. Horch & Wirtz 2005, Horch et al. 2011, Schulz et al. 2011) und auf EU-Ebene (Andreassen 2007), aber auch in den USA (PEW 2011) zur Nutzung von Gesundheitsinformationen im Internet und den dahinter stehenden Motiven durchgeführt worden. Allerdings hat die laufend weitere Verbreitung des Internets dazu geführt, dass die vorhandenen Daten rasch veralten.

2.1 Zugang und Nutzung

Zurzeit haben rund 75 Prozent der Menschen im EU-Raum bzw. in den USA Zugang zum Internet, in der Schweiz oder in den skandinavischen Ländern sind es bereits über 80 Prozent. Ein signifikanter Anteil von ihnen nutzt regelmäßig Gesundheitsinformationen im Internet oder hat diese schon gesucht. Am höchsten liegen die Werte mit 80 Prozent in den USA (vgl. PEW 2011). Für die Schweiz gehen Schulz et al. (2011) von gut 50 Prozent der Internetnutzer aus, welche E-Health nutzen. In einer aktuellen Studie von 2011 (Latzer et al. 2012) gaben sogar 70 Prozent der Internetnutzer (= 77 Prozent der Befragten ab 14 Jahren) an, Gesundheitsinformationen im Internet zu suchen. Und nach dem Eurobarometer Survey (Andreassen 2007) schwankten die entsprechenden Werte der sieben untersuchten Länder zwischen 23 Prozent und 62 Prozent.

Parallel zur sozial *differenziellen Verbreitung* des Internets ist auch dessen gesundheitsorientierte *Nutzung heterogen* und schwankt in den einzelnen sozialen Segmenten stark. Die typischen Nutzer von E-Health sind im Altersvergleich eher junge (18-39 Jahre) und gleichzeitig besser gebildete Menschen bzw. verfügen über einen höheren sozialen Status. Nach Rossmann (2010: 344 f.) sind die bestehenden Befunde bezüglich Geschlecht ambivalent: Zwar sind Frauen generell mehr an Gesundheitsfragen interessiert als Männer, gleichzeitig ist ihr Internetzugang im Vergleich zu Männern aber tiefer, mit Ausnahme der USA.

Neben solchen *Nutzercharakteristika* befassen sich die vorliegenden Studien mit weiteren Fragen etwa zu den hinter der Informationssuche stehenden Motiven. Es interessiert, ob Personen vor allem wegen eines akuten Gesundheitsproblems das Internet aufsuchen, bevor sie zum Arzt gehen. Die Befunde sprechen dafür, dass es in Zukunft nicht mehr die Ausnahme sein wird, dass Patienten schon vorinformiert zum Arzt kommen, wenn die internet-orientierte jüngere Generation die ältere Generationen von heute ablösen wird (Schulz et al. 2011: 28). Neben gezielter Suche, aber auch Vermeidung von Gesundheitsinformationen im Internet, scheinen viele Internetnutzer auch per Zufall auf Gesundheitsinformation im Netz zu stoßen.

Rossmann (2010: 346) zitiert zudem eine ältere Studie von Cain et al. (2000), welche folgende drei Typen unterscheidet: (1) *„The Well"* – die Gesunden (60 Prozent): Sie suchen im Internet nach Infos zur Prävention und Wellness. (2) *„The Newly Diagnosed"* – die Frischdiagnostizierten (5 Prozent): Sie suchen in den ersten Wochen nach ihrer Diagnose intensiv nach spezifischen Infos; und (3) *„The Chronically Ill and their Caregivers"* – die chronisch Kranken und ihre BetreuerInnen und Angehörige (35 Prozent): Sie suchen häufiger nach Gesundheitsinformationen als die Gesunden und haben eine stärkere Bindung ans Internet.

Im internationalen Vergleich sind die amerikanischen Studien von Pew Internet zum Gesundheitsverhalten im Internet am aktuellsten und umfassendsten. Die neueste Studie (Pew Research Center 2011), basierend auf einer Telefonbefragung im Jahr 2010, zeigt, dass 59 Prozent der erwachsenen Amerikaner sich über gesundheitliche Themen im Internet informieren. Die Wahrscheinlichkeit hierfür ist unter Personen am größten, die in den letzten zwölf Monaten ein Familienmitglied oder einen Bekannten gepflegt oder gesundheitlich betreut haben; weiblich und weiß sind; zwischen 18 und 49 Jahre alt sind; höher gebildet sind und über ein höheres Einkommen verfügen. Dabei nutzen 74 Prozent der erwachsenen amerikanischen Bevölkerung das Internet (Pew Internet 2011: 2-4).

2.2 Motive der Nutzung von E-Health

Allgemein lässt sich ein *gesteigertes Interesse und Bewusstsein für die eigene Gesundheit* in der Bevölkerung feststellen. Fromm, Baumann und Lampert (2011: 73) zitieren Studien, die dies belegen; ebenso äußert sich ein Trend zu mehr Selbstmedikation. Es finden vermehrt Prozesse der Informationssuche zu Gesundheits- und Krankheitsthemen statt. Viele Personen wünschen auch mehr Informationen zur Gesundheit. Der Kommentar von einem Befragten: „If you land on the homepage of the Swiss Federal Office of Public Health, you know it's good, but there are 1000 sites" (Wang et al. 2003: 171) deutet gewisse Frustrationen an, die Informationssuchende im Internet erleben. Dies lässt auf einen ausgewiesenen Bedarf nach einem Gesundheitsportal mit umfassenden und korrekten Informationen zur Gesundheit und Krankheiten schließen. Dies würde die Informationssuche ohne Zweifel erleichtern. Alle, die im Internet nach spezifischen Informationen gesucht haben, wissen, dass dies eine zeitaufwendige Aufgabe sein kann. Eine „sichere" beziehungsweise „vertrauenswürdige" Quelle, auf die direkt zugegriffen werden könnte, würde dem abhelfen.

In der amerikanischen Pew-Studie wurde am häufigsten als Motiv für Online-Informationssuchen genannt, dass man derzeit jemanden Nahestehenden betreue und pflege. Häufig hatte man auch persönlich oder eine nahestehende Person eine gesundheitliche Krise erlebt. Die Autoren schließen daraus, dass *gesundheitsbezogene Internetrecherchen häufig für andere Personen* durchgeführt werden (Pew Internet 2011: 8). Personen mit einer chronischen Krankheit wie hohem Blutdruck oder Diabetes unterschieden sich nicht in der internetbasierten Gesundheitsinformationssuche von denen ohne eine chronische Krankheit (vgl. Pew Internet 2011: 11). Die Nutzer wenden sich dabei am häufigsten mit *Fragen zu spezifischen Krankheiten oder zu medizinischen Problemen* dem Internet zu. Die zweithäufigste Frage ist die nach *bestimmten medizinischen Behandlungen*, und das dritthäufigste Motiv ist die *Suche nach einem Arzt* (Pew Internet 2011: 23).

Schließlich konnte die Studie von HON (2005) aufzeigen, dass viele Patienten ins Internet gehen, um *zusätzliche Informationen* zu denen, die sie schon vom Arzt bekommen haben, zu suchen oder auch um eine *Zweitmeinung einzuholen*. Auch Andreassen et al. (2007) weisen darauf hin, dass das *Internet als Vor- und oder Nachbearbeitung eines Arztbesuches* verwendet wird. Am häufigsten allerdings werden Informationen über Gesundheit oder Krankheit gelesen (52 Prozent) und am zweithäufigsten dient die Informationssuche dazu, sich für oder gegen einen Arztbesuch zu entscheiden (46 Prozent). Zudem wird das Internet häufig für zusätzliche Informationen nach einem Arztbesuch benutzt (44 Prozent).

Die vorliegenden Studien belegen bilanzierend eine Vielzahl an Motiven, die der Suche von Informationen im Internet zugrunde liegen. Was noch weitgehend fehlt, sind vertiefende nicht nur quantifizierende, sondern auch qualitative Studien (z. B. Neverla et al. 2007) zum Verstehen, zur Interpretation, zur Bewertung und zur Umsetzung der im Internet gefundenen Gesundheitsinformation. Weitgehend offen bleibt somit zum momentanen Zeitpunkt die Frage, ob und unter welchen Bedingungen E-Health-Informationen den Internetnutzern einen konstruktiven Beitrag zur Lösung ihrer Gesundheitsprobleme zu liefern vermögen.

3 Gesundheitsportale im Internet: Angebot und Qualität

Die Vielzahl und Vielfalt an Gesundheitsportalen und gesundheitsrelevanten Informationen im Internet ist groß. Mit der steigenden Nutzung dieser Angebote werden die Fragen nach der Qualität der Information und der Medienkompetenz der Nutzer immer wichtiger. Qualitativ hochstehende Angebote können das Problem der eventuell defizitären Medienkompetenz ausgleichen. Darum ist es relevant, quasi als Benchmark, einige vorbildliche Gesundheitsportale und deren Charakteristika näher zu beleuchten.

3.1 Qualität

Das Problem der schwankenden Qualität von Gesundheitsinformationen im Internet ist schon lange bekannt. Im Internet können alle mit der nötigen technischen Kompetenz Inhalte publizieren, aber nicht immer korreliert die technische mit der medizinischen Kompetenz. In gut besuchten *Laienforen* verspricht sich der Nutzer vielfach, eine schnelle und günstige Antwort zu seinem gesundheitlichen Anliegen zu erhalten. Die Korrektheit der Antwort ist aber nicht notwendigerweise gegeben, was im Bereich Gesundheit ein ernst zu nehmendes Problem ist. Die Qualität der vielen Informationen einzuschätzen, ist nicht immer einfach und benötigt eine gewisse Medienkompetenz. Um diesem Problem Abhilfe zu verschaffen, wurde im Jahre 1995 die Stiftung *The Health On the Net – HON* – in Genf gegründet. Seit 1996 arbeitet sie aktiv daran, den Zugang zu hochqualitativen Informationen über Gesundheit im Internet zu verbessern und setzt sich für ethisches Verhalten von Gesundheitswebseiten ein. Sie hat den so genannten HONcode aufgestellt, ein Verhaltensindex zum ethischen Handeln in Bezug auf Gesundheitsinformationen im Internet. Herausgeber von gesundheits- und medizinrelevanten Informationen können bei der Stiftung eine Akkreditierung ihres Onlineangebots beantragen, und wenn das Angebot die acht aufgestellten Kriterien erfüllt, bekommt es das Qualitätssiegel von HON (HON 2011: o.S.). Wenn eine Internetseite über das Qualitätssiegel von HON verfügt, hat der Nutzer eine gewisse Sicherheit, dass die Qualität der Informationen gut ist. Um das Siegel zu erhalten, müssen folgende Punkte erfüllt sein (vgl. HON 1997):

- Sachverständigkeit: Sachkompetenz, die Qualifikationen der Verfasser bzw. Anbieter sollten angegeben werden.
- Komplementarität: Die Informationen dienen nicht als Ersatz für einen Arztbesuch, sondern bieten Ergänzungen dazu.
- Der Datenschutz soll gewährleistet sein.
- Zuordnung: Die Quellen sollten offengelegt werden und mit Datum versehen sein.
- Belegbarkeit: Behaupteter Nutzen und Effizienz sollten belegt werden.
- Transparenz: Die Darstellung soll zugänglich sein und ein E-Mail-Kontakt soll angegeben werden.
- Die Finanzierung soll offengelegt werden.
- Werbepolitik: Werbeinhalte sind vom redaktionellen Inhalt klar zu trennen.

An dieser Stelle soll auf eine ähnliche Initiative hingewiesen werden, die die EU-Kommission in Zusammenarbeit mit Medizin-, Patienten- und Wirtschaftsverbänden, Regierungsdelegierten sowie weiteren Expertinnen und Experten im Jahre 2002 gestartet hat. Damit wurden Qualitätskriterien aufgestellt, die ähnlich wie der HONcode für Transparenz sorgen sollen. Die Webseiten sollten demnach Transparenz in Bezug auf den Anbieter, den Zweck der Seite, bezüglich der angesprochenen Zielgruppe sowie auch hinsichtlich der Finanzierung herstellen. Durch genaue Quellenangaben soll die Urheberschaft offen gelegt werden. Der Datenschutz soll gewährleistet sein und die angebotenen Informationen sollten aktuell sein. Es soll ersichtlich sein, wer für die Seite verantwortlich ist, und wie die Informationen ausgewählt wurden. Schließlich sollte die Zugreifbarkeit gewährleistet sein in Bezug auf Suchmöglichkeiten und Verständlichkeit (vgl. Kommission der Europäischen Gemeinschaften 2002: 6).

3.2 Beispiele für Gesundheitsportale

Vor dem Hintergrund der oben vorgestellten Qualitätskriterien sollen nachfolgend drei Gesundheitsportale (aus der Schweiz, aus Schweden und aus Dänemark) vorgestellt werden, wobei die drei Sites explizit weder auf das Qualitätssiegel von HON noch auf die Qualitätsstandards der EU-Kommission hinweisen. Trotzdem werden sie hier vorgestellt, da sie Beispiele für hochqualitative Gesundheitsportale darstellen. Im Falle Schweden und Dänemark kann sich der Nutzer auf diesen Portalen ausführlich informieren und tut dies auch in großem Masse. Das Schweizer Beispiel wiederum zeigt, wie durch das Internet ein direkter Kontakt zum ärztlichen Fachpersonal hergestellt werden kann und Fragen beantwortet werden können, ohne dass der Patient in einem ersten Schritt zum Arzt gehen muss.

3.2.1 Schweiz

In der *Schweiz* wird am Universitätsspital Zürich seit 1999 ein Gesundheitsportal vom Telemedizinteam unter Leitung von PD Dr. med. Maria Christiane Brockes betrieben (vgl. Brockes et al. 2010: 231). Das Beratungsteam besteht aus sechs Personen, die zudem auf dem Wissen von etwa achtzig Spezialisten am Universitätsspital zurückgreifen können.

Auf dem Portal *www.onlineberatung.usz.ch* können mittels Onlineformular Fragen und Informationen zum allgemeinen gesundheitlichen Status der Person eingereicht werden. Die Daten werden vertraulich behandelt und unterliegen dem Arztgeheimnis. Innerhalb von 24 Stunden erhält man eine Antwort. Falls ein Spezialist herangezogen werden muss, muss allerdings mit einer fünftägigen Wartefrist gerechnet werden. Seit 2008 ist die Online-Konsultation kostenpflichtig, und man bezahlt 75 Franken pro Antwort. Seither gingen die Anfragen um zwei Drittel zurück. Brockes meint, vor allem die älteren Patienten wären dem Angebot treu geblieben. Auf der Internetseite finden sich auch thematisch gebündelte Antworten zu häufig gestellten Fragen, die gratis eingesehen werden können (vgl. Fuchs 2011: 15, E-Health UniversitätsSpital Zürich). *Die SonntagsZeitung* berichtete 2009, dass zirka 2500 Fragen pro Jahr beantwortet würden (vgl. Sonntags-Zeitung 28.06.09: 55).

Die Zeitschrift *Gesundheits-Tipp* hat 2011 acht Gesundheitsforen durch eine Ärztin und drei Ärzte auf ihre Qualität prüfen lassen. Dazu publizierte die Zeitschrift einen kurzen Bericht und das Ergebnis zeigte, dass nur von Experten brauchbare Antworten kommen; Laienforen schnitten durchgängig schlecht ab. Die beste Note in diesem Test bekam die oben vorgestellte Beratung des Universitätsspitals Zürich. Hier waren die Antworten ausführlich, beinhalteten Hinweise auf mögliche Krankheiten und deren Symptome sowie welche Abklärungsmöglichkeiten es dazu gibt. Es wurden klare Ratschläge gegeben und es wurde empfohlen, den Arzt aufzusuchen (vgl. Meier 2011).

3.2.2 Schweden

Das Beispiel aus der Schweiz soll durch einen Blick nach Skandinavien ergänzt werden, wo sich öffentlich finanzierte Gesundheitsforen mit vielfältigen Angeboten gut eingebürgert haben. Stellvertretend für analoge Informationsangebote in *Schweden* wird das Gesundheitsportal *1177.se* vorgestellt, welches im Jahr 1999 unter der Adresse *www.infomedica.se* ins Leben gerufen wurde (vgl. Fallberg & Rosén 2003: 146-147). Es handelt sich um eine hauptsächlich in Schwedisch[1] verfasste Internetseite, auf welcher geprüfte Texte zu vielen Krankheiten und gesundheitlichen Leiden öffentlich

1 Einige Texte sind in 16 weitere Sprachen übersetzt. Beispielsweise auf Albanisch, Englisch, Spanisch, Finnisch, Türkisch, Bosnisch, Russisch, Südkurdisch und Persisch (vgl. 1177.se).

zugänglich gemacht werden, verfasst von Ärzten, Krankenschwestern, Zahnärzten und Apothekern. Sie stellt eine Ergänzung zur nationalen gesundheitlichen Telefonberatung *sjukvårdsrådgivningen* (medizinische Telefonberatung) dar. Dieser Telefondienst ist im ganzen Land flächendeckend, rund um die Uhr und an sieben Tagen in der Woche, von medizinischem Personal besetzt. Sie fungiert als erste Anlaufstelle für nicht sehr akute Anliegen. Sie wird auch als Texttelefon für Menschen angeboten, die nicht gut hören oder taub sind. Ein Telefonat ist nicht teurer als ein normales Telefonat, und die Nummer ist auch aus dem Ausland erreichbar. *1177* nimmt im Jahr 4,5 bis 5 Millionen Telefonate entgegen (vgl. Bång 2011, 2012).

Auf dem Online-Gesundheitsportal findet sich ein großes Informationsangebot. Es gibt allgemeine Beschreibungen von Krankheiten und Erklärungen dazu, was im Körper passiert. Zudem werden Symptome, Diagnosen und Behandlungsmöglichkeiten beschrieben. Die Texte sind leicht verständlich, bieten einen guten Überblick über das gesundheitliche Anliegen und werden mit Bildern ergänzt. Weiter findet man Fragen und Antworten auf dem Portal, und man kann selbst anonym Fragen stellen sowie Adressen und Kontaktdaten zu Gesundheitseinrichtungen im ganzen Land erhalten. Zu weit verbreiteten Anliegen wie Schwangerschaft und Krebs gibt es Themenseiten mit gesammelten Informationen, und hier können auch Betroffene von ihren Erlebnissen berichten. Es gibt auch Hinweise zu rechtlichen Fragen in Bezug auf Patientenrechte und in Bezug auf Pflege und Gesundheit. Es finden sich zudem Informationen zu Medikamenten. Die Nutzer können auch ein persönliches Konto anlegen, auf welchem sie ihre Pflegekontakte hinzufügen, Termine vereinbaren, Rezepte erneuern, Testergebnisse einsehen und Hilfsmittel bestellen können. Das Gesundheitsportal wird von der staatlichen schwedischen Krankenpflege betrieben. Im ganzen Land sind 350 Personen beteiligt an der Verfassung und Qualitätskontrolle tausender von Faktentexten, die sich auf diesem Portal finden. Information suchen zirka drei Millionen Personen pro Monat (vgl. 1177.se, Bång 2012). Das Portal wurde von der schwedischen Zeitschrift *Internetworld* im Jahr 2011 zum besten öffentlichen Internetportal Schwedens gewählt (vgl. Internetworld 2011). 2012 wurde *1177.se* im Wettbewerb der Firma *EPiServer*, die international tätig Lösungen für Onlineangebote anbietet, mit dem ersten Preis in der Kategorie *beste Website im öffentlichen Sektor* geehrt (vgl. EPiServer 2012). Das schwedische Gesundheitsportal wird rege genutzt und bekommt gute Noten. Mit seinen geprüften Informationen ist das Portal eine sichere Adresse, und mit dem komplementären Telefondienst und der Möglichkeit, auch online Fragen zu stellen, ist es eine gute erste Anlaufstelle bei Gesundheitsproblemen. Verglichen mit dem Angebot des Unispitals Zürich hat es den weiteren Vorteil, dass es gratis benutzbar ist und dass die Informationen sofort zugänglich sind. Bei einem Vergleich von Gesundheitsportalen aus unterschiedlichen Ländern müssen allerdings die Spezifika der jeweiligen Gesundheitssysteme berücksichtigt werden.

3.2.3 Dänemark

Aus *Dänemark* stammt das nächste Gesundheitsportal, das vorgestellt werden soll. Das schwedische wie auch das dänische Gesundheitssystem ist öffentlich organisiert, wird regional verantwortet und ist über Steuergelder finanziert. Im Unterschied dazu werden in der Schweiz die gesundheitlichen Leistungen von privatwirtschaftlichen Anbietern erbracht und finanziert wird das System durch Versicherungen mit Kopfpauschalen (vgl. Schölkopf 2010: 3-4). Dies ist sicher mit ein Grund, wieso sich in der Schweiz bis jetzt kein öffentliches Gesundheitsportal wie in Schweden oder Dänemark finden lässt. Allerdings werden im Bundesamt für Gesundheit BAG schon seit 2007 Überlegungen zur „Strategie eHealth Schweiz" angestellt (BAG 2007).

In Dänemark gibt es seit 2003 ein nationales Gesundheitsportal im Internet, dessen Zielgruppen die Bürger einerseits und das Fachpersonal anderseits sind. Das Portal *sundhed.dk* bietet Informationen und dient dem kommunikativen Austausch zwischen allen Partnern im Gesundheitswesen. Es hat einen offenen und allen zugänglichen sowie einen geschützten Teil. Im offenen Teil können auf ihre Qualität geprüfte allgemeine Gesundheitsinformationen und Arztpraxen gesucht werden. Im geschlossenen Teil können Patienten, und mit deren Einverständnis auch ihre Ärzte, auf Diagnosematerial zugreifen. Zudem steht eine direkte Kontaktaufnahmemöglichkeit zum Arzt per E-Mail zur Verfügung. Das Portal ist beliebt bei Patienten und Ärzten. Letztere ersparen sich durch die Funktionen des Portals viel administrative Arbeitszeit (vgl. Nufer 2007: 22-23, sundhed.dk 2012a, 2012b). Im Jahre 2010 hat *sundhed.dk* eine repräsentative Befragung von *Analyse Danmark* durchführen lassen. Dabei zeigte sich u. a., dass 90 Prozent der dänischen Bevölkerung Gesundheitsinformationen im Internet suchen. Somit ist das Internet das Medium, das am häufigsten dafür genutzt wird. Ein Drittel der Suchenden wird durch die gefundenen Informationen beruhigt und ein Arztbesuch erledigt sich. Die Studie weist darauf hin, dass die Informationen von *sundhed.dk* und auch von anderen Gesundheitsinformationsanbietern im Internet zirka eine Million[2] Arztbesuche im Jahr einsparen. Weiter gaben 45 Prozent der Befragten an, dass sie mit ihrem Arzt E-Mailkontakt gehabt haben. 55 Prozent der Patienten, die mit verschiedenen Instanzen des Gesundheitswesens in Kontakt waren, sagen, dass das elektronische Angebot ihnen Vorteile gebracht hat (vgl. sundhed.dk 2012c).

Diese Ergebnisse verdeutlichen, wie wichtig das Internet für die Informationssuche zu gesundheitlichen Belangen in Dänemark geworden ist. Wenn ein solch hochqualitatives Angebot vorhanden ist, kann gezielt auf einen korrekt und gut informierten Patienten hingearbeitet werden. Dänemark ist vielleicht weniger relevant, weil das Land kleiner und die geographischen Distanzen geringer sind. In Schweden aber kommt einem vertrauenswürdigen Informationsangebot ein hoher Stellenwert zu, da es weit sein kann bis zur nächsten Gesundheitseinrichtung. Zusätzlich sind erwartungsgemäß die Wartezeiten lang, und wenn durch das Internet viele „unnötige" Arztbesuche vermieden werden können, wie die Zahlen aus Dänemark andeuten, erspart sich eine einzelne Person viel Arbeit und der Arzt selbstverständlich auch. Ein öffentlich angebotenes Informationsportal, das eine hohe Bekanntheit gewinnen kann, ist somit von großem Vorteil und fördert emanzipiertere Patienten. Die erhaltenen Informationen sind korrekt und so geschrieben, dass auch der Laie sie verstehen können sollte. Damit gerüstet, ist der Patient seinem Arzt nicht mehr so ausgeliefert. Wenn zudem ein gewisses Vorwissen und Verständnis beim Patienten vorhanden ist, kann das Arztgespräch auf einem höheren Niveau angesetzt und geführt werden.

3.3 Gesundheitsangebote über Facebook, Twitter und Apps

Als Letztes soll ein kurzer Ausblick auf Gesundheitsangebote gegeben werden, die über Facebook, Twitter oder Apps für Mobiltelefone angeboten werden. Zuerst die Facebookseite der deutschen Zeitschrift *Eltern*: Sie bietet allerlei Informationen zu und Gesprächsstoff zum alltäglichen Leben von Eltern mit Kleinkindern an, wobei ein Teil davon auf die Gesundheit fokussiert ist. Die Einträge werden fleißig kommentiert und die Facebook-

2 Dänemark hat zirka 5.5 Millionen Einwohner.

seite ist nur ein Zeuge davon, wie Gleichgesinnte zusammenfinden und sich über ihre aktuellen Anliegen austauschen können (vgl. auch eltern.de). Die Seite hat gewisse Ähnlichkeiten mit einem Laienforum, aber mit dem Unterschied, dass die Themen hauptsächlich von der Eltern-Redaktion angesetzt werden, welche somit das Agenda-Setting steuert.

Das Gesundheitsportal *netdoktor.de* wurde auf die Initiative eines dänischen Arztes gegründet und existiert heute in mehreren europäischen Ländern. Die Seite befolgt den HONcode und zählt zirka 2.12 Millionen einzelne Besucher pro Monat, was sie zum bestbesuchten Gesundheitsportal in Deutschland macht (vgl. netdoktor.de 2012). Im Unterschied zu den beschriebenen skandinavischen Angeboten ist *netdoktor.de* nicht frei von Werbung. Das Angebot ist ebenfalls in den sozialen Medien aktiv, unter anderem auch auf Twitter. Dort werden teilweise mehrere Tweets pro Tag gepostet, mit Links zum eigenen Onlineauftritt sowie mit Links zu anderen Seiten. Das Gesundheitsportal von *netdoktor.de* dient wohl ähnlichen Zwecken wie die zwei skandinavischen Portale, aber es stellt sich die Frage, in welchem Ausmaß Tweets über eine Vielfalt von gesundheitsrelevanten Themen für die auf Twitter sogenannnten Follower nützlich sind. Wenn es um Gesundheit geht, sind die Interessensgebiete meist auf einige wenige beschränkt, je nach gesundheitlichem Leiden oder Interesse der Person. Allerdings können die irrelevanten Tweets ignoriert werden, aber schnell kann es für die Follower zu einem Informationsüberfluss und zu Unübersichtlichkeit führen. Das Internet ist wohl eher ein Medium der aktiven Informationssuche. Das unterstreichen auch die Ergebnisse einer Studie von Swisscom[3], die im Jahre 2011 durchgeführt wurde. Sie zeigt, dass nur 7.6 Prozent der Befragten soziale Netzwerke wie Facebook und Google^{+} für die gesundheitsbezogene Informationssuche im Internet genutzt haben. Gesundheitsportale wurden von 58.3 Prozent der 1.004 Befragten als Informationsquelle angegeben (vgl. Swisscom 2011: 8).

Ein Ausblick auf den *Bereich von m-health* (mobile-health) dokumentiert eine Vielzahl an sog. Gesundheitsapps. Diese sind mit dem gleichen Risiko verbunden, dass zwar jedem mit dem nötigen technischen Wissen eine App zur Verfügung gestellt werden kann, dabei aber keine Kontrolle[4] über die nötigen gesundheitsfachlichen Kompetenzen gegeben ist (vgl. Abroms et

3 Die Studie wurde mittels Online-Fragebogen im Oktober 2011 durchgeführt. Befragt wurde die Wohnbevölkerung ab 16 Jahren in der Deutsch- und Westschweiz (vgl. Swisscom 2011: 5).

4 HealthOn bietet die Anmeldung bei einem Gesundheitsapp-Ehrenkodex an (vgl. healthon.de)

al. 2012). Die Apps können beispielsweise Pollenallergikern behilflich sein, Frauen den einfachen Überblick über ihren Menstruationszyklus geben und Raucher beim Aufhören unterstützen (vgl. auch springermedizin.de).

4 Fazit

Parallel zu der seit Mitte der 1990er-Jahre kontinuierlichen Diffusion des Internets hat sich eine Vielzahl von kommerziellen, aber zunehmend auch öffentlichen Anbietern aus dem Gesundheitsbereich im Internet etabliert, deren heute kaum noch überblickbaren Angebote von den Internetnutzern immer stärker nachgefragt werden. Und mittlerweile orientiert sich die Mehrheit der Internetnutzer bei Gesundheitsproblemen vor und nach einem allfälligen Arztbesuch auch im Internet.

Diese Entwicklung hat ihre Spuren auch in der Kommunikationswissenschaft hinterlassen, insofern sich die Mediennutzungs- und Wirkungsforschung auf der Mikroebene und aus der Perspektive der Rezipienten mit Fragen der Nutzung und Funktion von Gesundheitsangeboten im Internet und den dahinter stehenden Motiven zu beschäftigen begonnen hat. Parallel dazu ist auch begonnen worden, die Anbieter und deren Angebote auf Meso- und Makroebene zu analysieren. Beiden Forschungsbereichen gemeinsam ist, dass ausgehend von eher deskriptiv-empirischen Studien in jüngster Zeit verstärkt auch Fragen nach der Qualität der Gesundheitsangebote einerseits, aber auch nach der Qualität der Nutzung und der Kompetenz der Nutzer – Stichwort „Health Literacy“ (vgl. Nutbeam 2009) – andererseits gestellt und auf empirischer Basis untersucht werden.

Im vorliegenden Beitrag wurde auf der Basis einer Literatursynopse nicht zuletzt auch versucht, praxisbezogene Hinweise auf die Frage zu geben: Was muss ein qualitativ hochstehendes E-Health-Portal erfüllen? Konsens besteht darin, dass die Anbieter über Sachkompetenz verfügen müssen, was sich auch darin zeigen sollte, dass inhaltlich ein behaupteter Nutzen bzw. die Effizienz von empfohlenen Angeboten belegt sein sollten. Hinzu kommt, dass der Datenschutz gewährleistet ist, dass die verwendeten Quellen, aber auch die Finanzierung offengelegt werden sollten, und im Sinne der Transparenz auch Kontaktmöglichkeiten für die Nutzer angeboten werden sollten. Zudem sind Werbeinhalte vom redaktionellen Inhalt klar zu trennen. Schließlich ist klar zu kommunizieren, dass die angebotenen Informationen nicht als Ersatz für einen Arztbesuch dienen, sondern eine Ergänzung sein wollen. Solche minimalen Qualitätsstandards sind beispielsweise im sog. HONcode in Form eines Qualitätssiegels festgehalten. Anhand der aufgeführten Beispiele aus der Schweiz, Schweden und Dänemark wird deutlich, dass ein hochqualitatives Angebot durchaus auch ohne Verweis auf bestehende Qualitätsstandards angeboten werden kann. Problematisch werden Gesundheitsportale jedoch dann, wenn der Laie die Qualität der angebotenen Informationen nicht abzuschätzen vermag. Solange Qualitätssiegel wie der HONcode nicht bei den Laien bekannt sind, werden diese leider auch wenig genutzt. Wenn Nutzer nicht wissen, dass es Qualitätssiegel gibt, suchen sie nicht spezifisch danach und beurteilen gefundene Informationen auf dem jeweiligen Portal auch nicht entsprechend. Deswegen ist es wichtig, dass jemand im öffentlichen Interesse, wie beispielsweise eine staatliche Stelle, ein hochqualitatives Angebot bereitstellt und in der Bevölkerung bekannt macht, Vertrauen gewinnt und so zur ersten Anlaufstelle der Bürger wird.

Öffentliche Gesundheitsportale sollten somit Kriterien wie Qualität und Aktualität ihrer Inhalte sowie benutzerfreundliche Gestaltung und Transparenz bezüglich ihrer Anbieter erfüllen, damit sie als glaubwürdig wahrgenommen werden. Die Frage, ob ein solches Portal gleichzeitig auf sozialen Medien präsent sein sollte, und inwieweit die interaktive Beteiligung von Laien etwa in Form von Foren oder Blogs integriert sein sollte, wird hingegen kontrovers diskutiert.

Literatur

1177.se. Online: www.1177.se (22.09.2013).

Abroms, L. C., Padmanabhan, N. & Evans, W. D. (2012). Mobile phones for health communication to promote behavior change. In S. M. Noar. & N. G. Harrington (Hrsg.), eHealth applications. Promising strategies for behavior change (S. 147-166). New York, London: Routledge.

Andreassen, H. K. et al. (2007). European citizens' use of E-health services: A study of seven countries.BMC Public Health, 7: o. S.-.

BAG Bundesamt für Gesundheit (Hrsg.) (2007). Strategie „eHealth" Schweiz. Bern: Bundesamt für Gesundheit.

Bång, M. (2011). 1177 Sjukvårdsrådgivningen. Online: http://1177.se/Om-1177/1177-Sjukvardsradgivningen/ (22.09.2013).

Bång, M. (2012). Om 1177. Online: http://1177.se/Om-1177/Om-1177/ (22.09.2013).

Bonfadelli, H. (2008). Health communication and the Internet. In W. Donsbach (Hrsg.), International encyclopedia of communication (S. 2092-2096). Madden, Oxford, Carlton: Blackwell.

Bonfadelli, H. (2011). Zwischen Euphorie und Skeptizismus. Empirische Evidenzen zur Gesundheitskommunikation via Internet. In Bundeszentrale für gesundheitliche Aufklärung (Hrsg.), Web 2.0 und Social Media in der gesundheitlichen Aufklärung (S. 69-93). Köln: BZgA.

Bonfadelli, H. & Kristiansen, S. (2011). Bericht zu Angeboten über Gesundheit im Internet. Verhalten und Bedürfnisse der Bevölkerung heute und in naher Zukunft. Liebefeld: eHealth Suisse.

Brockes, M. C, Neuhaus Bühler, R. P., Schulz, E., Neumann, C. L. & Schmidt-Weitmann, S. (2010). Medizinische Online-Beratung im Universitätsspital Zürich vor und nach Einführung einer Bearbeitungsgebühr. Deutsche Medizinische Wochenschrift, 135: 231-235.

E-Health UniversitätsSpital Zürich: Onlineberatung des UniversitätsSpitals Zürich. Online: http://www.onlineberatung.usz.ch (22.09.2013).

Eltern.de (2012). Online: www.eltern.de (22.09.2013).

Eng, T. R. (2001). The eHealth Landscape. A Terrain Map of Emerging Information and Communication Technologies in Health and Health Care. Online: http://www.hetinitiative.org/media/pdf/eHealth.pdf (22.09.2013).

EPiServer (2012). Vinnarna i EPiServer Awards 2012 är utsedda. Online: http://www.episerver.se/Om-oss/Pressrum/Pressmeddelanden/Vinnarna-i-EPiServer-Awards-2012-ar-utsedda/ (22.09.2013).

Fallberg, L. & Rosén, P. (2003). Sweden. In A. Coulter & H. Magee (Hrsg.), The European patient of the future (S. 135-158). Berkshire: Open University Press.

Fromm, B., Baumann, E. & Lampert, C. (2011). Gesundheitskommunikation und Medien. Ein Lehrbuch. Stuttgart: Kohlhammer.

Fuchs, M. (2011). Antritt ...neulich in der Aula. Journal. Die Zeitung der Universität Zürich, 41: 15.

HealthOn (2012). Healthon Ehrenkodex für Gesundheits-Apps. Online: http://www.healthon.de/ehrenkodex/ (22.09.2013).

Horch, K. & Wirz, J. (2005). Nutzung von Gesundheitsinformationen. Bundesgesundheitsblatt – Gesundheitsforschung – Gesundheitsschutz, 48: 1250-1255.

HON (1997). Der HONcode in Kürze. Online: www.healthonnet.org/HONcode/German (22.09.2013).

HON (2005). Analysis of 9th HON survey of health and medical Internet users. Winter 2004-2005. Online: http://www.hon.ch/Survey/Survey2005/res.html (22.09.2013).

HON (2011). HON Stiftung Health On the Net. Nichtregierungsorganisation. Online: http://www.hon.ch (22.09.2013).

Horch, K.,Ryl, L., Hintzpeter, B. & Dierks, M. L. (2011). Kompetenz und Souveränität im Gesundheitswesen – Die Nutzerperspektive. Berlin: Robert Koch Institut.

Internetworld (2011). Sveriges bästa sajt inom offentlig sektor 2011. Online: http://internetworld.idg.se/2.22675/1.416359/sveriges-basta-sajt-inom-offentlig-sektor-2011 (22.09.2013).

Kommission der Europäischen Gemeinschaften (2002). Mitteilung der Kommission an den Rat, das Europäische Parlament, den Wirtschafts- und Sozialausschuss und den Ausschuss der Regionen. eEurope 2002: Qualitätskriterein für Websites zum Gesundheitswesen. Online: http://eur-ex.europa.eu/lexuriserv/lexuriserv.do?uri=CELEX:52002DC0667 :DE:HTML (22.09.2013).

Latzer, M. et al. (2012). Internetanwendungen und deren Nutzung in der Schweiz. Themenbericht aus dem World Internet Project. Zürich: Universität Zürich.

Meier, I. (2011). Gesundheitsforen: Nur auf Experten-Rat ist Verlass. Gesundheits-Tipp, 10.04.2011: o.S..

Netdoktor.de (2012). NetDoktor – FAQs. Online: http://www.netdoktor.de/ND-intern/ NetDoktor-FAQs-500047.html (22.09.2013).

Neverla, I., Brichta, M., Kamp, H.-Ch. & Lüdecke, D. K. (2007). Wer krank ist geht in Netz. Eine empirische Studie zur Medien- und Internetnutzung im Krankheitsverlauf. München: Reinhard Fischer.

Nufer, M. (2007). Die vernetzte dänische Gesundheitsversorgung. Managed Care, 6: 21-23.

Nutbeam, D. (2009). Defining and measuring health literacy: What can we learn from literacy studies? International Journal of Public Health, 54: 303-305.

PEW Internet (2011). Health Topics. 80% of internet user look for health information online. Online: http://www.pewinternet.org/Reports/2011/HealthTopics.aspx (22.09.2013).

Rice, R. E. (2001). The Internet and health communication: Experiences and expectations. Thousand Oaks, CA: Sage.

Rossmann, C. (2010). Gesundheitskommunikation im Internet. Erscheinungsformen, Potentiale, Grenzen. In W. Schweiger & K. Beck (Hrsg.), Handbuch Online-Kommunikation (S. 338-363). Wiesbaden: VS.

Schmid, M. &Wang, J. (2003). Der Patient der Zukunft: Das Arzt-Patienten-Verhältnis im Umbruch. Neue Rollen von Patienten und Leistungserbringern. Schweizerische Ärztezeitung, 84: 2133-2135.

Schölkopf, M. (2010). Das Gesundheitswesen im internationalen Vergleich. Gesundheitssystemvergleich und die europäische Gesundheitspolitik. Berlin: Medizinisch Wissenschaftliche Verlagsgesellschaft.

Schulz, P. J., Zufferey, M. C. & Hartung, U. (2011). First check the Internet, then see the doctor: How many patients do it, and who are they? Studies in Communication Sciences, 11: 99-131.

SonntagsZeitung (2009). Ankündigung: Neue Kolumne. SonntagsZeitung, 29.06.09: 55.

Springermedizin.de. (2012). Online: http://www.springermedizin.de/alle-apps-im-gesundhe itswesen/2292558.html?page=1 (22.09.2013).

Suggs, L. S. (2006). A 10-year retrospective of research in new technologies for health communication. Journal of Health Communication, 11: 61-74.

Sundhed.dk (2012a). Visioner og mål. Online: https://www.sundhed.dk/service/om-sund heddk/om-organisationen/visioner-og-maal/ (22.09.2013).

Sundhed.dk (2012b). Historien om sundhed.dk. Online: https://www.sundhed.dk/service/ om-sundheddk/om-organisationen/historien-om-sundheddk/ (22.09.2013).

Sundhed.dk (2012c). Tal og fakta om brugen af sundhed.dk og digitalisiering. Online: https://www.sundhed.dk/service/om-sundheddk/om-organisationen/tal-og-fakta/ (22.09.2013).

Swisscom (2011). Gesundheit im Social-Media-Zeitalter. Auszug der Ergebnisse der Swisscom Studie von Oktober 2011. Bern: Swisscom AG.

Wang, J. et al. (2003). Switzerland. In A. Coulter & H. Magee (Hrsg.), The European patient of the future (S. 159-181). Berkshire: Open University Press.

Wang, J. & Schmid, M. (2007). Regional differences in health literacy in Switzerland. Online: http://www.docstoc.com/docs/22632290/Regional-differences-in-health-literacy-in-Switzerland (22.09.2013).

Nicola Krömer & Thomas N. Friemel

Der Einsatz von Interaktivität in Webauftritten von Gesundheitskampagnen

Abstract

Die vorliegende Studie untersucht den Einsatz von Interaktivität in Webauftritten von Gesundheitskommunikationskampagnen. Mittels der Kombination einer Befragung von Kampagnenverantwortlichen und einer quantitativen Inhaltsanalyse von Kampagnen-Webauftritten wurde die Umsetzung von Online-Interaktivität in den Kampagnen seitens der Kampagnenanbieter analysiert. Interaktivität gilt seit dem Vorhandensein neuer Medien als vielversprechende Strategie, um eine Kampagnenwirkung im Gesundheitsbereich zu erhöhen. Die Ergebnisse der Studie zeigen, dass Kampagnenverantwortliche am Status-Quo der Kampagnengestaltung festhalten und nur wenig innovative und interaktive Strategien umsetzen. Zwar wird die Relevanz von bestimmten Formen der Interaktivität anerkannt, eine Umsetzung dieser in kreative und innovative Konzepte, wie beispielsweise dem Tailoring, findet jedoch nur vereinzelt statt.

Schlagwörter

Gesundheitskommunikationskampagnen, Interaktivität, Inhaltsanalyse, Befragung, Kampagnenverantwortliche

1 Einführung

Das Internet wurde 2012 in Deutschland und der Schweiz von rund 75-85 Prozent der Bevölkerung regelmäßig genutzt (bfs 2012; ARD/ZDF-Onlinestudie 2012), was sich durchaus mit der Reichweite klassischer Massenmedien wie Fernsehen, Radio und Zeitung vergleichen lässt (Marr & Bonfadelli 2010). Für Kommunikationskampagnen im Gesundheitsbereich bietet das Internet aber nicht nur einen zusätzlichen Kanal zum Erreichen der Zielgruppen, sondern auch neue Möglichkeiten an Interaktivität. Diese Interaktivität ist in mehrfacher Hinsicht von Interesse für eine Optimierung von Kommunikationskampagnen. Zum einen können durch die interaktive Gestaltung von Kampagnenelementen die kommunizierten Inhalte besser auf die jeweiligen Rezipienten abgestimmt werden (Tailoring) und zum anderen ist es möglich, von einer bloßen unidirektionalen Information zu einer wechselseitigen Kommunikation zwischen Kommunikatoren und Rezipienten oder einem Austausch zwischen den Rezipienten zu gelangen. Ausgehend von Ergebnissen verschiedener Studien (siehe z. B. Rafaeli & Ariel 2007: 83-84) kann angenommen werden, dass durch eine gezieltere Ansprache der Zielgruppen mittels interaktiver Kampagnenelemente präventive Maßnahmen effektiver umgesetzt werden können und die Kampagnenwirkung verbessert werden kann. Außerdem kann eine stärkere Beeinflussung des Gesundheitsverhaltens in die erwünschte Richtung vermutet werden.

Die vorliegende Studie stellt das Konzept der Interaktivität ins Zentrum des Interesses und untersucht die Umsetzung von Interaktivität in Webauftritten von Gesundheitskommunikationkampagnen.

2 Interaktivität in Webauftritten von Gesundheitskampagnen

Auch wenn die Literatur verschiedentlich auf die Schwierigkeiten einer eindeutigen Definition des Konzeptes „Interaktivität“ verweist (Rafaeli & Ariel 2007: 71), wird im Folgenden ein Arbeitskonzept präsentiert, das als Grundlage für die inhaltsanalytische Operationalisierung verwendet wurde (Kapitel 2.1). Basierend auf bisherigen Forschungsbefunden wird anschliessend auf das Potential von Interaktivität in Gesundheitskampagnen eingegangen (2.2) und die Forschungsinteressen erläutert (2.3).

2.1 Definition von Interaktivität

In der Literatur finden sich sehr unterschiedliche Definitionen von Interaktivität (Kim & Stout 2010: 2). Nach dem Verständnis von Interaktivität als eine den Medien immanent anhaftende Eigenschaft würde das Internet per se interaktiver als gedruckte Zeitungen eingestuft (u. a. Sundar 2004). Dieser Definition steht die Auffassung gegenüber, dass Interaktivität von der Wahrnehmung der Rezipienten abhängig und somit selbst für einen einzelnen Medieninhalt nicht eindeutig feststellbar ist (u. a. Kiousis 2002; Übersicht über Definitionen bei Phillips & Lee 2005, Rafaeli & Ariel 2007). Beide Extrempositionen erscheinen für die vorliegende Studie nicht zielführend, weshalb auf den Mittelweg der Medienfeature-Perspektive zurückgegriffen wird. Diese fokussiert einerseits auf tatsächlich vorhandene (technologische) Merkmale von Websites, lässt aber andererseits eine Perspektive der Nutzerwahrnehmung nicht vollkommen unberücksichtigt.

Die Feature-Perspektive geht davon aus, dass bestimmte Features von Medien das Ausführen von interaktiven Aktivitäten durch den Nutzer erleichtern (Rafaeli & Ariel 2007: 73). Sundar (2007: 90) versteht unter Features die Modalitäten, die angeboten werden, um verschiedene Teile einer Website erfahren zu können. In diesem Sinne wird der Fokus auf technologische Merkmale eines Mediums gelegt, welche die Nutzerwahrnehmung bezüglich Interaktivität beeinflussen.

In Verknüpfung mit einer Feature-Perspektive erscheint eine Unterscheidung von Interaktivitätsformen nach beteiligten Akteuren sinnvoll, da Interaktivität als eindimensionales Konstrukt nicht hinreichend erklärt werden kann. So schlägt McMillan vor, auch die Art der an der Interaktion beteiligten Instanzen zu berücksichtigen. Daraus ergeben sich drei verschiedene Typen von Interaktivität: Human-to-Computer, Human-to-Human und Human-to-Content Interaktivität (2005). Ähnliche Bezeichnungen mit derselben Einteilung finden sich auch in anderen Arbeiten (z. B. user-to-computer, user-to-user, user-to-document, Szuprowicz 1995; siehe auch Banna et al. 2009, McMillan 2006). Der obigen Einteilung folgend, wird Interaktivität im vorliegenden Beitrag einerseits im Sinne der *Human-to-Computer Interaktivität* als Möglichkeit verstanden, Einfluss auf dargestellte Online-Inhalte zu nehmen, interaktiv im Web zu navigieren, an Online-Spielen teilzunehmen, Online-Wettbewerbe zu nutzen, Recherchen online durchzuführen oder Kampagnenmaterialien online zu beziehen. *Human-to-Human Interaktivität* umfasst andererseits die Möglichkeit der Kontaktaufnahme zwischen verschiedenen Nutzern und zwischen Nutzern mit Kampagnenabsendern. *Human-to-Content* Interaktivität beinhaltet schließlich die Möglichkeit des Nutzers der Kampagne, eigenes Material (Text, Bilder) online hinzuzufügen.

2.2 Das Potential von Interaktivität in Gesundheitskampagnen – Wirkungsannahmen

Empirische Daten belegen einen tendenziell positiven Zusammenhang zwischen dem Grad an Web-Interaktivität und den Einstellungen der Nutzer zu dieser Interaktivität (Kim & Stout 2010: 144). Die Einstellungen fallen positiver aus, wenn die Website interaktiver gestaltet ist (ebd.). Die interaktive Kommunikation einer Kampagnenbotschaft vermag also möglicherweise, einen Einstellungswandel in Bezug auf Gesundheitsaspekte zu fördern. Einen Schritt weiter gehen Kreps und Neuhauser (2010: 12) und sehen Interaktivität nicht nur als unterstützenden Aspekt, sondern gar als notwendige Bedingung für erfolgreiche Gesundheitskommunikation. Demnach kann erst durch eine Interaktion mit dem Rezipienten eine Botschaft von diesen erfolgreich internalisiert und in der Folge eine Einstellungs- und Verhaltensänderung hervorgerufen werden.

Rafaeli und Ariel (2007: 80) weisen darauf hin, dass Web-Interaktivität jedoch auch andere als ausschließlich positive Wirkungen haben könnte. Zu den negativen Folgen eines Einsatzes interaktiver Online-Inhalte zählen die durch interaktive Elemente hervorgerufene Überlastung der Rezipienten bei der Verarbeitung von Botschaften und die Ablenkung von den eigentlichen Inhalten (ebd.) sowie mögliche Sättigungseffekte in Bezug auf die Interaktivitätswirkung (Sundar 2007: 91). Weiter kann argumentiert werden, dass die Kampagnengestalter durch die Human-to-Human und die Human-to-Content Interaktivität zu einem gewissen Maß die Kontrolle über die vermittelten Inhalte verlieren. Zu beachten ist zudem, dass die Nutzungskompetenzen der Zielgruppen, technische Voraussetzungen und Zugangsvoraussetzungen einen beträchtlichen Einfluss auf die Wirkung der Interaktivität haben können (vgl. z. B. Sundar 2004). So können neue Interaktivitätsformen gewisse Bevölkerungsgruppen, beispielsweise Senioren, benachteiligen und zu „digitalen Klüften" führen (Heart & Kalderon 2011). Insgesamt belegen jedoch nur sehr wenige Studien tatsächliche negative oder problematische Folgen eines Einsatzes von Web-Interaktivität (Rafaeli & Ariel 2007: 80).

2.3 Forschungsinteresse und -fragen

Aufgrund des überwiegend positiv eingeschätzten Wirkungspotentials von Interaktivität wäre zu vermuten, dass interaktive Elemente bereits zum Standard der Internetauftritte von modernen Kommunikationskampagnen gehören. Ob dies tatsächlich der Fall ist und welche Gründe dies möglicherweise verhindern, ist eine empirische und bis dato unbeantwortete Frage.

Die vorliegende Studie widmet sich der Aufgabe, Web-Interaktivität zu untersuchen, um Aufschluss über den aktuellen Stand der Kampagnenpraxis bezüglich Web-Interaktivität zu gewinnen und Handlungsempfehlungen für die Praxis und die Forschung entwickeln zu können. Das Ziel der Studie ist eine systematische Bestandsaufnahme der Umsetzung von Online-Interaktivität in deutschen und schweizerischen Gesundheitskampagnen. Von Interesse ist hierbei nicht bloß die Häufigkeit der verschiedenen Interaktivitätsformen, sondern vor allem die Einschätzung der Kampagnenplaner bezüglich interaktiver Elemente im Internet. Konkret sollen dabei die folgenden Forschungsfragen beantwortet werden:

1. Welche Relevanz kommt dem Interneteinsatz im Medienmix einer Kampagne zu?
2. Welche Ziele werden mit dem Interneteinsatz verfolgt?
3. Welche Rolle wird der Web-Interaktivität in der Kampagne zugeschrieben?
4. Welche Formen von Web-Interaktivität werden eingesetzt?
5. Wird Web-Interaktivität für die individualisierte Ansprache der Zielgruppe eingesetzt (Tailoring)?
6. Wie intensiv werden interaktive Elemente auf Kampagnen-Websites genutzt?
7. Wie werden die eingesetzten Formen der Web-Interaktivität beurteilt?

Durch den Einbezug der zwei Länder Deutschland und Schweiz kann außerdem ein Vergleich der beiden Länder vorgenommen werden.

3 Untersuchungsmethode

Im Rahmen einer Querschnittsstudie wurde eine standardisierte Online-Befragung von Kampagnenverantwortlichen mit einer Inhaltsanalyse von Kampagnen-Webauftritten verbunden. Das Untersuchungssample umfasst 123 internetgestützte Gesundheitskampagnen aus Deutschland und der Schweiz (82 deutsche und 41 Schweizer Kampagnen), die in den Jahren 2010 und 2011 durchgeführt worden waren. Diese wurden über eine Online-Suchmaschinen-Recherche in Kombination mit einer Anfrage bei Gesundheitsorganisationen und einer Recherche in Mediendatenbanken (Berichterstattung über Kampagnen) ermittelt. Über Ein- und Ausschlusskriterien wurden Kampagnen für das Sample ausgewählt. Eingeschlossen wurden alle Gesundheitskampagnen im nationalen Rahmen, die über einen Webauftritt verfügten. Ausgeschlossen wurden beispielsweise Kampagnen ohne Internetauftritt, reine Werbekampagnen zu Produkten (wie Medikamenten) sowie internationale Kampagnen ohne Bezug zu Deutschland bzw. zu der Schweiz.

Die Online-Befragung der Kampagnenverantwortlichen erhob Hintergrundinformationen zu den durchgeführten Kampagnen, wie den Kampagnenanbieter, die Kampagnenfinanzierung und die Evaluation der jeweiligen Kampagne. Im Zentrum der Befragung stand die Ermittlung von Informationen zum Einsatz und der Nutzung des Internets in den Kampagnen und die Umsetzung und Beurteilung von Interaktivität im Internetauftritt. Um spezifische Landes- und Kulturmerkmale zu berücksichtigen (z. B. sprachliche Unterschiede, Währungen, geografische Einteilungen), wurden zwei verschiedene, aber analoge Fragebogenversionen für Deutschland und die Schweiz verwendet. Vertiefend wurde nach dem Einsatz und der Beurteilung unterschiedlicher Formen von Interaktivität gefragt, sowie dem Teilaspekt Tailoring. Mit einer Rücklaufquote von 66 Prozent in Deutschland und 73 Prozent in der Schweiz liegen Befragungsdaten zu 54 deutschen und 30 Schweizer Kampagnen vor.

In der ergänzenden Inhaltsanalyse der Kampagnen-Webauftritte konnten Daten hinzugefügt werden, die Informationen zu den Websites auf Struktur-, Inhalts-, Gestaltungs- und Interaktivitätsebene lieferten. Die Untersuchung der Interaktivität lehnt sich an das von McMillan et al. (2008) entwickelte *Interactivity Assessment Tool* an, welches für die eigene Untersuchung angepasst wurde. Analog zur Befragung wird der Blick auf die Umsetzung von Interaktivität auf den Websites, verschiedene Formen von Interaktivität und Tailoring der Webinhalte gerichtet.

Im folgenden Kapitel werden zunächst das Kampagnensample und die Kampagnenhintergründe beschrieben, um danach die Befunde entlang der oben vorgestellten Forschungsfragen zu besprechen.

4 Ergebnisse der Analysen

Bevor die eigentlichen Forschungsfragen angegangen werden, erfolgt in einem ersten Abschnitt eine allgemeine Deskription der untersuchten Grundgesamtheit (4.1). Anschliessend werden die Resultate aus der Befragung der Kampagnenverantwortlichen (4.2) sowie die wichtigsten Befunde aus der Inhaltsanalyse dargestellt und diskutiert (4.3).

4.1 Deskription der Kampagnenhintergründe

Das Kampagnensample umfasst sowohl in der Schweiz als auch in Deutschland vorwiegend Gesundheitskampagnen, die von Stiftungen, gemeinnützigen Verbänden und Staatsbehörden initiiert wurden. Die daraus resultierende Annahme, dass der Großteil der Gesundheitskampagnen mit ihren Webauftritten ein gemeinnütziges, nicht-kommerzielles Interesse verfolgt, konnte bestätigt werden. Allerdings verdeutlicht ein Prozentsatz von 12 bzw. 15 Prozent des deutschen (N=82) bzw. schweizerischen (N=41) Samples, dass eine Kommerzialität von Gesundheitskampagnen nicht ganz ausgeschlossen werden kann. Ein kommerzielles Interesse wird unterstellt, wenn der Verkauf von Produkten oder eine kommerzielle Imageförderung durch den Kampagnenanbieter im Webauftritt zentral erscheint.

Alle enthaltenen Kampagnen des Samples wurden zwischen 1993 und 2011 gestartet und weisen entweder ein offenes Kampagnenende oder ein Ende bis 2020 auf. 70 Prozent aller deutschen Kampagnen und 81 Prozent aller schweizerischen Kampagnen können als große nationale Kampagnen mit bundesweitem Umfang klassiert werden. Kampagnen mit lokalem Umfang (z. B. innerhalb einer Gemeinde) finden sich zu weniger als 10 Prozent im Sample. Dies kann möglicherweise dadurch erklärt werden, dass über lokale Kampagnen weniger Berichterstattung stattfindet (Samplewahl), oder/und auf den Umstand, dass lokale Kampagnen weniger auf das Internet als Kampagnenkanal zurückgreifen. Die Kampagnenthemen des gesamten Samples verteilen sich relativ breit auf verschiedene Themenbereiche. In Deutschland liegt der Schwerpunkt dabei auf den Themen Ernährung, Bewegung, Sucht und Infektionskrankheiten, während in der Schweiz das Kampagnenthema Verkehrssicherheit und Unfallprävention eine herausragende Rolle spielt.

Als Zeichen der zunehmenden Professionalisierung kann gewertet werden, dass die Kampagenenverantwortlichen der Evaluation einen hohen Stellenwert zuschreiben (Bonfadelli & Friemel 2010: 119 ff.). 80 bis 83 Prozent der Verantwortlichen beider Länder (n=54 bzw. n=30) antworteten, dass zur jeweiligen Kampagne eine Evaluation durchgeführt wurde oder eine Evaluation geplant ist.

Die Zielgruppen-Analyse im Rahmen der Befragung ergab, dass ein Drittel der untersuchten deutschen Kampagnen mit den Webauftritten auf die Gesamtbevölkerung abzielt, während zwei Drittel der Kampagnen Zielgruppen mit definierten spezifischen Merkmalen ansprechen wollen. Die Analyse des Schweizer Samples fiel gegenteilig aus. Zwei Drittel der Kampagnenverantwortlichen gaben an, dass die Gesamtbevölkerung angesprochen werden soll. Lediglich ein Drittel antwortete, dass spezifische Kriterien für die Zielgruppendefinition verwendet werden.

Aufschlussreich ist auch der Befund, dass insbesondere mit Printmaterial versucht wird, Aufmerksamkeit für den Webauftritt zu generieren. Neben der Verlinkung auf externe Websites spielen in Deutschland zudem Veranstaltungen eine Rolle, während in der Schweiz vielfach Internetbanner zum Einsatz kommen (siehe Abbildung 1).

Abbildung 1: Aufmerksamkeitsgenerierung für den Kampagnen-Webauftritt

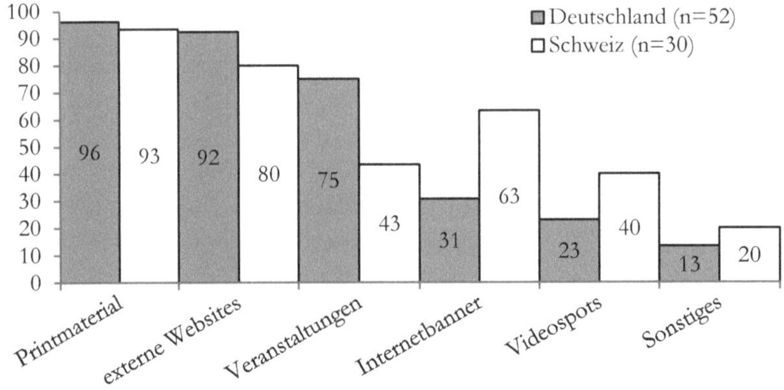

Angaben der Kampagnenverantwortlichen in Prozent; Mehrfachnennungen

4.2 Interaktivität aus Sicht der Kampagnenverantwortlichen

Im Folgenden werden die unter 2.3 erläuterten Forschungsfragen anhand der erhobenen Daten einzeln diskutiert.

1) Welche Relevanz kommt dem Interneteinsatz im Medienmix einer Kampagne zu?

Dem Einsatz des Internets als Kampagnenkanal wird von den Befragten auf einer Skala von 1 bis 10 mit Werten von M=5,84 für Deutschland (SE=0,39) und M=6,90 für die Schweiz (SE=0,40) eine mittlere bis hohe Relevanz zugesprochen (Skala: 1=sehr geringe Relevanz; 10=sehr hohe Relevanz im Vergleich zu den anderen Kanälen). In der Schweiz fällt die Einschätzung der Relevanz knapp (nicht signifikant) höher aus als in Deutschland (t(70)=-1,91; p=0,06). Die Werte lassen vermuten, dass das Internet immer noch eher als ergänzender Kampagnenkanal betrachtet wird, der traditionelle Hauptkanäle (insbesondere TV, Radio und Plakat) lediglich ergänzt.

2) Welche Ziele werden mit dem Interneteinsatz verfolgt?

Die Frage nach der Zielsetzung des Interneteinsatzes in der Kampagne verdeutlicht, dass in beiden Ländern quantitative Kriterien der Zielgruppenansprache im Vordergrund stehen, z. B. die Erreichung eines breiteren Publikums durch den Einsatz des Internets. Eine Steigerung der Gesamtinteraktivität der Kampagne wird von 62 Prozent der deutschen und 83 Prozent der Schweizer Kampagnenverantwortlichen als Ziel des Interneteinsatzes verfolgt. Besonders interaktive Möglichkeiten der Zielgruppenansprache, wie der Austausch innerhalb der Zielgruppen, sowie der Beitrag von Inhalten auf den Websites durch die Nutzer, werden jedoch als wenig relevant eingestuft (siehe Tabelle 1). Die Kampagnenverantwortlichen zielen insgesamt also nicht auf einen besonders hohen Grad an Interaktivität ab, sondern eher auf eine Diversifizierung an Kanälen und Mitteln.

Tabelle 1: Zielsetzung des Interneteinsatzes in Kampagnen

	Deutschland (n=47-52)	**Schweiz** (n=28-30)
Erhöhung der Anzahl der Kampagnenkanäle	4,6 (0,09)	4,1 (0,24)
Ansprache eines breiteren Publikums	4,1 (0,16)	4,6 (0,12)
Unterstützung der Offline-Kanäle	3,8 (0,18)	4,3 (0,16)
Multimedia-Verstärkung	3,8 (0,17)	3,9 (0,14)
Aktionsmöglichkeiten (Download, Spiele, Wettbewerbe)	3,7 (0,19)	4,0 (0,17)
Steigerung der Gesamtinteraktivität	3,7 (0,16)	4,2 (0,16)
schnellere Aktualisierung der Kampagneninhalte	3,7 (0,15)	3,6 (0,21)
Bezug von Kampagnenmaterial (Nutzer)	3,6 (0,20)	4,1 (0,19)
Kommunikation mit Zielgruppen/Nutzern	3,3 (0,22)	3,3 (0,20)
individualisierte Ansprache der Nutzer	3,3 (0,18)	3,0 (0,25)
Ansprache eines jüngeren Publikums	3,1 (0,20)	3,4 (0,23)
Austausch innerhalb der Zielgruppen/Nutzer	2,4 (0,19)	2,4 (0,25)
Beitrag von Inhalten durch Nutzer	2,0 (0,18)	2,2 (0,25)

Dargestellt: Mittelwerte und (in Klammern) Standardabweichung. Skala: 1=trifft überhaupt nicht zu; 5= trifft vollkommen zu.

3) Welche Rolle wird der Web-Interaktivität in den Kampagnen zugeschrieben?

Zwei Drittel der Kampagnenverantwortlichen beider Länder geben an, dass sie Interaktivität bei der Planung des Webauftrittes thematisierten und berücksichtigten (siehe Tabelle 2). Weniger als ein Viertel der deutschen und der Schweizer Befragten verweisen auf eine fehlende Thematisierung von Interaktivität. Ein absichtlicher Verzicht auf Web-Interaktivität wird von weniger als 15 Prozent der Deutschen und der Schweizer vermerkt. Als Gründe für einen absichtlichen Verzicht auf den Einsatz von Interaktivität werden Zielgruppenkriterien (z. B. Zielgruppe mit hohem Alter im Fokus), angebotsspezifische Kriterien (z. B. reiner Informationsdienst), Ressourcenmangel/Personalmangel bzw. Kostengründe (vor allem in Deutschland) und in der Schweiz vor allem Sicherheitsaspekte genannt. Die Daten belegen, dass nur ein geringer Anteil der Kampagnenverantwortlichen absichtlich auf interaktive Web-Elemente in der Kampagnenplanung verzichtet. Eine geringe Interaktivität kann also nicht primär auf einen begründeten Verzicht zurückgeführt werden.

Tabelle 2: Berücksichtigung von Web-Interaktivität in der Kampagne

	Deutschland (n=51)	**Schweiz** (n=30)
Interaktivität berücksichtigt	57%	67%
Interaktivität nicht thematisiert	24%	17%
absichtlicher Verzicht auf Interaktivität	14%	7%
Unklar	4%	10%
Sonstiges	2%	0%
Gesamt	101%*	101%*

* Werte über 100% sind Rundungsfehlern geschuldet.

Die Mehrheit aller Kampagnenverantwortlichen ist sich interaktiver Möglichkeiten im Internet bewusst („Interaktivität berücksichtigt“) und schließt interaktive Möglichkeiten nicht gezielt aus der Kampagnenplanung aus. Auf einer Zehnerskala wurde zudem erhoben, wie viel Interaktivität im Webauftritt von den Verantwortlichen angestrebt wird. In Deutschland wird ein interaktiver Einbezug der Internetnutzer durchschnittlich in mittlerem Umfang angestrebt (M=6,0, SE=0,50), während die Schweiz etwas mehr Wert auf eine Interaktion mit den Zielgruppen zu legen scheint (M=7,0, SE=0,57; Skala: 1=geringe Interaktivität des Webauftritts angestrebt; 10=hohe Interaktivität angestrebt). Dieser Unterschied ist jedoch nicht signifikant (t(48)=-1,28; p=0,21).

4) Welche Formen von Web-Interaktivität werden eingesetzt?

Um Interaktivität auszudifferenzieren und detaillierter zu betrachten, wurde die Einschätzung der Relevanz der drei Interaktivitätstypen abgefragt. Wie bereits dargestellt, wurden dabei *Human-to-Computer*, *Human-to-Human* und *Human-to-Content* Interaktivität unterschieden.

Im Rahmen der *Human-to-Computer* Interaktion stehen Aktionsmöglichkeiten der Nutzer im Vordergrund, wie Online-Spiele, Wettbewerbe oder Downloads. Daneben werden Transaktionsmöglichkeiten wie die Bestellung von Kampagnenmaterialien betrachtet. Das Ergebnis der Befragung zeigt, dass die Bereitstellung von Aktions- und Transaktionsmöglichkeiten von der Mehrheit der Kampagnenverantwortlichen beider Länder als relevant eingestuft wird (Deutschland: 65 Prozent, Schweiz: 80 Prozent). In der Schweiz liegt der Prozentsatz deutlich höher als in Deutschland. Die genannten Aktions- und Transaktionsmöglichkeiten gehören in der Schweiz demnach mittlerweile zum Standardrepertoire eines durchschnittlichen Kampagnen-Webauftritts, während in Deutschland diesbezüglich noch etws mehr Zurückhaltung auszumachen ist.

Das *Interactivity Assessment Tool* (McMillan et al., 2008) unterteilt die *Human-to-Human* Interaktion in Nutzer-Nutzer und Anbieter-Nutzer Kommunikation. Während weniger als ein Viertel der Befragten die Ermöglichung eines interaktiven Austausches innerhalb der Nutzergruppen als Ziel des Interneteinsatzes in der Kampagne einstufen, sehen etwa die Hälfte der Befragten das Ziel des Interneteinsatzes in einer Nutzung von Möglichkeiten verstärkter Kommunikation zwischen Anbietern und Nutzern (Nutzer-Nutzer Deutschland: 22 Prozent, Schweiz: 21 Prozent, Anbieter-Nutzer Deutschland: 50 Prozent, Schweiz: 43 Prozent). Vor allem der Interaktion von Nutzern untereinander wird geringe Relevanz in den Kampagnen zugeschrieben. Weniger als die Hälfte der Kampagnenverantwortlichen weisen der Human-to-Human-Kommunikation insgesamt hohe Relevanz zu. Dies bedeutet, dass ein interaktiver Austausch zwischen den Nutzern – und zwischen den Anbietern und den Nutzern nur bedingt – im Fokus der Kampagnenplanung liegt.

Noch zurückhaltender fällt die Beurteilung der Relevanz von *Human-to-Content*-Interaktion aus. Die Bereitstellung der Möglichkeit für die Nutzer/

Zielgruppen, eigene Inhalte im Kampagnen-Webauftritt beizutragen (Uploads), wird lediglich von einem geringen Anteil der Befragten als wichtig eingestuft (Deutschland: 12 Prozent, Schweiz: 17 Prozent).

Ein Blick auf *innovative Formen* der Web-Interaktivität, die sich nicht ausschließlich auf Social Media beschränken, zeigt ein konservatives Bild. 88 Prozent der deutschen Kampagnenverantwortlichen und 77 Prozent der Schweizer Verantwortlichen verneinen einen Einsatz neuer interaktiver Formen. Die deutschen Fallzahlen sind hierbei leicht reduziert. Die wenigen neuen interaktiven Online-Formen, die im Rahmen der Befragung genannt wurden, setzen sich aus speziell entwickelten Miniprogrammen (Apps), Blogs und moderierten Foren, interaktiven Tests und Click-Through-Modulen, dem Streaming und Versenden von Audio- und Videoinhalten und generell dem Beitragen von Online-Inhalten durch die Nutzer zusammen. Ein Großteil davon erscheint nicht mehr vollkommen neu. Ein geringer Prozentsatz der Kampagnen wagt sich bereits an kreativere neue Formen der Interaktivität heran, wie die Präsentation der Gesundheitskampagne in virtuellen Welten oder den Einsatz von Avataren zur Kommunikation der Kampagnenbotschaften.

5) Wird Web-Interaktivität für die individualisierte Ansprache der Zielgruppe eingesetzt (Tailoring)?

In Bezug auf individualisierte, zugeschnittene Kampagnenbotschaften (Tailoring) sind die Befragten geteilter Meinung. Etwa die Hälte der Kampagnenverantwortlichen bezeichnet die Möglichkeit einer individualisierten Ansprache als Ziel des Interneteinsatzes (Deutschland: 50 Prozent, Schweiz: 40 Prozent). Tailoring-Möglichkeiten im Internet werden demnach etwa von der Hälfte der Kampagnenverantwortlichen als Vorteil gegenüber anderen Kampagnenkanälen eingestuft sowie als Grund, das Internet in die Kampagne einzubeziehen. Eingesetzt werden Tailoring-Möglichkeiten jedoch nur in begrenztem Umfang.

6) Wie intensiv werden interaktive Elemente auf Kampagnen-Websites genutzt?

Etwa die Hälfte der antwortenden deutschen Kampagnenverantwortlichen (56 Prozent) gibt an, Informationen darüber vorliegen zu haben, welche

Inhalte der Kampagnen-Website genutzt werden. In der Schweiz liegt dieser Prozentsatz wesentlich höher (89 Prozent). Zu beachten ist hierbei, dass bei der Auswertung der Frage nach Website-Nutzungsdaten nur Kampagnen mit einer expliziten Kampagnen-Website mit eigener URL berücksichtigt wurden. Basierend auf diesen Nutzungsdaten schätzen 45 Prozent der deutschen und 66 Prozent der schweizerischen Kampagnen-Websites die Nutzung der interaktiven Web-Elemente als durchschnittlich bis überdurchschnittlich ein. Nur etwa 20 Prozent der Antworten beider Samples verzeichnen eine geringe Nutzung interaktiver Web-Elemente auf den Websites. Diese Daten lieferen trotz verringerter Fallzahlen einen Hinweis darauf, dass Internetnutzer interaktive Web-Elemente rege nutzen, sofern diese vorhanden sind. Aufgrund fehlender Antworten einiger Kampagnenplaner kann dieses Ergebnis jedoch nur als Tendenz interpretiert werden.

7) Wie werden die eingesetzten Formen der Web-Interaktivität beurteilt?

Die Einschätzung des bisherigen Einsatzes von interaktiven Elementen im Kampagnen-Webauftritt durch die jeweiligen Verantwortlichen verdeutlicht, dass circa 60 Prozent den bisherigen Einsatz von Interaktivität für angemessen hält (Deutschland: 59 Prozent, Schweiz: 63 Prozent). Zu beachten gilt, dass die Fallzahlen dabei verringert sind (Deutschland: n=29, Schweiz: n=19), da Kampagnen ausgeschlossen werden, die absichtlich auf Interaktivität verzichten oder Interaktivität nicht berücksichtigen. Die Mehrheit der antwortenden Kampagnenplaner lässt durch diese Aussage erkennen, dass sie bezüglich der Kampagneninteraktivität keinen unmittelbaren Handlungsbedarf sehen.

Zusammenfassend kann somit festgestellt werden, dass die Kampagnenverantwortlichen den Mehrwert von Interaktivität zwar anerkennen, jedoch bereits mit einem geringen Maß an Interaktivität zufrieden zu sein scheinen.

4.3 Interaktivität der Kampagnen-Websites

Mit einer Inhaltsanalyse der Kampagnen-Webauftritte wurden Daten zum Einsatz von interaktiven Elementen auf den Kampagnen-Websites und von Social Media Plattformen erhoben. Um den Grad an umgesetzter Interaktivität ausreichend erfassen zu können, wurden für alle Websites (inklusive der Social Media Auftritte) 79 verschiedene Arten von Interaktivitätsangeboten codiert und in einem Interaktivitäts-Index zusammengefasst. In Anlehnung an das *Interactivity Assessment Tool* von McMillan et al. (2008) wurden dabei sowohl Human-to-Computer, Human-to-Human, als auch Human-to-Content Angebote erhoben. In der Schweiz liegt der durchschnittliche Summenindex für Interaktivität etwas höher (M=14,49; SE=0,70) als in Deutschland (M=13,50; SE=0,52). Die verwendeten 63 Schweizer Websites können im Sample im Durchschnitt als geringfügig interaktiver als die 123 deutschen Websites eingestuft werden (t(184)=-1,12; p=0,26; inklusive Social Media). Insgesamt verdeutlichen die Indizes jedoch einen relativ niedrigen Grad an Interaktivität, wenn die maximal erreichten Werte mit dem möglichen Gesamtwert verglichen werden (erreichbarer Summenwert Max=79; erreichte Werte: Deutschland Max=35; Schweiz Max=32). Bei einer Zusammenfassung der 79 codierten Interaktivitätsangebote auf 24 Kategorien und einem Vergleich der Interaktivität der Kampagnen, treten diese Ergebnisse noch deutlicher zutage (Deutschland: M=7,46, SE=0,45, Max=16, N=82; Schweiz: M=9,22, SE=0,58, Max=16, N=41; t(121)=-2,31; p=0,02).

Die Bereitstellung von Anwendungen, die ein hohes Maß an Interaktion erfordern, findet auf den Websites nur in geringem Maße statt. Weniger als 15 Prozent der deutschen und Schweizer Websites setzen gemäß der Inhaltsanalyse interaktive Möglichkeiten wie Apps, Widgets, Voting-Möglichkeiten, Chats, Blogs, E-Cards, Online-Rechner, interaktive Karten, virtuelle Touren, oder ähnliches ein. Lediglich „einfache" Interaktivitätsformen wie Selbsttests und Kommentarfunktionen kommen in bis zu 40 Prozent der deutschen und schweizerischen Internetseiten vor.

Mehr als die Hälfte aller untersuchten Gesundheitskommunikationskampagnen weist einen Webauftritt auf, der nur aus einer einzigen Kampagnen-Website oder einer einzigen Seite auf einer Social Media Plattform besteht (Deutschland: 61 Prozent bei N=82, Schweiz: 54 Prozent bei N=41). Vergleichbare amerikanische Gesundheitskampagnen beziehen dagegen häufig eine Vielzahl verschiedener interaktiver Plattformen in den Webauftritt ein. 70 Prozent der untersuchten deutschen Kampagnen und 56 Prozent der Schweizer Kampagnen verwenden überhaupt keine interaktiven Social Media Plattformen. Bei einer parallelen Veröffentlichung von Information auf Kampagnen-Websites und Social Media Plattformen konnten außerdem teilweise inhaltliche Inkonsistenzen der verschiedenen Seiten festgestellt werden.

5 Zusammenfassung

Die Literatur verdeutlicht die theoretische Relevanz des Konzeptes Interaktivität für Kampagnen im Rahmen des sozialen Marketings. Zugleich kann von positiven Wirkungsannahmen beim Einsatz von Interaktivität in Webauftritten von Gesundheitskommunikationskampagnen ausgegangen werden. Cheng et al. fordern deshalb auch konkret: „Social marketers should (...) consider making their communications with their target audiences more interactive" (2011: 23). Aufgrund des Mangels an aktuellen Studien zum Einsatz von Web-Interaktivität in Gesundheitskampagnen und der Relevanz des Interaktivitätskonzeptes für die Kampagnenforschung im sozialen Marketing beschäftigt sich die vorliegende Studie mit der Umsetzung von Interaktivität in Webauftritten von Gesundheitskampagnen.

Die Befunde zeigen, dass das Internet aus Sicht der Kampagnenverantwortlichen weiterhin als ein Kampagnenkanal neben anderen Kanälen gesehen wird, welcher nicht in den Mittelpunkt einer Medienstrategie gestellt wird. Vorwiegendes Ziel des Interneteinsatzes ist die quantitative Ausweitung der Kampagnenkanäle und damit eine breitere Ansprache der Zielgruppen. Online-Interaktivität wird von der Mehrheit der Kampagnenverantwortlichen zwar als relevant eingestuft und bei der Kampagnenplanung berücksichtigt, insgesamt beschränkt sich die Umsetzung von interaktiven Web-Elementen jedoch auf wenig innovative Formen und Möglichkeiten. Eine individualisierte Ansprache von Zielgruppen (Tailoring), der Austausch von Zielpersonen untereinander, die aktive Online-Mitarbeit der Nutzer, sowie die Verknüpfung der Websites mit verschiedenen interaktiven Social Media Plattformen, werden vergleichsweise wenig umgesetzt und von den Kampagnenverantwortlichen als wenig relevant betrachtet. Demgegenüber zeigt die Literatur, dass gerade das Internet eine Umsetzung von Tailoring erleichtert (vgl. Rossmann 2010) und eine Möglichkeit bereitstellt, ganze Bevölkerungsabschnitte über individuell zugeschnittene Botschaften zu erreichen (Noar et al. 2010: 426). Angesichts dessen erscheint zunächst unklar, weshalb die Kampagnenplaner keinen Bedarf für neue interaktive Formen der Kampagnen-Webauftritte sehen. Zu vermuten ist, dass finanzielle Einschränkungen und tradierte Planungsabläufe eine Öffnung für innovative Kampagnen-Maßnahmen behindern. Einen Hinweis lieferten Antworten auf die Frage nach einem absichtlichen Verzicht auf interaktive Websites, im Rahmen derer in Deutschland Ressourcenmängel als Verzichtsgrund aufgeführt wurden. Um die Hürden und mögliche Lösungsstrategien genauer zu analysieren ist jedoch weiterführende Forschung in diesem Bereich notwendig. Zudem bleibt die Frage bestehen, ob es so etwas wie zu viel Interaktivität geben kann, welche eine Kampagnenwirkung durch Überlastung der Nutzer bei der Informationsverarbeitung gar verringern könnte (Hinweise z. B. in Jones et al. 2004).

Literatur

ARD/ZDF-Onlinestudie (2012). Entwicklung Onlinenutzung. Online: http://www.ard-zdf-onlinestudie.de/index.php?id=onlinenutzung000 (14.11.2012).

Banna, S., Hasan, H. & Meloche, J. (2009). Opportunities for interactivity in public health websites. A content analysis approach. Vortrag auf der European and Mediterranean Conference on Information Systems, Izmir, 13. Juli.

Bonfadelli, H. & Friemel, T. N. (2010). Kommunikationskampagnen im Gesundheitsbereich. Grundlagen und Anwendungen. 2. Aufl. Konstanz: UVK.

Bundesamt für Statistik (Bfs) Schweiz (2012). Informationsgesellschaft – Indikatoren: Haushalte und Bevölkerung – Internetnutzung. Online: http://www.bfs.admin.ch/bfs/portal/de/index/themen/16/04/key/approche_globale.indicator.30106.301.html?open=302,1#1 (14.11.2012).

Cheng, H., Kotler, P. & Lee, N. (2011). Social marketing for public health: An introduction. In H. Cheng, P. Kotler & N. Lee (Hrsg.), Social marketing for public health. Global trends and success stories (S. 1-30). Sudbury, Mass: Jones and Bartlett.

Heart, T. & Kalderon, E. (2011). Older adults: Are they ready to adopt health-related ICT? International Journal of Medical Informatics [Internet]. Online: http://www.ijmijournal.com/article/S1386-5056%2811%2900068-2/fulltext (06.06.2013).

Jones, Q., Ravid, G. & Rafaeli, S. (2004). Information overload and the message dynamics of online interaction spaces: A theoretical model and empirical exploration. Information Systems Research, 15: 194-210.

Kim, H. & Stout, P. (2010). The effects of interactivity on information processing and attitude change: Implications for mental health stigma. Health Communication, 25: 142-154.

Kiousis, S. (2002). Interactivity: A concept explication. New Media & Society, 4: 355-383.

Kreps, G. L & Neuhauser, L. (2010). Editors' introduction, ehealth and health promotion. Journal of Computer-Mediated Communication, 15: 527-529.

Marr, M. & Bonfadelli, H. (2010). Mediennutzungsforschung. In H. Bonfadelli, O. Jarren & G. Siegert (Hrsg.), Einführung in die Publizistikwissenschaft (S. 549-578). Bern: Haupt.

McMillan, S. J. (2005). The researchers and the concept: moving beyond a blind examination of interactivity. Journal of Interactive Advertising, 5: 1-4.

McMillan, S. J. (2006). Exploring models of interactivity from multiple research traditions: Users, documents, and systems. In L. A. Lievrouw & S. M. Livingstone (Hrsg.), Handbook of new media. Social shaping and consequences of ICTs (S. 205-229). London, Thousand Oaks, Calif: Sage.

McMillan, S. J., Hoy, M. G., Kim, J. & McMahan, C. (2008). A multifaceted tool for a complex phenomenon: Coding web-based interactivity as technologies for interaction evolve. Journal of Computer-Mediated Communication, 13: 794-826.

Noar, S. M., Harrington, N. G. & Shemanski Aldrich, R. (2010). The role of message tailoring in the development of persuasive health communication messages. In G. L. Kreps (Hrsg.), Health communication, IV (S. 387-435). Los Angeles, CA: Sage.

Phillips, B. & Lee, W. (2005). Interactive animation: exploring spokes-characters on the Internet. Journal of Current Issues & Research in Advertising, 27: 1-17.

Rafaeli, S. & Ariel, Y. (2007). Assessing interactivity in computer-mediated research. In A. N. Joinson, K. Y. A. McKenna, T. Postmes & U.-D. Reips (Hrsg.), The Oxford Handbook of Internet Psychology (S. 71-88). Oxford, New York: Oxford University Press.

Rossmann, C. (2010). Gesundheitskommunikation im Internet. Erscheinungsformen, Potenziale, Grenzen. In W. Schweiger & K. Beck (Hrsg.), Handbuch Online-Kommunikation (S. 338-363). Wiesbaden: VS Verlag für Sozialwissenschaften.

Sundar, S. S. (2004). Theorizing interactivity's effects. The Information Society, 20: 385–389.

Sundar, S. S. (2007). Social psychology of interactivity in human-website interaction. In A. N. Joinson, K. Y. A. McKenna, T. Postmes & U.-D. Reips (Hrsg.), The Oxford handbook of Internet psychology (S. 89-102). Oxford, New York: Oxford University Press.

Szuprowicz, B. (1995). Multimedia networking. New York: McGraw-Hill.

Katharina Sachse & Cornelia Betsch

Impfinformationen im Internet: Segen oder Fluch für die Impfentscheidung?

Abstract

Impfungen sind ein Thema, bei dem die im Internet verbreiteten Informationen besonders kontrovers sind. Auf der einen Seite stellen Vertreter des öffentlichen Gesundheitsdienstes und andere Akteure des Gesundheitswesens Informationen bereit, um über den Nutzen von Impfungen zu informieren und die Impfbereitschaft zu fördern. Ihnen gegenüber stehen Impfkritiker, die vor angeblichen Impfschäden warnen und den Nutzen von Impfungen in Frage stellen.

Wir zeigen in diesem Beitrag, welche Strategien und Botschaften von den unterschiedlichen Interessensgruppen genutzt werden und welchen Einfluss diese auf die Impfbereitschaft haben können. Basierend auf empirischen Befunden zur Informationssuche, -nutzung und -wirkung werden Empfehlungen gegeben, wie die Impfinformationen im Internet präsentiert werden sollten, um Falschinformationen entgegen zu wirken und die Impfbereitschaft zu fördern.

Schlagwörter

Internet, Web 2.0, Impfen, Empfehlungen zur Impfkommunikation im Internet

1 Einleitung

Etwa 28 Millionen Deutsche nutzen das Internet zur Information über Gesundheitsthemen (BITKOM 2011). Das Angebot an Gesundheitsinformationen ist nahezu unüberschaubar. So vielfältig wie die Themen sind auch die Akteure. Informationsangebote von staatlichen Gesundheitsorganisationen, wissenschaftlichen Einrichtungen und praktisch tätigen Medizinern stehen neben Angeboten von Pharmafirmen, Interessensvereinigungen und Selbsthilfegruppen.

Zusätzlich ermöglicht das Web 2.0[1] jedem Internetnutzer, auch selbst Informationen im Internet bereitzustellen (z. B. via Facebook, Twitter oder YouTube). Die Qualität der Informationen der unterschiedlichen Kommunikatoren kann dabei erheblich differieren, ihre Botschaften sogar konfligieren.

Ein Thema, bei dem diese Differenzen besonders deutlich werden, ist das Impfen. Im Internet lassen sich Informationen zum Impfen finden, die bisweilen aktueller und genauer sind als in gedruckten Broschüren oder Fachbüchern. Gleichzeitig gibt es eine große Menge an mangelhaften oder falschen Informationen, die vor allem von Impfkritikern aktiv verbreitet werden (Betsch et al. 2012, Meyer & Reiter 2004). Wir geben in diesem Kapitel einen Überblick über Botschaften und Strategien unterschiedlicher Akteure. Außerdem berichten wir, wer Impfinformationen aus dem Internet nutzt und welchen Einfluss diese Informationen auf die Wahrnehmung von Impfrisiken sowie auf die Impfintention haben. Daraus werden Empfehlungen abgeleitet, wie Gesundheitskommunikation zum Thema Impfen im Internet gestaltet werden sollte, um die Impfbereitschaft bei empfohlenen Impfungen zu fördern.

2 Welche Informationen zum Impfen gibt es im Internet?

Eine Suche nach Impfinformationen im Internet mittels gängigen Suchmaschinen liefert neben Informationsseiten verschiedener Akteure aus dem Gesundheitswesen auch extrem impfkritische Webseiten an prominenter Stelle in den Suchergebnissen. So zeigt eine Studie von Betsch und Wicker (2012), dass bei einer Google-Suche zum Thema „Influenza Impfung“ mit Suchwörtern von Medizinstudenten unter den ersten zehn Suchergebnissen ebenso viele Seiten von Impfgegnern wie von öffentlichen Anbietern zu finden sind (jeweils etwa 10 Prozent). Die übrigen Treffer entfallen auf kommerzielle Anbieter (30 Prozent), Nachrichtenportale (19 Prozent) und Online-Lexika (18 Prozent). Auch wenn die Angebote von öffentlichen Anbietern sowie die von Impfgegnern nur einen vergleichsweise geringen Anteil an den Suchergebnissen ausmachen, ist eine Be-

1 Unter Web 2.0 werden Internetanwendungen verstanden, die es jedem Nutzer ermöglichen, Inhalte im World Wide Web ohne großen Aufwand und Programmierkenntnisse zu veröffentlichen. Beispiele sind Internetforen (z. B. Patients like me) und Social Media (z. B. Twitter und Facebook). Im Unterschied dazu werden klassische Webseitenangebote als Web 1.0 bezeichnet.

trachtung ihrer Inhalte besonders relevant. Schließlich versuchen beide Gruppen von Akteuren, das Impfverhalten gezielt zu beeinflussen. Im Folgenden wird dargestellt, mit welchen Botschaften und Strategien diese Akteure im Internet kommunizieren.

2.1 Botschaften und Kommunikationsstrategien von Impfgegnern

Impfkritiker und -gegner agieren im Internet sehr rege. Sie betreiben eigene Webseiten, die untereinander stark vernetzt sind (Kata 2010). Auf diesen Seiten wird gegen das Impfen argumentiert, indem wissenschaftliche Ergebnisse und Hypothesen verzerrt oder verdreht werden (Kata 2012). Typischerweise werden nicht nachgewiesene oder sogar widerlegte Zusammenhänge zwischen Impfungen und chronischen Krankheiten (z. B. Allergien, Autismus) proklamiert, während der Nutzen von Impfungen grundsätzlich bezweifelt oder verleugnet wird (vgl. Robert Koch-Institut & Paul Ehrlich-Institut 2007). Argumente, die für das Impfen sprechen, werden ignoriert, während die Kritiker der Impfgegner attackiert werden (Kata 2012). Ein weiteres häufig genutztes Instrument ist die lebhafte und emotionale Schilderung von Einzelfällen (vermeintlich) impfgeschädigter Personen, vor allem von Kindern (Kata 2010). Dass solche Berichte besonderen Einfluss auf die Wahrnehmung von Impfrisiken haben, zeigen Befunde von Betsch und Kollegen (2009, 2010), auf die in Kapitel 4.2 eingegangen wird.

Impfkritiker nutzen darüberhinaus das Web 2.0 besonders aktiv, um ihre Botschaften zu verbreiten und sich zu vernetzen. Sie beteiligen sich an Forumsdiskussionen (Nicholson & Leask 2012), stellen Videos in YouTube bereit (Robichaud et al. 2012) oder vereinigen sich in Facebookgruppen mit einer großen und schnell wachsenden Anzahl von Mitgliedern.

2.2 Botschaften und Kommunikationsstrategien des öffentlichen Gesundheitswesens

Gesundheitsbehörden (z. B. das Robert Koch-Institut und die Bundeszentrale für gesundheitliche Aufklärung (BZgA)), wissenschaftliche und medizinische Einrichtungen und andere Akteure des öffentlichen Gesundheitswesens nutzen bisher vorrangig das klassische, wenig interaktive Web 1.0, um mittels wissenschaftlich fundierter Informationen über das Impfen aufzuklären (Betsch et al. 2012). Studien zeigen, dass die Informationen auf diesen Webseiten oft nur suboptimal gestaltet sind, um Laien angemessen über Nutzen und Risiken von Impfungen aufzuklären (Betsch & Wicker 2012, Bodemer et al. 2012, Madden et al. 2012). So sind Informationen oft unvollständig. Vor allem Angaben zur Effektivität der Impfung, zur individuellen Gefährdung durch die Erkrankung und zu praktischen Möglichkeiten, die Impfung zu erhalten, fehlen oft – dies sind Informationen, die nach gesundheitspsychologischen Theorien für ein informiertes Urteil wünschenswert sind (vgl. Madden et al. 2012).

Jedoch gibt es in jüngerer Zeit auch im öffentlichen Sektor immer mehr Bewegung hin zur Nutzung der interaktiven Potenziale des Internets. So macht beispielsweise die BZgA auf ihrer Webseite www.impfen-info.de unterschiedliche Informationsangebote zu Impfungen für Kinder, Jugendliche sowie Erwachsene. Internetnutzer können außerdem durch die Beantwortung von Fragen individuelle und personalisierte Informationen und Entscheidungshilfen erhalten (vgl. Conolly & Reb 2012, eingebunden in die Ende 2012 angelaufene BZgA-Kampagne „Deutschland sucht den Impfpass", BZgA 2013).

Die Ergänzung des klassischen Informationsangebots durch ein interaktives Medienangebot aus dem Web 2.0-Bereich (dazu gehören Angebote in Facebook, Twitter, YouTube, Wikipedia etc.) stellt öffentliche Organisationen vor neue Herausforderungen (Betsch et al. 2012). Die interaktiven Medien erfordern klare Kommunikationsrichtlinien innerhalb der Organisationen (Wer darf wann was kommunizieren?), um die Schnelligkeit und Nutzernähe des Mediums auch für einen erfolgreichen Einsatz im Gesundheitswesen nutzen zu können.

3 Wer nutzt Informationen zum Impfen im Internet?

Auch wenn in Repräsentativbefragungen immer mehr Menschen angeben, das Internet zur Information über Gesundheitsthemen zu nutzen, ist es schwierig, genaue Aussagen darüber zu treffen, wie hoch der Anteil derjenigen ist, die sich zu einem speziellen Thema im Internet informieren. In einer im Jahr 2010 durchgeführten Repräsentativbefragung unter Eltern in Deutschland gab ein Viertel der Befragten an, das Internet zur Informationssuche über Impfungen zu nutzen (BZgA 2011). Dabei nutzten Eltern aus höheren Bildungsschichten das Internet häufiger als Eltern mit geringerer Qualifikation. 59 Prozent der Befragten gaben an, das Internet zukünftig als Informationsquelle bei Impffragen nutzen zu wollen. Hierbei gab es keine Unterschiede hinsichtlich des Bildungsniveaus. Auch eine Studie, die in den USA das Informationsverhalten von Eltern bezüglich der HPV-Impfung untersucht hat, zeigt, dass die Mehrheit (69 Prozent) beabsichtigt, das Internet für zukünftige Informationssuchen zum Thema HPV-Impfung zu nutzen (McRee et al. 2012).

Analysen von Chats im Internet, die nach einer Fernsehsendung über das Impfen durchgeführt wurden, zeigen, dass gleichermaßen nach persönlichen Erfahrungsberichten wie nach wissenschaftlichen Fakten gesucht wird – und dass die Mehrheit der in der Diskussion aktiven Nutzer impfkritisch eingestellt war (Nicholson & Leask 2012).

Garcia-Basteiro und Kollegen (2012) untersuchten ein Expertenforum, in dem Interessierte Rat zu Impfungen suchen konnten. Von den 1.341 ausgewerteten Anfragen stammten knapp 60 Prozent von im Gesundheitswesen tätigen Fachpersonen. Gut die Hälfte aller Anfragen bezog sich auf Routineimpfungen bei Kindern. 30 Prozent der Anfragen betrafen die Sicherheit von Impfungen, vor allem Jüngere und Schwangere waren dabei an den Impfrisiken interessiert. Weitere häufig gestellte Fragen betrafen den Zeitpunkt einer Impfung (26 Prozent) und die Indikation für bestimmte Impfungen (20 Prozent). Die Ergebnisse deuten darauf hin, dass interaktive Angebote im Internet auch ein Gewinn für Fachpersonal sein können.

Die Analysen zeigen also, dass sowohl Fachpersonen als auch Laien interaktive Informationsangebote aufsuchen und insbesondere bei den Laien ein aktives Monitoring durch öffentliche Anbieter geboten scheint, um diesen Personen, die besonders informationsbedürftig sind, vertrauenswürdige und korrekte Information zur Verfügung zu stellen.

4 Wie wirken Impfinformationen aus dem Internet?

Wenn die Wirkung der Internetnutzung auf Impfeinstellungen und Impfbereitschaft betrachtet werden soll, können zwei Ansätze verfolgt werden. Zum einen kann analysiert werden, ob sich Einstellungen und Verhaltensweisen bezüglich des Impfens von Internetnutzern von denen derjenigen unterscheiden, die das Internet nicht nutzen, um sich über Impfungen zu informieren. Zum anderen kann untersucht werden, inwiefern bestimmte Merkmale der Onlinekommunikation bzw. der Impfinformationen im Internet Einschätzungen und Intentionen zum Impfen beeinflussen.

4.1 Zusammenhang zwischen Internetnutzung und Impfwissen

Studien, die den Zusammenhang zwischen der Nutzung des Internets zur Information über Impfungen und dem Wissen über Impfungen untersucht haben, zeigen unterschiedliche Befunde. Zingg und Siegrist (2012) messen mittels eines eigens konstruierten Tests das allgemeine Impfwissen und finden keinen Zusammenhang zwischen der Nutzung des Internets und dem Wissen. Hingegen finden McRee und Kollegen (2012), dass Eltern von Töchtern, die sich im Internet über die HPV-Impfung informiert haben, ein größeres Wissen darüber haben als Eltern von Töchtern, die das Internet nicht zu diesem Zweck nutzten. Außerdem nehmen diejenigen, die sich im Internet informiert hatten, die Wahrscheinlichkeit, sich mit HPV zu infizieren, als höher wahr und sind eher bereit, ihre Töchter impfen zu lassen, als diejenigen, die andere Informationsquellen nutzten. Bei diesen Ergebnissen bleibt allerdings offen, ob das Wissen und die Einschätzungen durch die Internetnutzung verändert wurden oder ob Personen mit ohnehin größerem Wissen über HPV und einer höheren Einschätzung der Gefährdung verstärkt das Internet zur Informationssuche nutzten. Dass das Vorwissen bei der Suche nach verlässlichen Impfinformationen eine Rolle spielt, zeigt eine Studie von Betsch und Wicker (2012). Mittels eines Fragebogens wurden 310 Medizinstudent/inn/en gebeten, Suchbegriffe anzugeben, die sie bei einer Google-Recherche zum Thema Influenza-Impfung eingeben würden. Zusätzlich wurde ihr Impfwissen erfasst. Die angegebenen Suchwörter wurden durch die Autoren in google eingegeben und die Ergebnisse analysiert. Es zeigte sich, dass bei Suchwörtern von Personen mit einem geringeren Impfwissen mit höherer Wahrscheinlichkeit impfkritische Internetseiten unter den ersten drei Google-Treffern zu finden waren als bei den Suchwörtern von Personen mit höherem Impfwissen. Erstgenannte scheinen also besonders gefährdet zu sein, durch eine Internetsuche mit Falschwissen konfrontiert zu werden, und es ist fraglich, ob sie in der Lage sind, das zu erkennen.

4.2 Wirkung impfkritischer Internetinhalte

Die Begegnung mit impfkritischen Informationen ist bei einer Internetrecherche zu Impfthemen recht wahrscheinlich, da impfkritische Internetseiten häufig unter den ersten zehn Treffern bei einer Google-Suche zu finden sind. Eine Studie von Betsch und Kollegen (Betsch et al. 2010) zeigt, dass schon ein kurzer Besuch einer impfkritischen Webseite Einflüsse auf die Wahrnehmung von Impfrisiken und die Impfbereitschaft hat. In ihrem Experiment wurden Probanden (meist Mütter) zufällig einer von zwei Internetseiten zugewiesen, die über das Thema Impfen informieren. Ein Teil der Probanden besuchte eine prominente impfkritische Seite, der andere Teil die Seite der BZgA, die zum damaligen Zeitpunkt die zentralen Informationen zur Kinderimpfung bündelte (diese existiert aktuell nicht mehr). Bei den Besucher/inne/n der impfkritischen Seite war direkt nach dem Besuch der Seite, verglichen zur Voraberhebung, die Wahrnehmung von Impfrisiken gestiegen, während gleichzeitig die Intention zu Impfen und die Wahrnehmung der Risiken des Nicht-Impfens gesunken war. Der Besuch der Webseite der BZgA führte zu gegenteiligen Effekten: Das wahrgenommene Impfrisiko war geringer als vor der Informationsaufnahme und die Intention zu Impfen höher.

Wie in Kapitel 2.1 beschrieben, nutzen Impfgegner oft Einzelfallschilderungen, um über vermeintliche Impfschäden zu informieren. Aber auch in Onlineforen, in denen sich Patienten über ihre Erfahrungen mit medizinischen Behandlungen austauschen, gibt es persönliche Erfahrungsberichte. Hier wird überproportional häufig von Impfnebenwirkungen und Impfschäden berichtet, während Berichte über nebenwirkungsfreie Impfungen kaum zu finden sind. Betsch und Kollegen (2011, 2013) zeigen in mehreren Studien, dass solche narrativen Informationen größeres Potential haben, das wahrgenommene Impfrisiko zu beeinflussen, als numerisch präsentierte Statistiken. Die Autoren präsentierten einem Teil ihrer Probanden fingierte Einträge aus Onlineforen, in denen über Impffolgen berichtet wurde. Der Anteil der Beiträge, die über Nebenwirkungen berichten, wurde dabei variiert. Ein anderer Teil der Probanden erhielt Informationen zu Impfnebenwirkungen als statistische Information. Dabei zeigte sich, dass die gleiche statistische Information (z. B. statistische Wahrscheinlichkeit für Nebenwirkungen von 10 Prozent vs. Berichte über Nebenwirkungen in einem von zehn Forumsbeiträgen) zu Unterschieden in der Risikowahrnehmung dahingehend führte, dass das Risiko von Nebenwirkungen bei der narrativen Darstellung als höher eingeschätzt wurde als bei der Angabe der Wahrscheinlichkeit (Betsch et al. 2011). Eine Analyse spezieller Merkmale der Einzelfallberichte zeigt, dass ihr Einfluss dann besonders hoch ist, wenn sie sehr emotional sind und als glaubwürdig erachtet werden (Betsch et al. 2013).

Es ist anzunehmen, dass die Verbreitung von Erfahrungsberichten durch das Web 2.0 noch zunimmt. Vor allem für Informationen, die in sozialen Netzwerken verbreitet werden, ist ein besonderes Gewicht für die Urteilsbildung zu vermuten. Hier stammen die Informationen von Personen, die man kennt und denen man in der Regel traut (Haase & Betsch 2012). Solche Quellen sind eher in der Lage, Einstellungen und Verhalten zu beeinflussen als Fremde (Thackerey et al. 2008).

4.3 Dementi von Falschinformationen

Die bisher geschilderten Befunde zeigen, dass es im Internet eine Menge impfkritischer Fehlinformationen gibt, die großes Potential haben, die Einstellung und Bereitschaft zum Impfen negativ zu beeinflussen. Institutionen des öffentlichen Gesundheitswesens sind daher bestrebt, diese Fehlinformationen durch wissenschaftlich begründete Argumente zu widerlegen. So greift das Robert Koch-Institut (RKI) gemeinsam mit dem Paul Ehrlich-Institut (PEI) 20 verbreitete Behauptungen von Impfkritikern auf und entgegnet diesen entsprechend (RKI 2013). Betsch und Sachse (2013) haben untersucht, wie diese Dementi möglichst erfolgreich sein können. Dazu variierten sie die durch das RKI und PEI formulierten Entgegnungen, indem sie die Dementi in zwei verschiedenen Stärken unterschiedlichen Gruppen von Probanden präsentierten. Paradoxerweise werden die Risiken des Impfens als größer wahrgenommen, wenn Probanden sehr starke Risikodementi gelesen hatten (z. B. „Bestimmte Impfstoffe können tatsächlich krankheitsähnliche Symptome hervorrufen – eine voll ausgeprägte Erkrankung entwickelt sich aber *nie*") als wenn sie mit schwächeren Dementi konfrontiert waren („...eine voll ausgeprägte Erkrankung entwickelt sich aber *extrem selten*"). Dieser Effekt tritt vor allem dann auf, wenn die Quelle der Dementi für unglaubwürdig gehalten wird. Dies wurde in der Studie ebenfalls variiert, indem die Dementi einmal auf der Webseite einer fiktiven Pharmafirma (unglaubwürdige Quelle) und einmal auf der Webseite einer fiktiven Bundesbehörde (glaubwürdige Quelle) dargeboten wurden (Betsch & Sachse 2013). Dies zeigt, dass bei der Entkräftung von Fehlinformation behutsam vorgegangen werden muss.

5 Empfehlungen für die Gesundheitskommunikation im Internet

Aus den hier skizzierten empirischen Befunden können Empfehlungen für eine evidenzbasierte Onlinekommunikation zum Thema Impfen abgeleitet werden.

Akteure, die die Impfbereitschaft fördern wollen, sollten bei ihren kommunikativen Maßnahmen die Methoden der Impfgegner im Blick haben und diese gezielt außer Kraft setzen (Kata 2012). Kommunikative Aktivitäten sollten dort verstärkt werden, wo die Impfgegner besonders präsent sind. Vertreter des Gesundheitswesens sollten sich aktiv an Debatten im Web 2.0 beteiligen und eigene Angebote bereitstellen, durch die sie mit Interessierten direkt in Kontakt treten können (Betsch et al. 2012, Betsch & Sachse 2013, Nicholson & Leask 2012). Darüber hinaus kann das Web 2.0 als ‚Radar' genutzt werden, um Befürchtungen und Missverständnisse in der Bevölkerung zu detektieren und gezielt darauf eingehen zu können (Larson 2011).

Besonders informationsbedürftige Personengruppen (z. B. Eltern von Kleinkindern, Schwangere, Senioren) sollten gezielt angesprochen werden. Das Internet bietet eine hervorragende Möglichkeit, Informationsangebote auf spezielle Interessen zuzuschneiden (sog. tailored information). Um Informationen bereitzustellen, die für die Adressaten nicht nur passend, sondern auch verständlich sind, müssen deren Sichtweisen und Fähigkeiten berücksichtigt werden. Wissenschaftliche Fakten sollten daher nicht nur als komplexe statistische Informationen präsentiert werden. Vielmehr sollte die konkrete Bedeutung der Informationen vermittelt werden (Reyna 2012), indem beispielsweise mögliche Folgen einer Impfung oder auch des Nicht-Impfens dargestellt werden.

Um informierte Entscheidungen zu ermöglichen, sollten Faktenboxen präsentiert werden, die vollständige Informationen enthalten (Basisraten in Bezug auf das Erkrankungs- und Impfrisiko, Schweregrad der Erkrankung und möglicher Impfnebenwirkungen, Nutzen und Effektivität des Impfstoffes, Zielgruppe der Impfung und praktische Informationen über die Möglichkeiten, wo und unter welchen Bedingungen man sich impfen lassen kann; Bodemer et al. 2012, Madden et al. 2012)

Statt fälschlicherweise kursierende Informationen über Risiken total zu dementieren, empfiehlt es sich, impfkritische Behauptungen durch moderate Formulierungen zu widerlegen (Betsch & Sachse 2013). Die Entkräftung sollte auf (wenigen) Fakten beruhen, die im Widerspruch zu den Behauptungen der Impfkritiker stehen. Dabei ist es auch hilfreich, wenn erklärt wird, wie es zur Entstehung bestimmter Mythen kam. Wenn dabei konkrete Impfmythen genannt werden, sollte gleich zu Beginn explizit darauf hingewiesen werden, dass es sich um Falschinformationen handelt (Cook & Lewandowsky 2011).

Damit Kommunikationsmaßnahmen zur Förderung der Impfbereitschaft im Internet überhaupt Wirkung zeigen können, muss sichergestellt werden, dass diese Angebote durch die Adressaten gefunden werden. Die Angebote des öffentlichen Gesundheitsdienstes sollten also mittels typischer Suchbegriffe leicht auffindbar sein und in den Ergebnislisten von Internetsuchmaschinen an prominenter Stelle erscheinen. Dies sollte für alle Angebote geprüft werden. Insbesondere sollten diese Angebote dann gut auffindbar sein, wenn Nutzer explizit nach Risiken bestimmter Maßnahmen oder Impfungen suchen. In diesen Situationen ist es besonders wichtig, vertrauenswürdige und korrekte Information schnell finden zu können (Betsch & Wicker 2012).

Literatur

Betsch, C., Brewer, N.T., Brocard, P., Davies, P., Gaissmaier, W., Haase, N., Leask, J., Renkewitz, F., Renner, B., Reyna, V.F., Rossmann, C., Sachse, K., Schachinger, A. & Siegrist, M. (2012). Opportunities and challenges of Web 2.0 for vaccination decisions. Vaccine, 30: 3727-3733.

Betsch, C. & Renkewitz, F. (2009). Langfristige Auswirkungen einer Informationssuche auf impfkritischen Internetseiten. Prävention, 32: 125-128.

Betsch, C., Renkewitz, F., Betsch, T. & Ulshöfer, C. (2010). The influence of vaccine-critical Internet pages on perception of vaccination risks. Journal of Health Psychology, 15: 446-455.

Betsch, C., Renkewitz, F. & Haase, N. (2013). Effect of narrative reports about vaccine adverse events and bias-awareness disclaimers on vaccine decisions: A simulation of an online patient social network. Medical Decision Making, 33: 14-25.

Betsch, C. & Sachse, K. (2013). Debunking vaccination myths – Strong risk negations can increase perceived vaccination risks. Health Psychology, 32: 146-155.

Betsch, C. & Sachse, K. (2012). Dr. Jekyll or Mr. Hyde? (How) the Internet influences vaccination decisions: Recent evidence and tentative guidelines for online vaccine communication. Vaccine, 30: 3723-3726.

Betsch, C., Ulshöfer, C., Renkewitz, F. & Betsch, T. (2011). The influence of narrative vs. statistic information on perceiving vaccination risks. Medical Decision Making, 31: 742-753.

Betsch, C. & Wicker, S. (2012). E-Health use, vaccination knowledge and perception of own risk: Drivers of vaccination uptake in medical students. Vaccine, 30: 1143-1148.

BITKOM (2011). Das Internet wird zum Gesundheitsratgeber. Pressemitteilung. Online: http://www.bitkom.org/de/markt_statistik/64026_69111.aspx (28.05.2013).

Bodemer, N., Müller, S.M., Okan, Y., Garcia-Retamero, R. & Neumayer-Gromen, A. (2012). Do the media provide transparent health information? A cross-cultural comparison of public information about the HPV vaccine. Vaccine, 30: 3747-3756.

Bundeszentrale für gesundheitliche Aufklärung (BZgA) (2011). Elternbefragung zum Thema „Impfen im Kindesalter"–Ergebnisbericht. Köln 2011. Online: http://www.bzga.de/forschung/studien-untersuchungen/studien/?sid=10 (28.05.2013).

Bundeszentrale für gesundheitsliche Aufklärung (BZgA) (2013). Deutschland sucht den Impfpass. Online: http://www.impfen-info.de/impfpass (27.02.2013).

Cook, J. & Lewandowsky, S. (2011). The debunking handbook. St. Lucia, Australia: University of Queensland. November 5. Online: http://sks.to/debunk (27.02.2013).

García-Basteiro, A. L., Álvarez-Pasquín, M. J., Mena, G., Llupià, A., Aldea, M., Sequera, G., Sanz, S., Tuells, J., Navarro-Alonso, J., de Arístegui, J. & Bayas, J.M. (2012). A public-professional Web-bridge for vaccines and vaccination: User concerns about vaccine safety. Vaccine, 30: 3798-3805.

Haase, N. & Betsch, C. (2012). Parents trust other parents: Lay vaccination narratives on the Web may create doubt about vaccination safety. Medical Decision Making, 32: 645.

Kata, A. (2010). A postmodern Pandora's box: Antivaccination misinformation on the Internet. Vaccine, 28: 1709-1716.

Kata, A. (2012). Anti-vaccine activists, Web 2.0, and the postmodern paradigm - An overview of tactics and tropes used online by the anti-vaccination movement. Vaccine, 30: 3778-3789.

Larson H (2011). Project to monitor public confidence in immunization programs. Online: http://www.lshtm.ac.uk/eph/ide/research/vaccinetrust/ (27.02.2013).

Madden, K., Nan, X., Briones, R. & Waks, L. (2012). Sorting through search results: A content analysis of HPV vaccine information online. Vaccine, 30: 3741-3746.

McRee, A-L., Reiter, P. L. & Brewer, N. T. (2012). Parents' Internet use for information about HPV vaccine. Vaccine, 30: 3757-3762.

Meyer, C. & Reiter, S. (2004). Impfgegner und Impfskeptiker: Geschichte, Hintergründe, Thesen, Umgang. Bundesgesundheitsblatt – Gesundheitsforschung – Gesundheitsschutz, 47: 1182-1188.

Nicholson, M. & Leask, J. (2012). Lessons from an online debate about Measles-Mumps-Rubella (MMR) immunization. Vaccine, 30: 3806-3812.

Reyna, V. F. (2012). Risk perception and communication in vaccination decisions: A Fuzzy-Trace theory approach. Vaccine, 30: 3790-3797.

Robert Koch-Institut (RKI) (2013). Titel. Online: http://www.rki.de/DE/Content/Infekt/Impfen/Bedeutung/Schutzimpfungen_20_Einwaende.html (28.05.2013).

Robichaud, P., Morra, D., Wilson, K., Tomlinson, G., Hawken, S., Beard, L. & Keelan, J. E. (2012). Vaccine-critical videos on YouTube and their impact on medical students' attitudes about Seasonal Influenza immunization: A pre and post study. Vaccine, 30: 3763-3770.

Thackeray, R., Neiger, B. L., Hanson, C. L. & McKenzie, J. F. (2008). Enhancing promotional strategies within social marketing programs: use of Web 2.0 social media. Health Promotion Practice, 9: 338-343.

Zingg, A. & Siegrist, M. (2012). Measuring people's knowledge about vaccination: Developing a one-dimensional scale. Vaccine, 30: 3771-3777.

Anne-Linda Camerini, Luca Camerini & Peter J. Schulz

Die Bedeutung multimedialer und nach partizipatorischem Ansatz entwickelter Webinhalte für die Verarbeitung und den Umgang mit gesundheitsrelevanten Informationen im Internet: Ergebnisse zweier web-basierter Studien

Abstract

Im Gegensatz zu traditionellen Massenmedien bietet das Internet die Möglichkeit, gesundheitsrelevante Informationen in multimedialen Darstellungsformen anzubieten und deren Endnutzer bei der Erarbeitung mit einzubeziehen. Dadurch werden sowohl die Verarbeitung als auch der Umgang mit den Informationen positiv beeinflusst. Im vorliegenden Beitrag werden zwei web-basierte Studien vorgestellt, in denen die Effektivität dieser Strategien zur Verbesserung des gesundheitsbezogenen Wissens und Verhaltens empirisch getestet wurde. Die erste Studie umfasst ein randomisiertes kontrolliertes Experiment, das die Effektivität von Multimedia im Vergleich zu ausschließlich verbalen oder visuellen Darstellungsformen in Bezug auf die Erinnerung von gesundheitsrelevanten Online-Informationen untersuchte. Die zweite Studie beschreibt eine Sekundäranalyse von Daten einer E-Health-Intervention für chronisch kranke Patienten, bei deren Entwicklung die Endnutzer mit einbezogen waren. Es wurde getestet, inwiefern die informativen Elemente der E-Health-Intervention einen Einfluss auf den Umgang der Patienten mit ihrer Krankheit und schließlich ihren Gesundheitszustand hatten.

Schlagwörter

Gesundheitsinformation, Internet, E-Health, Multimedia, partizipatorischer Ansatz

1 Einführung

Das Internet spielt eine immer wichtigere Rolle bei der Beschaffung von Informationen zu gesundheitsrelevanten Themen. Laut eines Berichts des Pew Internet & American Life Projects suchen acht von zehn Nutzern in den USA im Internet nach Gesundheitsinformationen (Fox 2011). In Deutschland und anderen Ländern Europas ist der Trend ebenfalls steigend (Lausen et al. 2008, Kummervold et al. 2008). Meist suchen Internetnutzer nach Krankheitsbeschreibungen und medizinischer Literatur sowie Informationen zu Ärzten und anderen Anbietern im Gesundheitswesen (Health on the Net Foundation 2011). Zudem wird das Internet nach dem Arzt als zweitglaubwürdigste Quelle von Gesundheitsinformationen angesehen (Hesse et al. 2009). Angesichts dieser Zahlen bietet das Internet für die gesundheitliche Erziehung großes Potenzial. Diese verfolgt das Ziel, die Gesundheitskompetenz (engl. *health literacy*, vgl. den Beitrag von Dubowicz in diesem Band) einschließlich des Wissens zu gesundheitsrelevanten Themen in der Bevölkerung zu stärken (World Health Organization 1998).

Gesundheitskompetenz ist von zentraler Bedeutung z. B. in der Gesundheitsvorsorge oder im Umgang mit chronischen Krankheiten. Menschen mit unzureichender Gesundheitskompetenz nehmen empfohlene Vorsorgeuntersuchungen seltener wahr (Scott et al. 2002) und suchen ihren Arzt erst im späteren Krankheitsverlauf auf (Bennet et al. 1998). Zudem haben sie größere Schwierigkeiten, Therapieanweisungen zu verstehen und ihnen zu folgen (Schillinger et al. 2002). Dies führt schließlich zu einem schlechteren Gesundheitszustand (Howard et al. 2006) und einer höheren Sterblichkeit (Sudore et al. 2006, Baker et al. 2007).

Vor allem im Umgang mit chronischen Krankheiten ist eine angemessene Gesundheitskompetenz wesentlich, um mit den täglichen Einschränkungen und Herausforderungen, die chronische Leiden mit sich bringen, zurechtzukommen. Schließlich ist es die Aufgabe des Patienten, die eigene Krankheit unter Kontrolle zu haben und gleichzeitig ein möglichst normales Leben zu führen (Lorig & Holman 2003). Demzufolge ist die Verbesserung der Gesundheitskompetenz von chronisch kranken Patienten nicht nur zentraler Bestandteil in nationalen *Public Health*-Strategien (z. B. Department of Health 2001), sondern auch in konkreten Programmen zur Patientenbildung (z. B. Stanford Patient Education Research Center, http://patienteducation.stanford.edu). Dabei setzen Programme zur Patientenbildung vermehrt auf *E-Health*[1] (vgl. den Beitrag von Kristiansen und Bonfadelli in diesem Band), denn im Gegensatz zu traditionellen Medien bietet das Internet verschiedene Vorteile bei der Darstellung von Gesundheitsinformationen (Glueckauf & Lustria 2008, Rossmann 2010).

Vorteile bei der Darstellung von Gesundheitsinformationen zeigen sich u. a. im möglichen Einsatz von multimedialen Darstellungsformen, d. h. der Kombination von Text, Bild, Audio- und/oder Videoelementen, welche die Verständlichkeit und die Erinnerung der dargestellten Informatio-

1 *E-Health* umfasst alle „...health services and information delivered or enhanced through the Internet and related technologies. In a broader sense, the term characterizes not only a technical development, but also a state-of-mind, a way of thinking, an attitude, and a commitment for networked, global thinking, to improve health care locally, regionally, and worldwide by using information and communication technology“ (Eysenbach 2001).

nen positiv beeinflussen können (Najjar 1996, Zhang 2005). Darüber hinaus besteht die Möglichkeit, auf die Bedürfnisse der Endnutzer abgestimmte Inhalte zu erarbeiten und anzubieten (Lustria et al. 2009, Neuhauser & Kreps 2011).

Der vorliegende Beitrag beschreibt zwei web-basierte Studien, die die Bedeutung von multimedialen Darstellungsformen und nach dem partizipatorischen Ansatz entwickelte Inhalte bei der Verarbeitung und den Umgang mit gesundheitsrelevanten Informationen im Internet untersuchen. Dazu wurde in der ersten Studie ein Experiment mit Studierenden durchgeführt, während bei der zweiten Studie eine Sekundäranalyse von Daten einer *E-Health*-Intervention für chronisch kranke Patienten vorgenommen wurde. Im Anschluss an die Beschreibung der beiden Studien werden die Ergebnisse zusammengefasst und deren praktische Bedeutung für die Erarbeitung und Darstellung von Gesundheitsinformationen im Internet hervorgehoben.

2 Studie 1: Multimedia und die Verarbeitung von gesundheitsrelevanten Informationen im Internet

2.1 Theoretischer Hintergrund

Bereits in den 1960er-Jahren, lange vor der Verbreitung des Internets, interessierten sich Psychologen und Erziehungswissenschaftler für den Einfluss von einzelnen Darstellungsformen (Text, Bild, Audio oder Video) und deren Kombination (Multimedia) auf die Verarbeitung und Erinnerung von Informationen. Es bestand die Annahme, dass die Kombination von verschiedenen Darstellungsformen höhere Lerneffekte erzielt als einzelne Darstellungsformen, da unterschiedliche Kanäle zur Informationsverarbeitung stimuliert werden können. Erste erfolgreiche Experimente haben schließlich zur Formulierung der *Dual Coding Theory* (Paiva 1971, 1986) geführt. Die Theorie besagt, dass die Informationsverarbeitung und Integration in bereits vorhandenes Wissen am besten funktioniert, wenn folgende Situationen gegeben sind (im Überblick vgl. Mayer 1999):

- Zwei oder mehrere Darstellungsformen zeigen aufeinander abgestimmte Informationen (Redundanz-Prinzip)
- Menschen haben ein geringes Vorwissen, in das sie die gezeigten Informationen integrieren können (Prinzip der individuellen Unterschiede)
- Informationen werden zeitgleich mittels verbaler und visueller Darstellungsformen gezeigt (Prinzip der simultanen Darstellung)
- Informationen werden nah beieinander mittels verbaler und visueller Darstellungsformen gezeigt (Prinzip der räumlichen Nähe)
- Auf ablenkende Darstellungen, die sich inhaltlich nicht auf die Informationen beziehen, wird verzichtet (Kohärenz-Prinzip)

Obwohl sich die Mehrheit der Experimente zur Dual Coding Theory auf Studierende und ihre traditionelle Lernumgebung beziehen, wurde die Bedeutung von multimedialen Darstellungsformen auch im Bereich der Gesundheitskommunikation und des lebenslangen Lernens hervorgehoben. In ihrer Auswertung der Literatur zum Einfluss von visuellen Elementen auf das Verständnis und die Erinnerung von Gesundheitsinformationen kommen Houts et al. (2006: 187) zu dem Schluss, „...that pictures can be especially helpful to patients with low literacy skills. Understanding health information, recalling health instructions and adhering to health instructions are the areas where research results have been promising".

Die vorliegende Studie schließt an die Forschung zum Einfluss von visuellen Elementen und deren Kombination mit Textelementen auf die Verarbeitung und Erinnerung von Gesundheitsinformationen an. Wegen seiner zunehmenden Bedeutung als Informationsquelle wurde dabei besondere Aufmerksamkeit auf das Internet als Plattform gerichtet. Ziel der Studie war es herauszufinden, ob es Unterschiede in der Erinnerung webbasierter Gesundheitsinformationen gibt, wenn diese ausschließlich in Textform, ausschließlich in Bildform oder in multimedialer Form, d. h. in Kombination von Text und Bild, dargestellt werden. Es wurden zwei Hypothesen getestet:

H1: Personen, die gesundheitsrelevante Informationen in Textform, Bildform oder multimedialer Form erhalten (Interventionsgruppen), erinnern mehr Informationen als Personen, die interventionsunabhängige Informationen erhalten (Kontrollgruppe).

H2: Personen, die gesundheitsrelevante Informationen in multimedialer Form erhalten, erinnern mehr Informationen als Personen, die Informationen ausschließlich in Text- oder Bildform erhalten.

2.2 Methode

Zur Beantwortung der Frage wurde ein randomisiertes kontrolliertes Experiment durchgeführt, bei dem drei Gruppen gesundheitsrelevante Informationen in verschiedenen Darstellungsformen erhielten, während eine Kontrollgruppe für das Experiment irrelevante Informationen erhielt. Die Erinnerungsleistung wurde mit Hilfe eines Wiedererkennungstests ermittelt, bei dem die dargestellten Informationen in Multiple-Choice-Fragen umformuliert wurden.

2.2.1 Material und Studiendesign

Als Beispiel für gesundheitsrelevante Informationen diente Material zum Thema „Rückenschmerzen". Das Material stammte von einer früheren *E-Health*-Intervention, die in Zusammenarbeit mit Rheumatologen und Physiotherapeuten am Institute of Communication and Health (ICH) an der Università della Svizzera italiana entwickelt worden war (vgl. Schulz et al. 2010). Zur Überprüfung der zwei Hypothesen wurde eine Auswahl des auf Italienisch verfassten Materials auf einer vereinfachten Internetseite dargestellt, die in drei Seiten unterteilt war. Die erste Seite zeigte Informationen zum Thema „Rücken", z. B. zur Anatomie des Rückens und zu Charakteristika eines Bandscheibenvorfalls. Die zweite Seite war dem Thema „Rückenschmerzen" gewidmet und zeigte Informationen zur Verbreitung von Rückenschmerzen in der Bevölkerung und zur Klassifikation in akute, subakute und chronische Schmerzen. Die dritte Seite zum Thema „Tägliche Aktivitäten" beinhaltete die Beschreibung der richtigen Liegeposition während des Lesens und der richtigen Haltung beim Heben von schweren Objekten, um Rückenschmerzen zu vermeiden.

Für die Studie wurden vier Versionen der Internetseite erstellt. Die erste Version enthielt Informationen ausschließlich in Textform (IT). Die zweite Version enthielt Informationen ausschließlich in Bildform (IB). Die dritte Version enthielt Informationen in multimedialer Form, d. h. sowohl in Text- als auch in Bildform (ITB). Die vierte und letzte Version für die Kontrollgruppe enthielt interventionsunabhängige Informationen zum Thema „Rückenschmerzen", die später nicht im Wiedererkennungstest abgefragt wurden (IK). Die Versionen der Internetseite, die Informationen in Bildform enthielten, zeigten neben klassischen Bildern auch Grafiken und Diagramme, um die Vielfalt visueller Darstellungsformen abzudecken.

2.2.2 Messinstrumente

Der Wiedererkennungstest für die Ermittlung der Erinnerungsleistung bestand aus sechs Multiple-Choice-Fragen, die sich auf das dargestellte Material der drei Interventionsgruppen bezogen. Zu jeder Frage gab es jeweils vier Antwortmöglichkeiten, von denen eine korrekt war. Um die Wahrscheinlichkeit zu reduzieren, dass Studienteilnehmer die richtige Antwort errieten, wurde bei jeder Frage zudem die Antwortmöglichkeit „Weiß nicht" aufgenommen. Für die Ermittlung der Erinnerungsleistung wurde die Anzahl der richtigen Antworten aufaddiert.

Um einen besseren Eindruck von den Erfahrungen der Studienteilnehmer mit dem Internet zu erhalten, wurde zudem ihre allgemeine und spezifische Internetnutzung abgefragt. Dabei wurden die Teilnehmer gebeten anzugeben, wie häufig sie im Internet allgemein surfen bzw. das Internet gezielt für E-Mail, Chat, Informationssuche, Social Media oder Online-Shopping nutzen. Die Häufigkeit der Internetnutzung wurde auf einer Ordinalskala gemessen mit den Antwortkategorien „niemals", „einmal im Monat", „einmal alle zwei Wochen", „einmal in der Woche" und „täglich".

Abschließend wurde neben soziodemographischen Merkmalen (Geschlecht, Alter, Bildung, Nationalität und Muttersprache) auch die persönliche Erfahrung mit dem Thema „Rückenschmerzen" erfasst. Dazu wurden die Studienteilnehmer gefragt, ob sie wegen Rückenschmerzen schon einmal in ärztlicher Behandlung waren.

2.2.3 Teilnehmer und Studienablauf

An der Studie nahmen insgesamt 240 Studierende der Fakultäten für Kommunikations- und Wirtschaftswissenschaft der Università della Svizzera italiana teil. Einziges Einschlusskriterium waren sehr gute Italienischkenntnisse, um die Inhalte der Internetseite verstehen zu können. Die Mehrheit der Teilnehmer war weiblich (60 Prozent), absolvierte ein Bachelorstudium (62 Prozent) und hatte Italienisch als Muttersprache (80 Prozent). Das Durchschnittsalter betrug 23,4 Jahre (SA = 3,7). Ein Drittel der Studienteilnehmer (34 Prozent) gab an, wegen Rückenschmerzen schon einmal in ärztlicher Behandlung gewesen zu sein. Auf die Frage zur Häufigkeit der Internetnutzung antworteten 176 von 240 Studierenden (73 Prozent), dass sie täglich online seien. Dabei würde das Internet hauptsächlich für E-Mail oder Chat, zur Informationssuche und für soziale Medien (z. B. Facebook, Myspace) genutzt.

Die experimentelle Studie fand in einer kontrollierten Umgebung statt, d. h. die Studierenden wurden gebeten, zu einem von ihnen ausgewählten Zeitpunkt im Computerlab des ICH zu erscheinen. Das Experiment war als Pilotstudie geframt, für die eine vom Institut entwickelte Internetseite mit gesundheitsrelevanten Informationen angesehen und anschließend bezüglich verschiedener Kriterien wie z. B. Verständlichkeit, Klarheit und persönlichem Gefallen bewertet werden sollte. Die Studierenden wurden zufällig einer der vier Versionen der Internetseite zugeordnet, wobei darauf geachtet wurde, dass jede Gruppe gleich groß war. Die vier Experimentalgruppen unterschieden sich nicht bezüglich der oben aufgeführten soziodemographischen Merkmale. Es gab jedoch Unterschiede in der Bewertung der Internetseite insofern die Gruppen, die die Versionen mit visuellen Elementen sahen (IB und ITB), diese als verständlicher und klarer einschätzten. Dagegen wurden die Versionen der Internetseite mit Textelementen (IT und ITB) als interessanter und nützlicher bewertet.

Die Studienteilnehmer hatten insgesamt fünf Minuten Zeit, sich die Inhalte der Internetseite anzuschauen und dabei frei zwischen den drei Seiten „Rücken", „Rückenschmerzen" und „Tägliche Aktivitäten" zu wechseln. Sie konnten in der Zeit jedoch nicht zu anderen Internetseiten wechseln. Nach fünf Minuten wurden die Studierenden automatisch zu einem Fragebogen geleitet, der die oben beschriebenen Messinstrumente einschließlich der Multiple-Choice-Fragen enthielt. Um fehlende Daten zu vermeiden, waren alle Fragen als Pflichtfragen vorgegeben. Nach dem Ausfüllen des Fragebogens konnten die Teilnehmer freiwillig an einer Verlosung teilnehmen, in der am Ende des gesamten Experiments fünf Gutscheine für den Uni-Shop der Università della Svizzera italiana im Wert von je 30 Schweizer Franken (25 Euro) verlost wurden.

2.3 Ergebnisse

Die erhobenen Daten zur Ermittlung der Unterschiede in der Erinnerung der gezeigten Informationen wurden mittels ANCOVA in Form einer multiplen Regression ausgewertet. Dabei wurde die Erfahrung der Studienteilnehmer mit Rückenschmerzen als Kovariate aufgenommen. Da es sich um ein kontrolliertes Experiment handelte, wurde zum Ersten getestet, ob die Interventionsgruppen unabhängig von der Darstellungsform der

Informationen (Textform, Bildform oder multimediale Form) signifikant mehr Informationen erinnerten als die Kontrollgruppe. Die Unterschiede im anschließenden Wiedererkennungstest bestätigen H1 (Tabelle 1).

Tabelle 11: Gruppenmittelwerte für den Test zur Erinnerung gesundheitsrelevanter Informationen im Internet

A		B	Mittelwert A (SA)	Mittelwert B (SA)	Differenz Mittelwerte	95% KI für Differenz
IT	vs.	IK	4,23 (1,33)	2,38 (1,25)	1,85***	1,43 bis 2,18
IB	vs.	IK	5,10 (1,00)	2,38 (1,25)	2,72***	2,34 bis 3,08
ITB	vs.	IK	5,28 (0,96)	2,38 (1,25)	2,90***	2,45 bis 3,20
IB	vs.	IT	5,10 (1,00)	4,23 (1,33)	0,87***	0,54 bis 1,28
ITB	vs.	IT	5,28 (0,96)	4,23 (1,33)	1,05***	0,65 bis 1,39
ITB	vs.	IB	5,28 (0,96)	5,10 (1,00)	0,18	-0,26 bis 0,49

Werte sind Mittelwerte (Spannweite von 0 = keine Antwort korrekt bis 6 = alle Antworten korrekt); n=240; IT, IB, ITB = Interventionsgruppen; IK = Kontrollgruppe; *** p<,001; Erfahrung mit Rückenschmerzen als Kovariate aufgenommen

Zum Zweiten wurde die Erinnerungsleistung zwischen den drei Interventionsgruppen verglichen. Der Vergleich der Gruppenmittelwerte zeigt, dass Studierende, die Informationen zum Thema „Rückenschmerzen" in multimedialer Form erhielten (ITB), signifikant mehr Informationen wiedererkennen konnten als Studenten, die Informationen ausschließlich in Textform erhielten (IT). Trotz höherer Erinnerungsleistung bestand jedoch kein signifikanter Unterschied zu Studierenden, die Informationen ausschließlich in Bildform zu sehen bekamen (IB). Die in H2 eingeflossene Annahme der Dual Coding Theory, dass die multimediale Darstellung von Informationen signifikant höhere Erinnerungs- und Lerneffekte erzielt als die Darstellung in Text- oder Bildform, konnte demzufolge nur zum Teil bestätigt werden.

3 Studie 2: Nach partizipatorischem Ansatz entwickelte Webinhalte und der Umgang mit gesundheitsrelevanten Informationen im Internet

3.1 Theoretischer Hintergrund

Neben der Verwendung von multimedialen Darstellungsformen bietet das Internet auch die Möglichkeit, an die Bedürfnisse der Endnutzer angepasste Informationen anzubieten. Es gibt erste Erkenntnisse, dass das Einbinden der Endnutzer bei der Gestaltung von Internetseiten die Verarbeitung und den Umgang mit den gezeigten Informationen positiv beeinflusst (z. B. Ellis & Kurniawan 2000, Nam & Smith-Jackson 2007). Neuhauser und Kreps (2011) weisen darauf hin, dass *E-Health* von diesen Erkenntnissen lernen kann und ebenfalls einen partizipatorischen Ansatz bei der Entwicklung von gesundheitsrelevanten Internetseiten anwenden sollte. Dies ist von besonderer Bedeutung bei der Patientenbildung, denn vor allem chronisch kranke Patienten haben eigene Erfahrungen und Bedürfnisse bezüglich ihrer Krankheit, die den Umgang mit Gesundheitsinformation im Internet prägen.

Die zweite der in diesem Beitrag vorgestellten Studien schließt an diese Überlegung an. Sie verfolgt das Ziel, die Effektivität einer nach dem partizipatorischen Ansatz entwickelten Internetseite für chronisch kranke Patienten im Hinblick auf den Umgang mit den gezeigten Informationen und dessen Einfluss auf den Gesundheitszustand der Patienten zu untersuchen. Dazu wurde a-priori ein Strukturgleichungsmodell aufgestellt, das mit Hilfe von im Rahmen einer früheren *E-Health*-Intervention erhobenen Daten getestet wurde. Die *E-Health*-Intervention richtete sich an Fibromyalgie-Patienten und wurde in Zusammenarbeit mit Experten (Rheumatologen und Physiotherapeuten) und Patienten am ICH an der Università della Svizzera italiana entwickelt (Camerini et al. 2011, Camerini & Schulz 2012).

Die *E-Health*-Intervention bestand aus einer Internetseite mit informativen und interaktiven Elementen, die das Wissen der Patienten über ihre Krankheit und deren Motivation erhöhen sollten, mit der eigenen Krankheit richtig umzugehen. Fibromyalgie ist eine Krankheit, die sich durch chronische Schmerzen in verschiedenen Körperteilen auszeichnet und oft mit Schlafstörungen, Müdigkeit und psychischen Problemen wie z. B. Depression oder Stress einhergeht (Wilson et al. 2009). Der richtige Umgang mit der Krankheit beinhaltet sowohl einen angemessenen Medikamentenkonsum als auch sportliche Betätigung (Mease 2005). Beides verlangt ein ausreichendes Wissen der Patienten sowohl über die angemessene Einnahme von Medikamenten als auch über die richtige Ausübung von physischen Aktivitäten unter Berücksichtigung der verschiedenen Symptome. In Anlehnung daran nehmen wir an, dass die mit Hilfe des partizipatorischen Ansatzes entwickelten *informativen* Elemente der Internetseite das Wissen der Patienten über Fibromyalgie und den Umgang mit ihrer Krankheit erhöhen. Dieses wiederum sollte zu einer erhöhten physischen Aktivität und einem reduzierten Medikamentenkonsum führen. Beides verringert schließlich die psychosomatische Beeinträchtigung der Patienten durch ihre Krankheit (Abbildung 1).

Abbildung 1: Strukturgleichungsmodell mit erwarteten Zusammenhängen

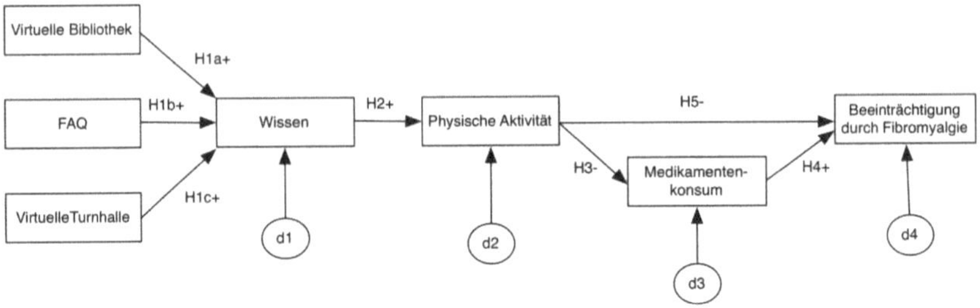

Anmerkung: Exogene Variablen dürfen korrelieren.

3.2 Methode

3.2.1 Material

Zur Überprüfung des a-priori aufgestellten Strukturgleichungsmodells wurden die informativen Elemente der *E-Health*-Intervention herangezogen. Diese sind die „Virtuelle Bibliothek" mit Informationen zu Symptomen, Ursachen und Behandlungsmöglichkeiten von Fibromyalgie, der „FAQ"-Bereich mit praktischen Informationen zum Umgang mit der Krankheit, wobei bei der Auswahl der Themen besonders auf die Bedürfnisse der Patienten geachtet wurde, sowie die „Virtuelle Turnhalle" mit konkreten Übungen, die von Physiotherapeuten zur nicht medikamentösen Behandlung empfohlen werden. Die Informationsbedürfnisse der Patienten bezüglich ihrer Krankheit wurden mit Hilfe von gezielten Diskussionen zwischen Patienten und Mitarbeitern des ICH im vorzeitig aktivierten Onlineforum der *E-Health*-Intervention ermittelt.

3.2.2 Messinstrumente

Die Nutzung der *E-Health*-Intervention wurde mit Hilfe einer Ordinalskala gemessen. Sie erhob, wie häufig Patienten die „Virtuelle Bibliothek", den „FAQ"-Bereich bzw. die „Virtuelle Turnhalle" besuchten. Mögliche Antwortkategorien waren „niemals", „1-2 mal", „3-5 mal", „6-10 mal", „11-20 mal" und „mehr als 20 mal". Die Skala wurde anschließend mit Hilfe des Mediansplits in eine Dummyvariable umkodiert wobei 0 eine „geringe Nutzungshäufigkeit" und 1 eine „hohe Nutzungshäufigkeit" repräsentierten. Auf diese Weise wurden jeweils zwei gleich große Nutzungsgruppen für jedes der drei informativen Elemente der Internetseite gebildet.

Das Wissen der Patienten über Fibromyalgie wurde mit zehn Multiple-Choice-Fragen getestet. Die Fragen deckten Wissen zu Verbreitung, Symptomen, Behandlungsmöglichkeiten, aber vor allem zur Rolle von Medikamenten und nicht medikamentösen Alternativen beim täglichen Umgang mit der Krankheit ab. Jeweils eine der vorgegebenen Antwortmöglichkeiten war korrekt. Um zu vermeiden, dass Patienten die richtige Antwort errieten, wurde bei jeder Frage zudem die Antwortmöglichkeit „Weiß nicht" aufgenommen. Für die Sekundäranalyse wurde die Anzahl der richtigen Antworten aufsummiert. Im Durchschnitt hatten die Patienten 6,7 von 10 Antworten richtig (SA = 1,7).

Der Umgang mit Fibromyalgie wurde mit zwei Variablen gemessen. Die erste Variable erfasste die selbstgeschätzte Veränderung in der Häufigkeit physischer Aktivitäten seit der Teilnahme an der *E-Health*-Intervention. Dazu wurde eine fünfstufige Skala verwendet, die von „entschieden seltener" bis „entschieden öfter" reichte. Die zweite Variable hingegen erfasste die selbstgeschätzte Veränderung im Medikamentenkonsum. Dazu wurde eine vierstufige Skala verwendet, die von „kein Medikamentenkonsum" bis „erhöhter Medikamentenkonsum" reichte.

Der Gesundheitszustand der Patienten wurde mit dem *Fibromyalgia Impact Questionnaire (FIQ)* (Bennett 2005) ermittelt. Der *FIQ* ist ein validierter Fragebogen, der anhand von 20 Selbstaussagen die selbstgeschätzte Beeinträchtigung der Patienten durch ihre Krankheit erfasst. Dazu wird ein Index berechnet, der von 0 „keine Beeinträchtigung" bis 100 „vollkommene Beeinträchtigung" reicht. Der durchschnittliche Wert für die Teilnehmer der *E-Health*-Intervention betrug 54,0 (SA = 20,1).

3.2.3 Teilnehmer und Studienablauf

Für die Sekundäranalyse wurden die Daten von insgesamt 209 Patienten ausgewertet, die zwischen Juni 2008 und September 2009 an der *E-Health*-Intervention teilgenommen hatten. Die Patienten litten im Durchschnitt 5,6 Jahre an Fibromyalgie (SA = 4,7) und waren – typisch für die

Krankheit – mehrheitlich weiblich (95 Prozent). Ebenfalls 95 Prozent der Teilnehmer besuchten für mindestens acht Jahre eine Schule, und 82 Prozent davon hatten nach eigenen Angaben Abitur. Das Durchschnittsalter lag bei 49 Jahren (SA = 10,0). Da für die *E-Health*-Intervention ausschließlich eine italienische Version erarbeitet wurde, hatten alle Patienten sehr gute Italienischkenntnisse. 56 Prozent von ihnen war italienischer Nationalität, 42 Prozent schweizer Nationalität und 2 Prozent anderer Nationalität.

Alle Teilnehmer der *E-Health*-Intervention wurden durch ihre behandelnden Ärzte rekrutiert. Dabei mussten sie drei Einschlusskriterien erfüllen:

- Formale Diagnose mit Fibromyalgie durch einen Rheumatologen
- Verfügbarkeit eines Internetanschlusses
- Ausreichendes Vertrauen in die eigene Fähigkeit, mit einem Computer umzugehen

Die Patienten, die sich für eine Teilnahme an der *E-Health*-Intervention interessierten, wurden gebeten, sich auf der Internetseite zu registrieren und einen Baseline-Fragebogen auszufüllen. Danach hatten sie Zugang zu den interaktiven und informativen Elementen der Internetseite, die zwischen Juni 2008 und September 2009 für insgesamt 14 Monate aktiv war. Im September 2009 erhielten alle Teilnehmer einen Follow-Up-Fragebogen mit Fragen zu den oben aufgeführten Messinstrumenten. Da sich nicht alle Patienten am Tag der Freischaltung auf der Internetseite registriert hatten, betrug der durchschnittliche Nutzungszeitraum zwischen Registrierung und Versand des Follow-Up-Fragebogens 167 Tage (SA = 67,6).

3.3 Ergebnisse

Das in Abbildung 1 dargestellte Strukturgleichungsmodell wurde mit AMOS© 18.0 überprüft. Zuvor wurde jede intervallskalierte Variable auf seine Normalverteilung sowie uni- und multivariate Ausreißer untersucht. Es zeigten sich keine bedenklichen Auffälligkeiten, so dass die Daten aller 209 Patienten in ihrer ursprünglichen Form in die Analyse einfließen konnten. Die Güte des Strukturgleichungsmodells wurde mit Hilfe verschiedener globalen Modell-Fit-Indizes beurteilt. Diese deuteten auf ein schlechtes Modell-Fit hin. Nach genauerer Betrachtung der „Modification"-Indizes wurde das a-priori aufgestellte Modell angepasst bis ein gutes Modell-Fit erzielt wurde. Dabei wurde darauf geachtet, dass die im Modell vorgenommenen Änderungen theoretisch fundiert sind.

In Abbildung 2 ist das endgültige Strukturgleichungsmodell mit allen tatsächlichen Zusammenhängen dargestellt. Die globalen Fit-Indizes deuten auf ein gutes Modell-Fit hin.

Abbildung 2: Strukturgleichungsmodell mit tatsächlichen Zusammenhängen

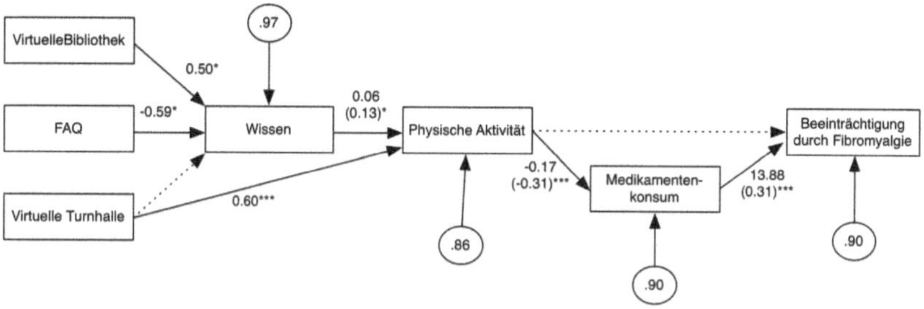

Strukturgleichungsmodell mit nicht standardisierten Koeffizienten; standardisierte Koeffizienten in Klammern; * p<,05, *** p<,001; Gestrichelte Pfeile zeigen nicht signifikante Koeffizienten; exogene Variablen dürfen korrelieren

Die signifikanten Koeffizienten zeigen, dass die Nutzung der „Virtuellen Bibliothek" einen positiven Einfluss auf das Wissen der Patienten über Fibromyalgie hat. Das Wissen führt – zusammen mit der Nutzung der „Virtuellen Turnhalle" – zu einer erhöhten physischen Aktivität. Diese wiederum trägt zu einem reduzierten Medikamentenkonsum und schließlich zu einer verringerten Beeinträchtigung der Patienten durch ihre Krankheit bei. Entgegen der Erwartungen hat die Nutzung des „FAQ"-Bereichs einen negativen Einfluss auf das Wissen der Patienten. Eine mögliche Erklärung hierfür liegt darin, dass für die Überprüfung des a-priori aufgestellten Strukturgleichungsmodells die Daten einer Querschnittsanalyse verwendet wurden und damit das Wissen der Patienten vor der Teilnahme an der *E-Health*-Intervention nicht berücksichtigt werden konnte. Es kann ebenso angenommen werden, dass hauptsächlich Patienten mit einem geringen Vorwissen über Fibromyalgie den „FAQ"-Bereich genutzt haben, womit sich der negative signifikante Zusammenhang zwischen der Nutzung des „FAQ"-Bereichs und dem Wissen der Patienten erklären lässt.

Insgesamt konnte die Nutzung der nach dem partizipatorischen Ansatz entwickelten informativen Elemente der *E-Health*-Intervention drei Prozent der Varianz im Wissen der Patienten und – zusammen mit dem Wissen der Patienten – 14 Prozent der Varianz im Umgang der Patienten mit ihrer chronischen Krankheit (physischen Aktivität) erklären.

4 Zusammenfassung und praktische Implikationen

Obwohl nicht alle Annahmen bestätigt werden konnten, deuten die Ergebnisse der beiden vorgestellten Studien darauf hin, dass die Verwendung von multimedialen Darstellungsformen und das Einbeziehen der Endnutzer bei der Erarbeitung von gesundheitsrelevanten Informationen im Internet einen positiven Einfluss darauf haben, wie die Informationen verarbeitet und genutzt werden. Die Verwendung von Multimedia erlaubt es, verschiedene sensorische Systeme anzusprechen und dadurch die Verarbeitung und die Erinnerung von Gesundheitsinformationen im Internet zu unterstützten. Davon profitieren besonders Personen mit einer geringen Gesundheitskompetenz, die Schwierigkeiten haben, für ihre Gesundheit relevante Informationen zu verstehen und anzuwenden. Des Weiteren hat sich gezeigt, dass Personen davon profitieren, wenn sie bei der Entwicklung von Internetseiten mit Gesundheitsinformationen mit einbezogen werden, indem ihre Fähigkeiten und Bedürfnisse berücksichtig werden. Dadurch wird gewährleistet, dass sowohl die Inhalte als auch die Gestaltung von Internetseiten den Anforderungen der Endnutzer entspricht, um schließlich einen angemessenen Umgang mit den bereitgestellten Informationen bei gesundheitsrelevanten Entscheidungen und Aktivitäten zu begünstigen.

Literatur

Baker, D. W., Wolf, M. S., Feinglass, J., Thompson, J. A., Gazmararian, J. A. & Huang, J. (2007). Health literacy and mortality among elderly persons. Archives of Internal Medicine, 167: 1503-1509.

Bennett, C. L., Ferreira, M. R., Davis, T. C., Kaplan, J., Weinberger, M., Kuzel, T., Seday, M. A. & Sartor, O. (1998). Relation between literacy, race, and stage of presentation among low-income patients with prostate cancer. Journal of Clinical Oncology, 16: 3101-3104.

Bennett, R.. (2005). The fibromyalgia impact questionnaire (FIQ): A review of its development, current version, operating characteristics and uses. Clinical and Experimental Rheumatology, 23:154-162.

Camerini, L., Giacobazzi, M., Boneschi, M., Schulz, P. J. & Rubinelli, S. (2011). Design and implementation of a web-based tailored gymnasium to enhance self-management of fibromyalgia. User Modeling and User-Adapted Interaction, 4-5: 485-511.

Camerini, L. & Schulz, P. J. (2012). Effects of functional interactivity on patients' knowledge, empowerment and health outcomes: An experimental model-driven evaluation of a web-based intervention. Journal of Medical Internet Research, 14: e105.

Department of Health (2001). The expert patient: A new approach to chronic disease management for the 21st century. London: Department of Health.

Ellis, D. & Kurniawan, S. H. (2000). Increasing the usability of online informtaion for older users: A case study in participatory design. International Journal of Human-Computer Interaction, 12: 263-276.

Eysenbach, G. (2001). What is e-health? Journal of Medical Internet Research, 3: e20.

Fox, S. (2011). The social life of health information, 2011. Report of the Pew Internet and American Life Project. Washington, DC: Pew Research Center. Online: http:// (16.11.2012).

Glueckauf, R. & Lustria M. L. A. (2008). E-health self-care interventions for persons with chronic illnesses: Review and future directions. In J. C. Parker & E. Thorson (Hrsg.) Health communication in the new media landscape (S. 151-241). New Yourk City: Springer.

Health on the Net Foundation (2011). Results of the 10th HON survey on health and medical Internet Use. Geneva, Switzerland: Health on the Net Foundation. Online: http://www.hon.ch/Global/pdf/2010_Internet_use_Analysis.pdf (9.11.2012).

Hesse, B. W., Nelson, D. E., Kreps, G. L., Croyle, R. T., Arora, N. K., Rimer, B. K. & Viswanath, K. (2009). Trust and sources of health information: The impact of the Internet and its implica-tions for health care providers: Findings from the first Health Information National Trends Survey. Archives of Internal Medicine, 165: 2618-2624.

Houts, P. S., Doak, C. C., Doak, L. G. & Loscalzo, M. J. (2006). The role of pictures in improving health communication: A review of research on attention, comprehension, recall, and adherence. Patient Education and Counseling, 61: 173-190.

Howard, D. H., Sentell, T. & Gazmararian, J. A. (2006). Impact of health literacy on socioeconomic and racial differences in health in an elderly population. The Journal of General Internal Medicine, 21: 857-861.

Kummervold, E., Chronaki, C. E., Lausen, B., Prokosch, H. U., Rasmussen, J., Santana, S., Staniszewski, A. & Wangberg, S. C. (2008). eHealth trends in Europe 2005-2007: A population-based survey. Journal of Medical Internet Research, 10: e42. Online: http://www.jmir.org/2008/4/e42/ (9.11.2012)

Lausen, B., Potapov, S. & Prokosch, H. U. (2008). Gesundheitsbezogene Internetnutzung in Deutschland 2007. GMS Medizinische Informatik, Biometrie und Epidemiologie, 4: 1-12.

Lorig, K. R. & Holman, H. R. (2003). Self-management education: History, definition, outcomes, and mechanisms. Annals of Behavioral Medicine, 26: 1-7.

Lustria, M. L. A., Cortese, J., Noar, S. M. & Glueckauf, R. L. (2009). Computer-tailored health interventions delivered over the web: Review and analysis of key components. Patient Education and Counseling, 74: 156-73.

Mayer, R. E. (1999). Instructional technology. In F. T. Durso (Hrsg.), Handbook of applied cognition (S. 551-569). Hillsdale, NJ: Wiley.

Mayer, R. E. & Sims, V. K. (1994). For whom is a picture worth a thousand words? Extensions of a dual-coding theory of multimedia learning. Journal of Educational Psychology, 86: 389-401.

Mease, P. (2005). Fibromyalgia syndrome: Review of clinical presentation, pathogenesis, outcome measures, and treatment. The Journal of Rheumatology, 75: 6-21.

Najjar, L. J. (1996). Multimedia information and learning. Journal of Educational Multimedia and Hypermedia, 5: 129-150.

Nam, C. S. & Smith-Jackson, T. L. (2007). Web-based learning environment: A theory-based design process for development and evaluation. Journal of Information Technology Education, 6: 23-43.

Neuhauser, L. & Kreps, G. L. (2011). Participatory design and artificial intelligence: Strategies to improve health communication for diverse audiences. Technical Report AAAI Spring Symposium, S11-01-011: 49-52.

Paivo, A. (1971). Imagery and verbal processes. New York: Holt, Rinehart & Winston.

Paivo, A. (1986). Mental representations. A dual-coding approach. New York: Oxford University Press.

Rossmann, C. (2010). Gesundheitskommunikation im Internet. Erscheinungsformen, Potenziale, Grenzen. In W. Schweiger & K. Beck (Hrsg.), Handbuch Online-Kommunikation (S. 338-363). Wiesbaden: VS Verlag für Sozialwissenschaften.

Schillinger, D., Grumbach, K., Piette J. , Wang, F., Osmond, D., Daher, C., Palacios, J., Diaz Sullivan, G. & Bindman, A. B. (2002). Association of health literacy with diabetes outcomes. Journal of the American Medical Association, 288: 475-482.

Schulz, P. J., Rubinelli, S., Caiata-Zufferey, M. & Hartung, U. (2010). Coping with chronic lower back pain: Designing and testing the online tool ONESELF. Journal of Computer Mediated Communication, 15: 625-45.

Scott, T., Gazmararian, J. A., Williams, M. & Baker, D. W. (2002). Health literacy and preventive health care use among Medicare enrollees in a managed care organization. Medical Care, 40: 395-404.

Sudore, R. L., Yaffe, K. Satterfield, S., Harris, T. B., Mehta, K. M., Simonsick, E. M., Newman, A. B., Rosano, C., Rooks, R., Rubin, S. M., Ayonayon, H. N. & Schillinger, D. (2006). Limited literacy and mortality in the elderly: The health, aging, and body composition study. Journal of General Internal Medicine, 21: 806-812.

Wilson, H. H., Robinson, J. P. & Turk, D. C. (2009). Towards the identification of symptoms patterns in people with fibromyalgia. Arthritis Care & Research, 61: 527-534.

World Health Organization (1998). Health Promotion Glossary. Geneva: WHO.

Zhang, D. (2005). Interactive multimedia-based e-learning: A study of effectiveness. American Journal of Distance Education, 19: 149-162.

Die Autoren

Dr. Kathleen Arendt studierte Kommunikations- und Medienwissenschaft, Amerikanistik und Politikwissenschaft in Leipzig. 2012 Promotion. 2004 bis 2013 wissenschaftliche Angestellte an der Universität Erfurt. Seit 2013 wissenschaftliche Mitarbeiterin an der Universität Leipzig. Forschungsschwerpunkte: Rezeptions- und Wirkungsforschung (Zielgruppe Kinder), Gesundheitskommunikation, Entertainment-Education, quantitative Methoden.

Dr. Eva Baumann studierte Medienmanagement in Hannover. 2008 Promotion zur Gesundheitsrelevanz des Medienhandelns; seit März 2013 als AOR a. Z. an der Universität Bielefeld, zuvor Vertretungsprofessorin an der LMU München und Universität Erfurt. Mitbegründerin und Sprecherin der Ad-hoc-Gruppe Gesundheitskommunikation. Forschungsschwerpunkte: Gesundheits- und Risikokommunikation, Rezeptionsforschung.

Dr. habil. Cornelia Betsch studierte Psychologie in Heidelberg. 2006 Promotion, 2013 Habilitation. Seit 2008 Akademische Rätin auf Zeit an der Universität Erfurt. Ehrenamtlich tätig für die WHO Europa und das Bundesgesundheitsministerium. Forschungsschwerpunkte: Psychologie der Entscheidung, Gesundheitskommunikation, Risikowahrnehmung und -kommunikation.

Prof. Dr. Heinz Bonfadelli studierte Sozialpsychologie, Soziologie und Publizistikwissenschaft an der Universität Zürich. Promotion 1980, Habilitation 1992 mit einer Studie zur Wissenskluft-Forschung, seit 1994 Professor für Publizistikwissenschaft an der Universität Zürich. Forschungsschwerpunkte u. a.: Mediennutzung und Medienwirkungen, Umwelt- und Risikokommunikation, Kommunikationskampagnen.

Dr. Anne-Linda Camerini studierte Medienwissenschaft, Interkulturelle Wirtschaftskommunikation, Anglistik und Romanistik an der FSU Jena. 2013 Promotion in Gesundheitskommunikation an der USI Lugano. Seither Post-Doc an derselben. Forschungsschwerpunkte: Gesundheitskommunikation, Gesundheitskompetenz, quantitative Methoden.

Dr. Luca Camerini studierte Kommunikationswissenschaft mit Schwerpunkt Kommunikationstechnologien an der USI Lugano. 2011 Promotion in Gesundheitskommunikation an derselben. Seither entwickelt und erforscht er eHealth-Applikationen für den wissenschaftlichen, öffentlichen und privaten Markt. Forschungsschwerpunkte: Gesundheitskommunikation, Onlinekommunikation, quantitative Methoden.

Arthur Dubowicz, M.A. studierte Kommunikationswissenschaft an der Universität Passau (B.A.) und der FU Berlin (M.A.). Seit 2011 wissenschaftlicher Mitarbeiter am Institute of Communication and Health an der Università della Svizzera italiana in Lugano, Schweiz. Promotionsvorhaben im Bereich Gesundheitskommunikation. Forschungsschwerpunkte: Gesundheitskommunikation, interpersonelle Kommunikation.

Prof. Dr. Thomas N. Friemel, 2008 Promotion und Oberassistent an der Universität Zürich. Danach Vertretungsprofessor an der Universität Augsburg und Gründer des Instituts für angewandte Kommunikations-forschung (IaKom Zürich). Seit 2013 Professor an der Universität Bremen. Forschungsschwerpunkte: Mediennutzungs- und Medienwirkungsforschung, Gesundheitskommunikation und Kampagnenevaluation.

Dr. Hannah Früh studierte Kommunikationswissenschaft, Psychologie und Soziologie an der LMU München. 2010 Promotion, seither Akademische Rätin auf Zeit am Seminar für Medien und Kommunikationswissenschaft der Universität Erfurt. Forschungsschwerpunkte: Rezeptions- und Wirkungsforschung, Risikokommunikation, empirische Methoden.

Dr. Sabine Glock studierte Psychologie an der Universität des Saarlandes. 2010 Promotion, seit 2009 wissenschaftliche Mitarbeiterin an der Universität Luxemburg. Forschungsschwerpunkte: Wirkung und Konzeption von Warnhinweisen, implizite Einstellungen zu Suchtverhalten, kompensatorische Gesundheitsüberzeugungen.

Dr. Patricia Grünberg studierte Kommunikations- und Politikwissenschaft in Jena, Dresden und Leipzig. 2013 Promotion zum Thema „Vertrauen in das Gesundheitssystem" an der Universität Leipzig. Forschungsschwerpunkte: Vertrauensforschung, Gesundheitskommunikation, PR-Forschung.

Lars Guenther, M.A. studierte Medienwissenschaft, Germanistische Literaturwissenschaft und Neuere Geschichte an der Universität Jena. Seit 2010 wissenschaftlicher Mitarbeiter an der Universität Jena; Doktorand im DFG-SPP „Wissenschaft und Öffentlichkeit: Das Verständnis fragiler und konfligierender wissenschaftlicher Evidenz". Forschungsschwerpunkte: Wissenschafts- und Gesundheitskommunikation.

Jun.-Prof. Dr. Matthias R. Hastall studierte Kommunikationswissenschaft, Psychologie und Rechtswissenschaft an der TU Dresden. 2010 Promotion an der Universität Erfurt, seit 2012 Juniorprofessor an der TU Dortmund. Mitbegründer und Sprecher der DGPuK-Ad-hoc-Gruppe Gesundheitskommunikation. Forschungsschwerpunkte: Gesundheitskommunikation, Selektionsforschung, quantitative Methoden.

Gitte Heidecke, B.A. studierte Kommunikationswissenschaft und Psychologie an der Universität Jena. 2011-2012 Mitarbeit als studentische Hilfskraft im DFG-SPP „Wissenschaft und Öffentlichkeit: Das Verständnis fragiler und konfligierender wissenschaftlicher Evidenz" an der Universität Jena. Seit 2012 Masterstudium „Kinder- und Jugendmedien" an der Universität Erfurt.

Dr. Sascha Hölig studierte Kommunikationswissenschaft, Soziologie und Philosophie an der Friedrich-Schiller-Universität Jena. 2012 Promotion an der Universität Hamburg, seit 2013 Senior Researcher am Hans-Bredow-Institut Hamburg. Forschungsschwerpunkte: Mediennutzung in neuen Medienumgebungen, empirische Forschungsmethoden und Wissenschaftskommunikation.

Carrie Kovacs studierte Psychologie in Providence, Rhode Island, mit späterem Diplomabschluss an der Universität Wien. Seit 2010 Doktorandin an der Universität Luxembourg. Forschungsschwerpunkte: Sozialpsychologie, quantitative Methoden, psychologische Diagnostik.

lic. phil. Silje Kristiansen studierte Publizistikwissenschaft, neuere nordische Philologie und englische Sprachwissenschaft in Zürich. Seit 2011 Assistentin bei Prof. Dr. Heinz Bonfadelli und seit 2013 Assistentin bei Prof. Dr. Mike S. Schäfer an der Universität Zürich. Mitbegründerin und Sprecherin der Ad-hoc-Gruppe Wissenschaftskommunikation der DGPuK. Forschungsschwerpunkte: Risikokommunikation, Gesundheitskommunikation und Europäische Öffentlichkeit.

Nicola Krömer, M.A. studierte Kommunikationswissenschaft, interkulturelle Kommunikation und Philosophie an der LMU in München und an der Universität Zürich. Seit 2012 Doktorandin und wissenschaftliche Mitarbeiterin an der Universität Mannheim. Mitglied der Ad-Hoc Gruppe Gesundheitskommunikation. Forschungsschwerpunkte: Gesundheitskommunikation, quantitative Methoden.

Dr. Jutta Milde studierte Sozialwissenschaft an der Universität Wuppertal. 2008 Promotion an der Universität Jena, seit 2011 Forschungsgruppenleiterin der Interdisziplinären Forschungsgruppe Umwelt (IFG) an der Universität Koblenz-Landau. Forschungsschwerpunkte: Wissenschaftskommunikation, Umweltkommunikation, Verstehens- und Verständlichkeitsforschung, quantitative Inhaltsanalyse.

Dr. Barbara C. N. Müller studierte Psychologie an der Radboud Universität Nijmegen, Niederlande. 2013 Promotion am Behavioural Science Institute in Nijmegen. Im SoSe 2013 als Post-doc am Lehrstuhl für Entwicklungspsychologie der LMU München, seit September 2013 wissenschaftliche Mitarbeiterin am Lehrstuhl für Sozialpsychologie in Nijmegen. Forschungsschwerpunkte: Soziale Beeinflussung, Gesundheitskommunikation, Nonverbales Verhalten, Joint Action, Social Neuroscience.

Dr. Tanja Pfister studierte Kommunikationswissenschaft, Politikwissenschaft, Interkulturelle Kommunikation und Rechtswissenschaft an der LMU München. 2012 Promotion. Forschungsschwerpunkte: Gesundheitskommunikation und Medienwirkungsforschung.

Linda Rauen studierte Kommunikationswissenschaft, Psychologie und Wirtschaftspolitik an der Westfälischen Wilhelms-Universität Münster. Seit 2011 PR-Beraterin bei der Kommunikationsagentur lege artis in Münster. Tätigkeitsschwerpunkte: Corporate Publishing, Redaktion, Empirie, Konzeption interner und externer Kommunikationsstrategien, Seminarplanung und -umsetzung.

Dr. Doreen Reifegerste studierte Kommunikationswissenschaft, Marketing und Psychologie an der TU Dresden und der University of Leeds. 2012 Promotion zu zielgruppenspezifischen Präventionsbotschaften. Angestellte der AOK PLUS und wissenschaftliche Mitarbeiterin am Institut für Kommunikationswissenschaft der TU Dresden. Forschungsschwerpunkte: Gesundheitskommunikation, Evolutionspsychologie.

Dennis Reineck, M.A. studierte Kommunikationswissenschaft, Soziologie und Anglistik an der LMU München und der FU Berlin. Wissenschaftlicher Mitarbeiter an der Uni Hamburg, promoviert zum Thema journalistische Qualität aus Nutzersicht. Forschungsschwerpunkte: Qualitätsforschung, Wissenschaftskommunikation, Netzwerkanalyse.

Dr. Simone M. Ritter studierte Psychologie in Nimwegen (Niederlande). Promotion an der Radboud Universität, seit 2012 Juniorprofessorin an der Radboud Universität. Forschungsschwerpunkte: Kreativität, Innovation, unbewusste Prozesse, Gesundheitspsychologie.

Dr. Constanze Rossmann studierte Kommunikationswissenschaft, Psychologie und Psycholinguistik an der LMU München. 2007 ebendort Promotion, seither Akademische Rätin auf Zeit in München, Vertetungsprofessorin in Hannover und Mainz sowie Gastprofessorin in Zürich. Mitbegründerin und Sprecherin der Ad-hoc-Gruppe Gesundheitskommunikation. Forschungsschwerpunkte: Gesundheitskommunikation, Rezeptions- und Wirkungsforschung.

Prof. Dr. Georg Ruhrmann studierte Soziologie und Biologie an den Universitäten Marburg und Bielefeld. Seit 1998 Lehrstuhl für Kommunikationswissenschaft an der Friedrich-Schiller-Universität Jena. 2010 Berufung in die Kommission für Risikoforschung und Risikowahrnehmung beim Bundesamt für Risikobewertung (BfR). Forschungsschwerpunkte: Risiko- und Wissenschaftskommunikation.

Dr. Katharina Sachse studierte Psychologie in Göttingen. 2008 Promotion an der Technischen Universität Berlin. Danach Durchführung von Forschungsprojekten zur Risikokommunikation und Sicherheitswahrnehmung an der TU Berlin sowie am Bundesinstitut für Risikobewertung. Aktuelle Tätigkeiten als Beraterin und Dozentin in den Bereichen Wirtschafts- und Medienpsychologie.

Ines Schulz, M.A. studierte Kommunikationswissenschaft und BWL in München. 2011 Abschluss als Master of Arts, seit 2007 als Kundenberaterin in einer Werbeagentur tätig. Forschungsschwerpunkt: Gesundheitskommunikation.

Prof. Dr. Peter J. Schulz, Ordinarius für Kommunikationswissenschaften an der Universität Lugano, Leitung des dortigen Institute of Communication & Health. Gemeinsam mit Paul Cobley, London, Herausgeber der Reihe Handbook of Communication Science (DeGruyter Mouton), Deputy Editor der Zeitschrift Patient Education and Counseling (Elsevier), mit Vish Viswanath, Harvard University, Herausgeber der International Encyclopedia of Health Communication (Wiley-Blackwell). Forschungsschwerpunkte: Gesundheitskompetenz, Empowerment von Patienten.

Freya Sukalla, M.A. studierte Kommunikations- und Wirtschaftswissenschaft an der Universität Erfurt und der National Chengchi University in Taipei (Taiwan). Seit 2010 wissenschaftliche Mitarbeiterin im DFG-Projekt „Fernsehgeschichten und soziale Realität" von Prof. Dr. Helena Bilandzic an der Universität Augsburg. Forschungsschwerpunkte: Narratives Erleben und Persuasion, Gesundheitskommunikation, quantitative Methoden.

Prof. Dr. Dagmar C. Unz studierte Psychologie an der Universität des Saarlandes. 2000 Promotion an der Eberhard-Karls-Universität Tübingen. 2009 Habilitation an der Universität des Saarlandes. Seit 2013 Professorin an der Hochschule für angewandte Wissenschaften Würzburg-Schweinfurt FHWS. Forschungsschwerpunkte: Effekte von Mediendarstellungen auf implizite und explizite Einstellungen, Rezeptions- und Verarbeitungsprozesse, Mediennutzungsmotive und -gewohnheiten.

Lena Ziegler, M.A. studierte Kommunikationswissenschaft und Soziologie an der TU Dresden und an der LMU München. Von 2011 bis 2013 wissenschaftliche Mitarbeiterin am Institut für Kommunikationswissenschaft und Medienforschung der LMU München.